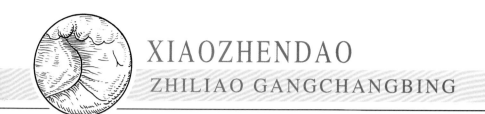

XIAOZHENDAO
ZHILIAO GANGCHANGBING

小针刀治疗肛肠病

肛门外刺入针孔疗法

中西医结合的成果和 10 项专利
附临床视频二维码

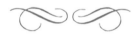

主　著　田淇第　陈爱武

主　审　朱秀川

参　著　(排名不分先后)

　　　　赵少庭　付　跃　肖　健

　　　　范长久　王大稳　李明傧

　　　　齐忠东

河南科学技术出版社
·郑州·

内容提要

　　本书作者总结自己 50 余年的实践经验和多次开办培训班的讲稿，详细阐述了小针刀治疗肛肠病的基本知识、基础理论和操作技术，包括肛门、直肠解剖生理，肛肠科检查方法，中医对肛肠疾病的认识及非手术治疗，小针刀疗法的原理、临床应用和操作要点，痔、肛瘘、肛门狭窄、盆底松弛、肛肠肿瘤等各种肛肠疾病的诊断要点和小针刀综合治疗方法，以及肛肠科常用方药、专用器材等，并附有作者的 10 项发明专利介绍、部分培训授课的讲义和小针刀肛肠疾病手术 DVD 光盘二维码。本书将基础与临床、中医与西医、图书与光盘紧密结合，内容独具特色，操作方法具体，指导性、实用性强，适合肛肠科医师、基层医务人员和肛肠病患者阅读参考。

图书在版编目（CIP）数据

　　小针刀治疗肛肠病/田淇第，陈爱武主编 . —郑州：河南科学技术出版社，2019.5
ISBN 978-7-5349-9491-3

　　Ⅰ.①小…　Ⅱ.①田…②陈…　Ⅲ.①肛门疾病－针刀疗法②直肠疾病－针刀疗法　Ⅳ.①R245.31

　　中国版本图书馆 CIP 数据核字（2019）第 051048 号

出版发行：河南科学技术出版社
　　　　　北京名医世纪文化传媒有限公司
　　　　　地址：北京市丰台区丰台北路 18 号院 3 号楼 511 室　　邮编：100073
　　　　　电话：010-53556511　010-53556508
策划编辑：杨磊石
文字编辑：许泽平
责任审读：杨磊石
责任校对：龚利霞
封面设计：吴朝洪
版式设计：崔刚工作室
责任印制：陈震财
印　　刷：北京盛通印刷股份有限公司
经　　销：全国新华书店、医学书店、网店
开　　本：720 mm×1020 mm　1/16　　**印张**：21·彩页 24 面　　**字数**：350 千字
版　　次：2019 年 5 月第 1 版　　　　2019 年 5 月第 1 次印刷
定　　价：68.00 元

如发现印、装质量问题，影响阅读，请与出版社联系并调换

主著简介

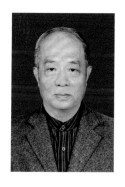

田淇第　男,汉族,1942 年 12 月出生于天津市。毕业于天津医学院和天津中医学院。天津市南开医院肛肠科主任,兼任北京中医药大学和北京高等中医学校教授、中国微型刀学会理事。从医 50 余年,在中西医结合治疗肛肠病方面取得了突出成就,尤其在微创小针刀综合疗法研究与应用技术方面,使肛肠病治疗从开放性大手术变为闭合性的微创手术,即采用小针刀专利技术挑、割、拨、刺、切方法,配合弯枪头负压、吸力套扎枪和外痔贴敷纯中药治疗多种肛肠疾病,并获得国内外多种奖项。发表论文 50 余篇,获发明专利 10 项。肛肠手术用多功能小针刀、肛肠激光小针刀、带光亮针刀及注射器、圆头缺口电池扣子灯肛门镜、肛肠多功能手术治疗床等医用器械及设备是中西医结合的结晶,开创了中国特色微创肛肠外科的先河。

主著简介

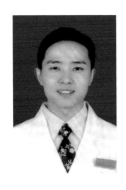

　　陈爱武　男,汉族,生于湖北孝感,北京中医药大学毕业。田淇第教授的博士生,针刀肛肠10项专利的继承人,第武针刀肛肠研究院院长。将肛肠开放的手术改变成小针刀针眼微创治疗,可重复用小针刀治疗,因没有瘢痕,只是"针孔"用创可贴盖敷,故一般一次治疗即可痊愈。无并发症,无后遗症,患者不住院,门诊治疗,不禁食,不洗肠,无感染,无疼痛,无大便失禁,无肛门狭窄;不扩肛,治疗后照常吃饭、工作。现又获2项专利:①将痔核(疮)用胶圈(气门芯)套扎与痔核胶圈前注入中药消痔灵液同步完成的"套扎注射枪";②"搔刮小针刀",肛门外刺入针孔疗法治疗肛门瘙痒症。

参著简介

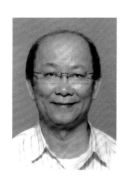

赵少庭　男,汉,天津中医药大学毕业,香港注册中医师,针刀肛肠副教授,针刀肛肠荣誉博士,获国际针刀医学大奖,南开大学肛肠小针刀主任,并获小针刀治疗肛肠病专利。

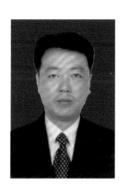

付　跃　男,汉,中西医执业医师、药师,针刀肛肠荣誉博士,采用微创针眼闭合性治疗肛肠病,获得专利。

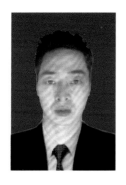

肖　健　男,汉,针刀肛肠荣誉博士,重庆市永川区肖承元诊所主任。采用小针刀治疗肛肠病获得专利。

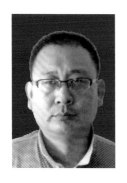

范长久　男,汉,针刀肛肠荣誉博士,河北医科大学中西医结合专业毕业,河北省文安县文安镇卫生院医师,文安县西关范长久诊所主任,获小针刀治疗肛肠病专利。

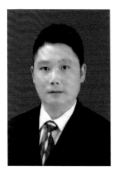

王大稳　男,汉,针刀肛肠荣誉博士,执业医师,延安大学本科毕业,陕西省西安大学医学院全科医生,获小针刀治疗肛肠病专利。

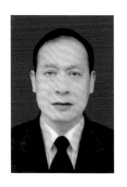

李明傧　男,汉,针刀肛肠荣誉博士,贵阳中医学院毕业,重庆市两江新区湖月路李明傧诊所主任,获小针刀治疗肛肠病专利。

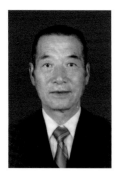

齐忠东　男,汉,针刀肛肠荣誉博士,1977年北京军区军医学院毕业。主治医师,颈肩腰腿痛研究会理事,山西忻州宁武县齐忠东诊所所长,获小针刀治疗肛肠病专利。

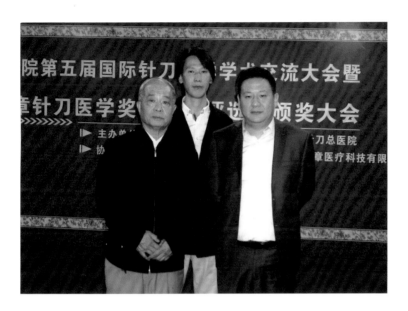

田淇第(左)、朱秀峰(中)和北京汉章针刀医学研究院院长朱秀川

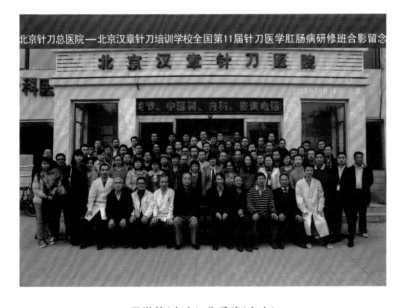

田淇第(左中)、朱秀峰(右中)

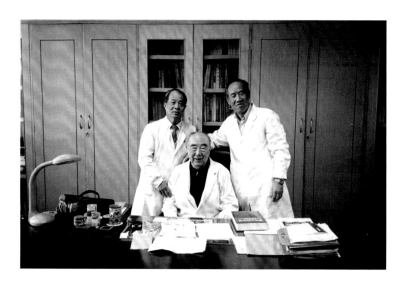

田淇第教授(左)、吴咸中院士(中)与专程学习小针刀疗法的王名凡教授(美国)

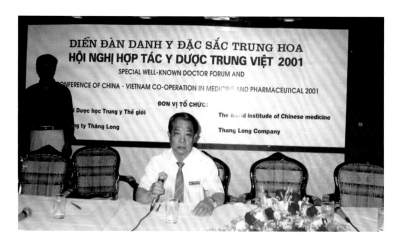

田淇第教授在越南中西医结合国际大会上宣讲肛肠病小针刀疗法

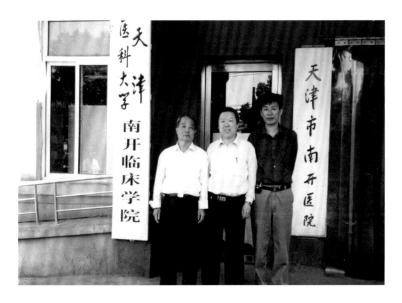

田淇第(左)、北京高等中医药学校校长刘长信(中)和针灸科主任吕福奎

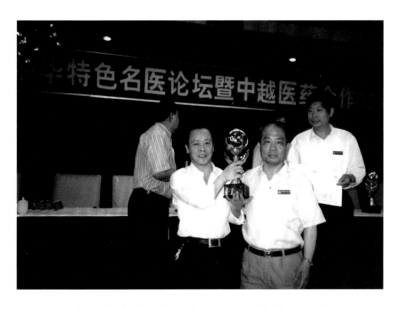

中西医结合国际大会主席(左)向田淇第(右)授奖杯

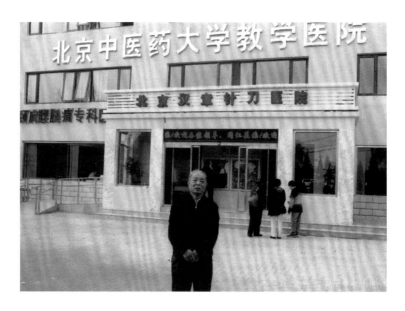

田淇第教授

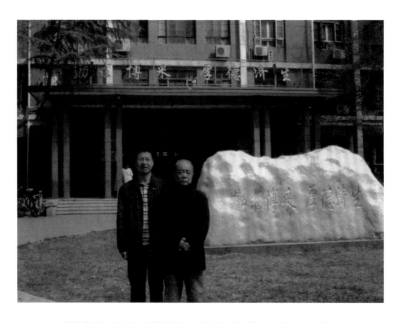

北京第乾针刀肛肠医学研究院院长田淇第(右)和包寿乾(左)

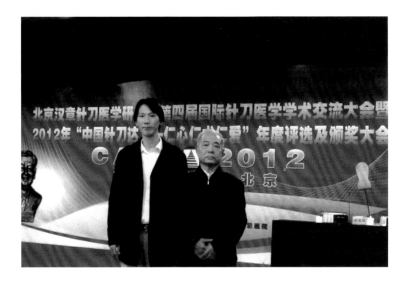

北京中医药大学教学医院院长、北京汉章针刀医院院长朱秀峰(左)和田淇
第教授(右)

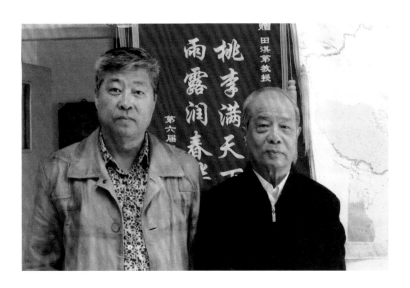

北京第华针刀肛肠医学研究所所长田淇第(右)和肖德华(左)

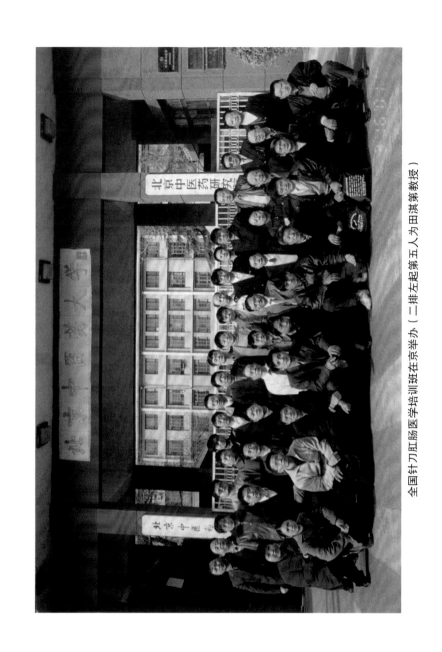

全国针刀肛肠医学培训班在京举办（二排左起第五人为田淇第教授）

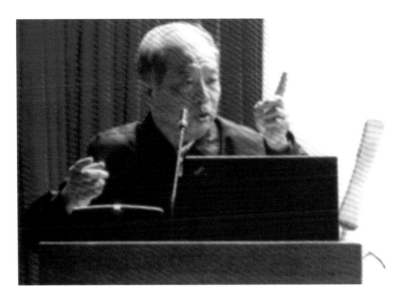

田淇第教授在中国北京国际论坛宣讲肛肠病小针刀疗法

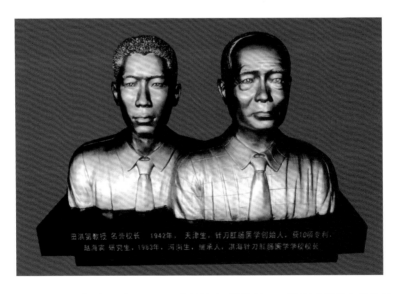

田淇第教授铜像(右),针刀肛肠医学创始人,淇海针刀肛肠医学学校名誉校长
赵海宾铜像(左),针刀肛肠医学继承人,淇海针刀肛肠医学学校校长

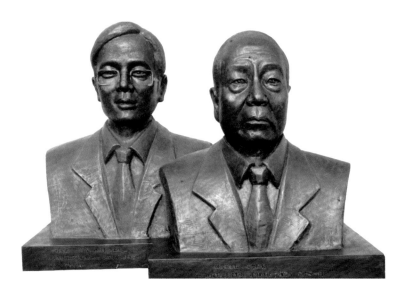

田淇第教授铜像(右),针刀肛肠医学创始人,第武针刀肛肠研究院名誉院长
陈爱武博士铜像(左),针刀肛肠医学继承人,第武针刀肛肠研究院院长

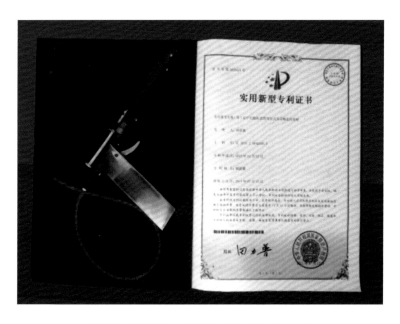

用于治疗肛肠疾患的弯头式负压吸扎注射枪

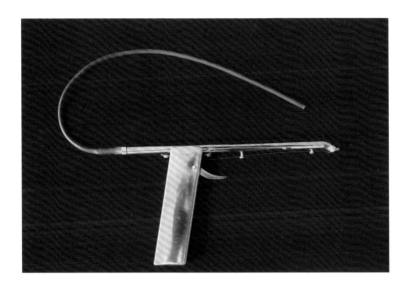

治疗痔疮的弯头负压套扎枪

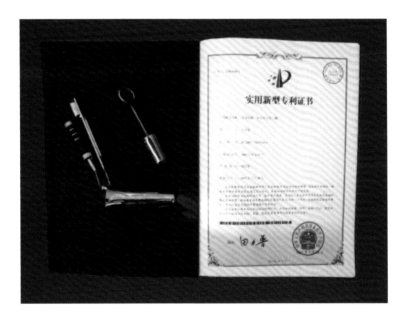

自带冷电源一体式组合肛门镜

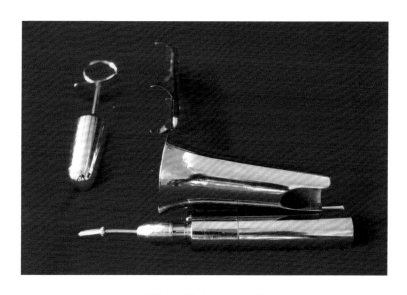

自带电池圆头缺口肛门镜

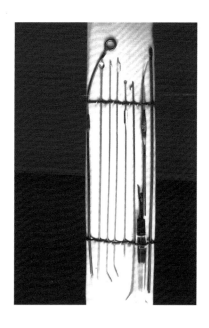

肛肠 9 种小针刀

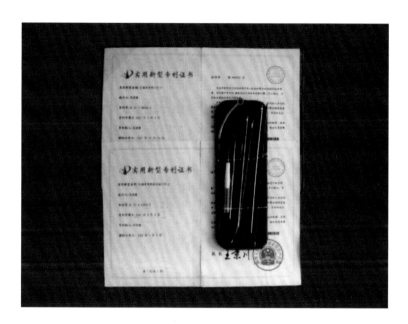

治疗肛肠病小针刀 9 件专利证书

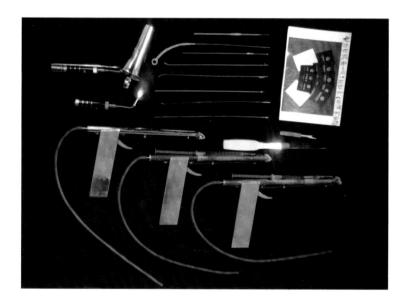

专利医疗器械

自带电源缺口肛门镜(左上)、9 类肛肠小针刀(中上)、10 类带电源多头小针刀(绿色柄器具)、10 项专利证书(右上)、3 种肛肠套扎枪(下)

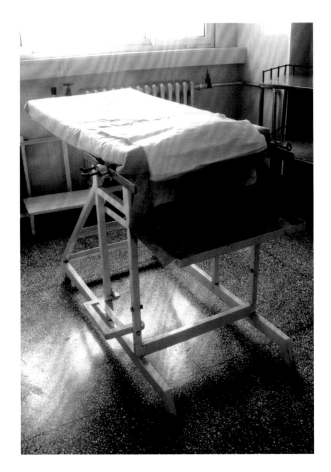

小针刀治疗肛肠病的专利床

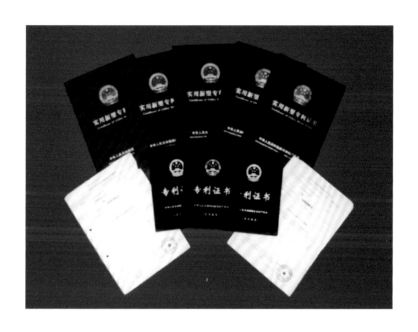

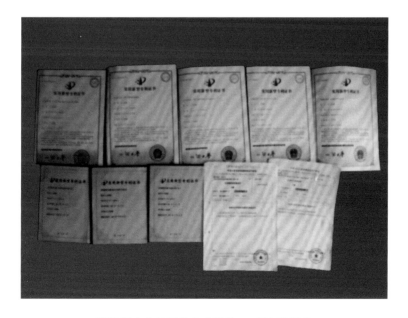

获肛肠病小针刀综合疗法的 10 项专利证书

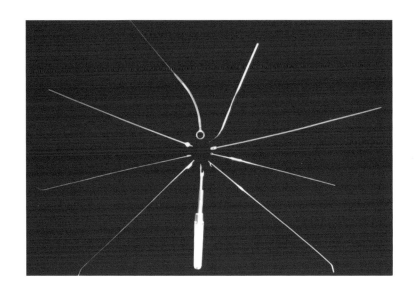

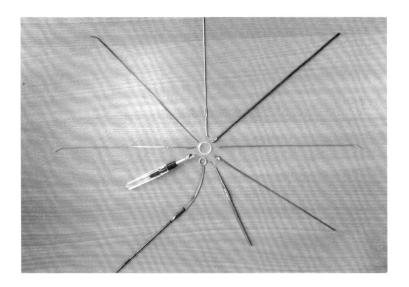

治疗肛肠病的 9 种小针刀

祝小针刀疗法出版：

巧用小针刀，

妙治肛肠病。

二〇一三年八月　吴咸中

吴咸中院士题词

序

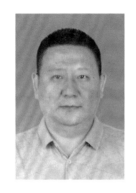

　　《小针刀治疗肛肠病》由北京中医药大学教学医院北京汉章针刀医学研究院培训学校的田淇第教授主著,其在天津市南开医院吴咸中院士指导下从事中西医结合针刀治疗肛肠病50年,获10项专利,是针刀肛肠医学创始人,虽年逾古稀,仍不懈努力,且颇有心得而著书立说。小针刀疗法属中西医结合微创外科范畴,是融中医针与西医刀优势为一体的中西医结合产物。田淇第教授将其应用于肛肠病的综合治疗中并取得了良好疗效,为肛肠科医师、基层医务人员治疗肛门、直肠疾病提供了很好的治疗方法和治疗感受,故我欣然接受田淇第教授的邀请,愿为此书作序并主审。

北京汉章针刀医学研究院院长

朱秀川

2018 年 10 月 8 日

前　言

　　肛肠病为常见病、多发病,且患者常因病情缠绵而苦不堪言。仅就痔疮而言,即有"十人九痔"之说,足见其发病之广。其"如坐针毡"之痛,则非患者难有此切肤之感。但肛肠科在浩大的医学领域中仅有一隅之地,执业者少而患者多,需求高而地位低。有志于肛肠专业的医务工作者们怀着高度的责任心,在不断追求现代医学发展的同时,亦努力挖掘中医学宝库的精华,以提高肛肠专业的学术地位和技术水平。

　　诚如太史公司马迁在《扁鹊传》中所言:"人之所病,病疾多;医之所病,病道少。"肛肠专业的专家们在探究治疗常见肛肠病的方法中,一直把"简、便、验、廉"作为重要的追求目标,而小针刀中西医结合的综合疗法便成为实现这种目标的捷径之一。

　　《小针刀治疗肛肠病》是中西医结合的结晶,其中有 10 项成果已获得国家专利。希望本书能成为渴望掌握小针刀治疗技术的同道的良师益友,更企盼更多的有丰富实践经验的专家不遗余力,整理经验,以期集腋成裘,弘扬瑰宝,造福人类。

田淇第

2018 年 10 月 8 日

目　　录

第1章　肛肠解剖基础

一、会　阴

1. 范围　会阴指盆膈以下的全部软组织皮肤与骨盆出口的菱形区。

2. 结构　会阴由皮肤、皮下组织、会阴浅部、深部筋膜和会阴部肌肉构成。

3. 器官　肛门三角和尿生殖三角,以两侧的坐骨结节连线划分。后方止点,尾骨尖,为肛门三角;前方止点,耻骨联合低点的会阴,为尿生殖三角。

(1)男性尿生殖三角、器官、尿道、前列腺、阴囊见图1-1。

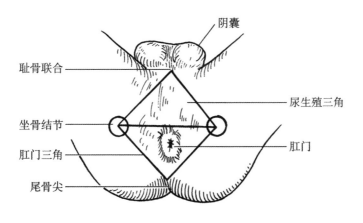

图 1-1　男性会阴

(2)女性尿生殖三角、器官、阴道、尿道、阴阜见图1-2。

4. 功能

(1)肛门三角与尿生殖三角解剖相邻,相互影响。

(2)肛门三角结构或功能紊乱,会造成排便困难或失控。

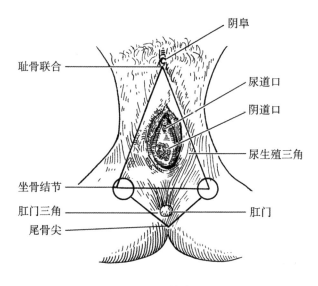

图 1-2　女性会阴

（3）尿生殖三角结构或功能紊乱会造成排尿或生殖异常。

二、盆　　底

盆底又称盆膈，起封闭骨盆出口作用。

1. 范围　由耻骨联合下缘起，延两侧耻骨支、坐骨支、坐骨结节，止于骶尾骨。

2. 结构　盆底，后侧边缘是骶尾骨与其骶结节韧带相连。盆底两侧是肛提肌与后侧尾前肌合成盆膈，并和盆筋膜共同悬吊盆底。

3. 器官

（1）男性盆底纵向前侧有膀胱、前列腺和尿道；后侧有直肠、肛管（图1-3）。

（2）女性盆底纵向前侧有膀胱、尿道，中间有子宫、阴道，后侧有直肠、肛管（图1-4）。

4. 功能

（1）承托盆腔和腹腔的脏器。

（2）调节排粪便的自控作用。

（3）盆底结构或功能紊乱会造成排便困难，或失控，或引起排尿、生殖异常。

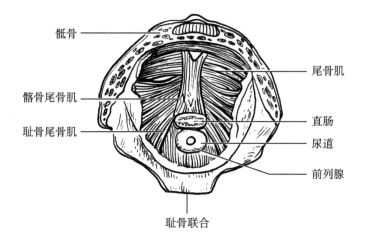

骶骨

髂骨尾骨肌

耻骨尾骨肌

尾骨肌

直肠

尿道

前列腺

耻骨联合

图 1-3 男性盆底(平面)

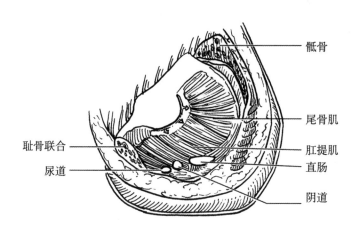

骶骨

耻骨联合

尿道

尾骨肌

肛提肌

直肠

阴道

图 1-4 女性盆底(侧面)

三、肛　　门

　　肛门中医学称作魄门。肛门是结肠与体外连通的出口,前面是会阴,后面是尾骨。在肛门与尾骨之间有一明显的沟,叫作肛尾门沟。沟里面有肛尾韧带。平时肛门皱缩像收紧的袋口一样,排便时括约肌松弛,张开呈圆形洞口,肛门口周围的皮肤内有毛囊、汗腺及皮脂腺。肛门常因肌肉收缩,形成许多放射状皱襞。

四、肛　　管

1. **肛管**　是从肛门口到齿线的一段,全长 2～3cm,是直肠末端(直肠之下),始于提肛门肌的止点。男性与前列腺尖端齐高;女性与会阴体齐高。肛管没有腹膜遮盖,周围肌肉有内外括约肌及肛提肌围绕着,平时为纵裂状,排便时呈管形。肛管两侧有坐骨直肠窝。男性肛管前部,有尿道及前列腺,女性有阴道及子宫颈;肛管后部是尾骨。肛管上部被覆移行上皮,下部为鳞状上皮(图 1-5)。

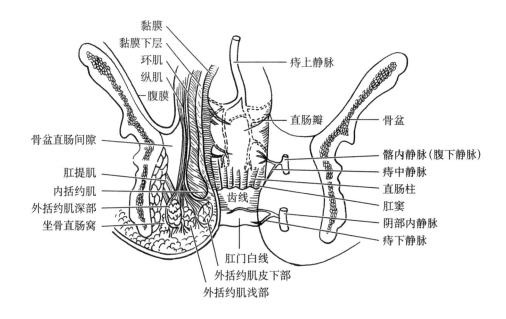

图 1-5　肛门直肠纵切面

2. **肛门白线**　又叫括约肌线,在内、外括约肌交界处(距肛门缘约 1.5cm),如将示指插入肛管,可以摸到一沟,即为肛门白线(图 1-6),因该处血管少,颜色淡而叫白线。

3. **栉膜带**　肛门白线上齿线之下一宽 0.8～1.2cm 的灰白色环形带,被覆移行上皮,与下面的组织紧密粘连,并不受神经支配,没有弹力,经常保持收缩状态,故妨碍括约肌松弛。肛裂即因此种收缩状态影响而不易愈合(图 1-7)。

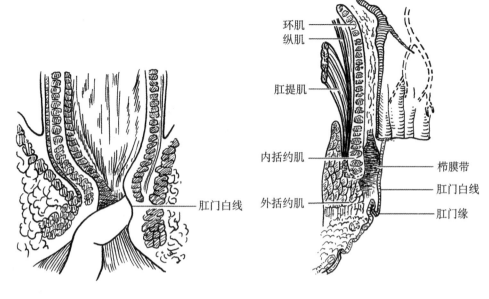

图 1-6　手指在肛管内摸到肛门白线

图 1-7　栉膜带的位置

4. 肛瓣　是肛管上端的黏膜,边缘不整齐,与直肠柱底相连,每两个直肠柱底之间有一个半月形皱襞,即肛瓣(图 1-8)。

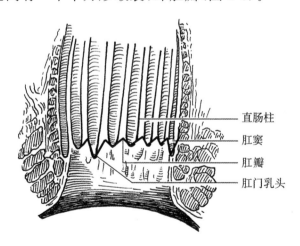

图 1-8　肛瓣、肛窦、肛门乳头、直肠柱位置

5. 肛窦　在肛瓣与直肠柱之间有许多凹陷的小窝,即肛窦(图 1-8)。肛窦口朝上,底向下,深约 0.3cm。肛窦基底有肛腺,平时分泌黏

液,排便时受压迫流出,以滑润肛管,减少摩擦。

6. 肛门乳头 肛管与直肠连接处(齿线附近)有2~6个三角形略呈黄白色的乳头状突起,即肛门乳头(图1-8)。有时因受大便摩擦发炎而肥大,排便时脱出肛外,如锥体形小瘤,即为乳头瘤。

五、齿 线

齿线,也叫梳状线,因为它像锯齿或梳子;又因位于肛管和直肠交界处,所以又叫肛门直肠线,距肛门约3cm,是胚胎时内胚叶与外胚叶的交界处。它在解剖学上十分重要,其上、下的组织显著不同。

齿线以上的血管为痔上血管,其静脉属门静脉系统,血流入门静脉后再入肝脏;齿线以下的血管是痔下血管,其静脉属下腔静脉系统,血流入下腔静脉。

齿线以上的神经属自主神经系统(没有痛感的神经);齿线以下的神经属脊髓神经系统(对疼痛敏锐)。

齿线以上的淋巴液流入主动脉旁淋巴结,齿线以下的淋巴液则入腹股沟淋巴结(图1-9)。

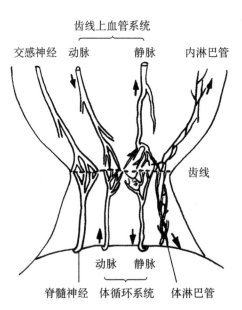

图1-9 齿线上、下神经血管淋巴分布

六、肛　　垫

肛垫,位于齿线上方,宽 1.5～2.6cm。由直肠黏膜层、黏膜下层、直肠柱区组织构成。1975 年,美国学者 Thomson 提出肛门衬垫概念,并发现健康人右前、右后及左侧排列着 3 个垫状组织以 Y 形沟分为 3 块。

肛垫被黏膜下肌肉和弹性纤维组织贴固在括约肌上。肛垫内动脉和静脉相互构成血管网,血液充盈时可维持肛门闭合。肛垫内有神经末梢,其中的感觉神经构成肛门内感受器,参与控制排便的功能(图 1-10)。

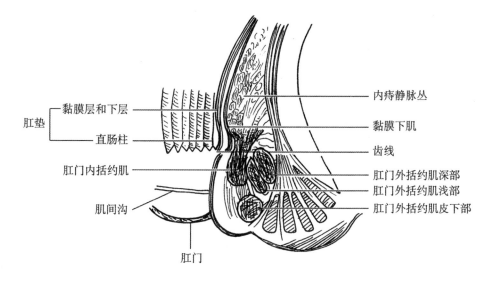

图 1-10　肛垫

七、直　　肠

直肠上端与第 3 骶椎齐高,上段连接盆结肠,下段连接肛管,长约12.5cm。在直肠和盆结肠连接处内径狭窄;向下的中段较大处为直肠壶腹;下段与肛管连接处又变狭窄。直肠行径弯曲,上部弯向后、向右,下部弯向前、向左。直肠上 1/3 的前面及其两侧有腹膜覆盖,中 1/3 处仅前面有腹膜,并形成反折。腹膜反折与肛门距离男性约 7.5cm,女性则小于 7.5cm。直肠后面距肛门 12.5cm 处即没有腹膜覆盖。

1. 直肠壁　分为内、中、外三层,内层为黏膜,中层是肌层,外层是浆膜。直肠黏膜较厚,血管较多,黏膜下层组织比较松弛,容易与肌层分离,如内痔经常脱出即因为反复被粪便推动,使黏膜与肌层分离之故。

2. 直肠肌肉 属于不随意肌(即不能任意收缩或松弛),其内层为环状肌,外层为纵状肌(图 1-11)。纵肌在直肠前后比两侧稍厚,上连盆结肠纵肌,下与肛提肌及内外括约肌相连。环肌在直肠上部,肌纤维较少,下部比较发达,到肛管处形成内括约肌。直肠由于有环、纵两层肌肉,所以比较坚固,不易破裂。

3. 直肠神经 直肠由交感神经及副交感神经支配。

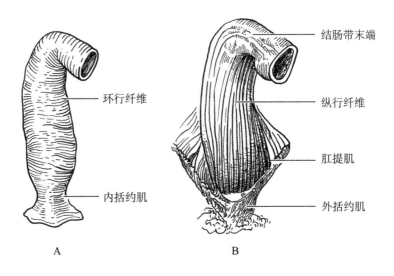

图 1-11 直肠肌

A. 内层环肌;B. 外层纵肌

4. 直肠柱 也叫肛柱,在直肠下部,因受肛门括约肌收缩勒紧的影响,在黏膜上形成许多圆柱形皱襞(像一个扎紧口的口袋),突出在齿线上的直肠腔内,长 1～2cm,共约 10 个。当直肠扩张或排便时,因括约肌松弛,皱襞消失(图 1-8)。痔内静脉丛就包括在这里,也是内痔发生的部位。

5. 直肠瓣 直肠全部黏膜有上、中、下 3 个皱襞,襞内有环肌纤维,好像把直肠分成三部分,即直肠瓣。直肠充满粪便时皱襞回缩。其主要作用是防止排便时粪便逆行(图 1-12)。

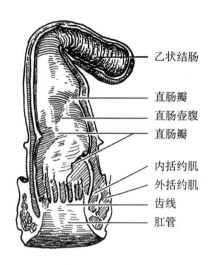

乙状结肠

直肠瓣
直肠壶腹
直肠瓣

内括约肌
外括约肌
齿线
肛管

图 1-12　直肠(纵切面)

八、肛门直肠肌肉

1. 肛门外括约肌　属于随意肌(可以随意收缩和松弛),有环形肌束及椭圆形肌束。后自尾骨起,向前下行到肛管后方分为两部分,沿两侧围绕肛管下部,至肛门前方,又会合为一,终止于会阴。外括约肌可分为三部分。

(1)外括约肌皮下部:是环形肌束,只围绕于肛管下部,不附于尾骨,在肛门皮下可以摸到索条状物,与肛门内括约肌在同一平面上,肛门白线即位于两肌之间。这部分括约肌即为外括约肌,皮下部手术时切断它不会有大便失禁的危险。

(2)外括约肌浅部:是椭圆形肌束,在皮下部与深部中间,有直肠纵肌纤维使其分开。

(3)外括约肌深部:也是环行肌束,在浅部之上。外括约肌深、浅两部分围绕直肠纵肌及肛门内括约肌,并连接肛提肌的耻骨直肠部,构成一个环形,即肛门直肠环(图 1-13)。此肌环有括约肛门作用,如手术不慎或其他原因被全部切断或损坏,会引起大便失禁。

2. 肛门内括约肌　是直肠环肌纤维下段较厚的部分(图 1-13)。它围绕肛管上部,属于不随意肌,宽约 3cm,其下部有 2cm,外括约肌所包

— 9 —

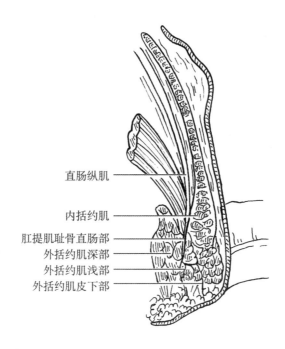

直肠纵肌

内括约肌

肛提肌耻骨直肠部

外括约肌深部

外括约肌浅部

外括约肌皮下部

图 1-13　肛门直肠环

绕。内括约肌单独没有括约肛门的功能。

3. 肛提肌　在肛管左右侧各一,联合成盆隔膜,可分为三部分。

(1)前部:起于耻骨支后面,行向下后,有的纤维止于会阴;大部分纤维在内、外括约肌之间,止于肛管,并与直肠外纵层肌纤维会合,故又称耻骨直肠肌。

(2)中部:起于耻骨联合与闭孔肌膜,向后与对侧肌联合,附着于直肠下部的两侧,有的纤维与外括约肌相连,最终止于尾骨前面,故也称耻骨尾骨肌。

(3)后部:起于坐骨棘内面,斜向下后内与对侧联合,附着于肛门尾骨之间,故又称髂骨尾骨肌(图 1-14)。

肛提肌是一种阔而薄的肌膜,主要作用是能使直肠下部和肛管收缩,向上提能帮助排便,并能使肛门闭合。如肛管黏膜和直肠脱出,可能因肛提肌松弛而失去作用所致。

4. 直肠尾骨肌　起于尾骨前韧带,向前与直肠下部纵肌联合,主要作用是大便时使直肠下端固定不动。

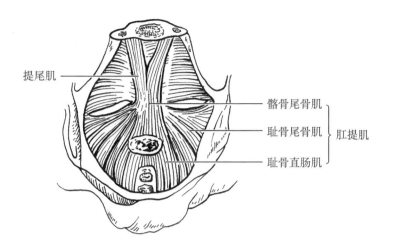

图 1-14 肛提肌的构成

九、肛门直肠血管

1. 动脉部分 肛门直肠有以下几条主要动脉(图 1-15)。

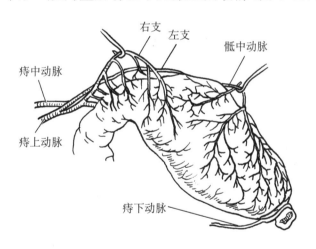

图 1-15 肛门直肠动脉分布

(1)痔上动脉:在肠系膜下动脉的末端。在直肠上端后面分为左、右两支,沿着直肠两侧下行,穿过肌层抵达黏膜下层,在直肠柱内下行至齿线。在齿线上部分出许多小支,与痔中动脉、痔下动脉吻合。此动脉主要供给齿线以上直肠部分的血液。

（2）痔中动脉：由腹下动脉（髂内动脉）分出，但也有与膀胱中动脉及阴道、前列腺或阴部外动脉合为一干者。此动脉在骨盆直肠间隙内，分布于直肠下部，在黏膜下层与痔上、痔下动脉吻合供给直肠下部的血液。

（3）痔下动脉：由阴部内动脉发出，经过坐骨直肠窝后，又分几个小支到达肛门内外括约肌和肛管末端，直到肛门外口，与痔上、痔中动脉吻合，供给肛管部分的血液。

（4）骶中动脉：由腹主动脉发出，向下至直肠，与其他动脉吻合。

2. 静脉部分

（1）痔内静脉丛（痔上静脉）：由数个血管汇集而成，穿过肌层形成痔上静脉，再向上经肠系膜下静脉流入门静脉系统。痔内静脉丛在齿线上部的直肠黏膜下层内，尤其是在以下 3 个区域内比较显著：一支在右侧前方，一支在右侧后方，一支在左侧。它们是容易发生内痔（母痔）的部位。另外，还有 3～4 小支分布在左后和前、后方，是继发内痔（子痔）的部位（图 1-16，图 1-17）。

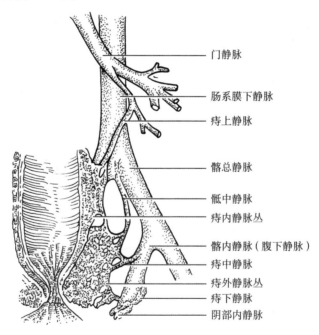

图 1-16　肛门直肠静脉分布

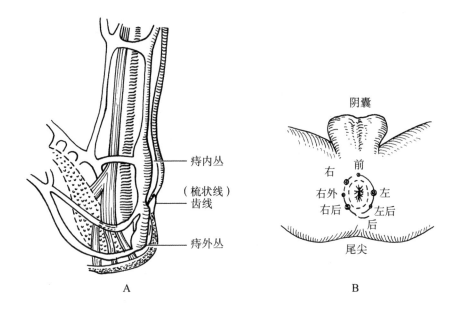

图 1-17　易发生内痔的静脉分支及其位置

A. 痔内外静脉丛位置；B. 痔的位置

（2）痔外静脉丛（痔中、下静脉）：由肛管内静脉、直肠肌层外部静脉和皮下静脉联合形成痔外静脉丛。下部经过痔下静脉流入阴部内静脉；中部经痔中静脉流入腹下静脉，再流入髂总静脉。痔外静脉丛在齿线下部肌层外，分布于肛管、肛门边缘部分，是容易发生外痔的部位。

以上静脉内没有瓣膜（如同没有闸门），只借肌肉和肠的蠕动向上回流。因此，如上端压力增大，就容易发生静脉循环障碍，引起淤滞，使静脉内压增高而扩张。

十、肛门直肠淋巴组织

1. 上组淋巴组织　在齿线以上，包括直肠黏膜下层、肌层、浆膜下及肠壁外淋巴网。从肠壁外淋巴网，淋巴液循以下三个方向回收。

（1）向上至直肠后骶骨前淋巴结，再至乙状结肠系膜根部淋巴结，最后至主动脉周围淋巴结。

（2）向侧方至肛提肌上淋巴结，再至闭孔淋巴结，最后至髂内淋巴结。

(3)向下至坐骨直肠窝淋巴结,然后到髂内淋巴结。

2. 下组淋巴组织 包括外括约肌、肛管及肛门处皮下组织的淋巴网,经会阴流至腹股沟淋巴结(图1-18)。

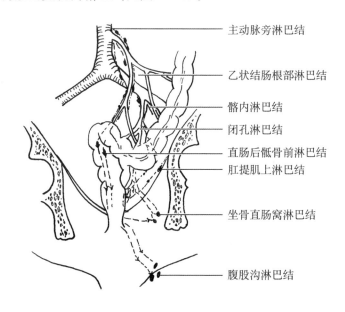

主动脉旁淋巴结

乙状结肠根部淋巴结

髂内淋巴结

闭孔淋巴结

直肠后骶骨前淋巴结

肛提肌上淋巴结

坐骨直肠窝淋巴结

腹股沟淋巴结

图 1-18 肛门直肠淋巴组织

十一、肛门直肠神经

1. 交感神经 由肠系膜下丛及腹下丛组成,分布于直肠黏膜、直肠肌层及内括约肌间,在直肠附近形成痔上交感神经丛;兴奋时可抑制直肠运动,增加内括约肌张力。

2. 副交感神经 由第2~4骶神经组成,分布到直肠环行肌,有运动及抑制作用;兴奋时与交感神经作用相反。

3. 脊髓神经 由第4骶神经组成阴部内神经的痔下支,经过坐骨直肠窝,分布到肛门外括约肌、肛管及肛门皮肤部分。

齿线上部为无痛觉神经。齿线以下为脊髓神经,它感觉非常灵敏。肛门部感觉神经与膀胱颈部神经都来自第4骶神经,因此,肛门部病变常发生尿闭(有尿不能排出),或排尿困难;膀胱颈病变常有里急后重或均为神经反射所致。肛门部神经与会阴、臀部及股部神经也互有关联，因此，肛门疼痛常波及会阴、臀部及两侧股部。

十二、肛门直肠周围间隙

1. **肛门周围间隙**　也叫皮下间隙，在肛管下段的周围，内为外括约肌皮下部，是容易患外痔和发生皮下脓肿的部位。

2. **黏膜下间隙**　在肛管上 2/3 部分及直肠下部，位于黏膜及内括约肌之间，内有痔内静脉丛和淋巴管，与内痔的发生有关，也可能因感染形成黏膜下脓肿。

3. **坐骨直肠间隙**　在坐骨结节和直肠之间，呈锥形，内有大量脂肪组织，富有弹性。有时坐骨直肠窝内发炎感染也可形成脓肿，如溃破即形成肛瘘。

4. **骨盆直肠间隙**　位于肛提肌与盆肌膜之间，是疏松结缔组织，为骨盆直肠窝脓肿的易发部位（图 1-19）。

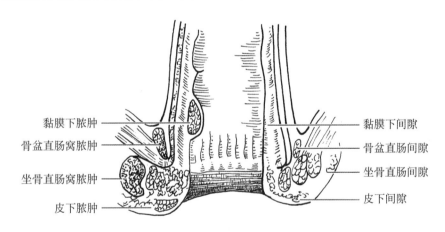

图 1-19　肛门直肠周围间隙及其脓肿易发部位

十三、肛门直肠与周围组织的关系

男性直肠前方有前列腺、精囊、输精管及膀胱，直肠与膀胱之间有直肠膀胱陷凹；女性直肠前方有子宫颈及阴道，直肠与子宫之间有直肠子宫陷凹。直肠后部有骶骨、尾骨及肛提肌，两侧有输尿管。直肠借其纤维鞘附着于盆腔筋膜,并有侧韧带及肛门尾骨韧带固定直肠。

十四、肛门和直肠的生理功能

肛门和直肠的主要生理功能是排便。直肠位于消化管的末段,没有消化作用,只能吸收少量水分、葡萄糖、氨基酸及经胰液处理过的牛奶等。另外,直肠能分泌黏液,使黏膜滑润,以利粪便排出。直肠内通常没有粪便存留。正常的直肠壁对压力刺激相当敏感,当粪便增加到一定容积时,即产生扩张性刺激,引起便意。但是,如对这种感觉经常给予制止,就会渐渐使直肠的容量增大,以至达到一定压力时仍不会引起便意。

肛门和肛管位于直肠下段,主要作用是管理排便。当粪便移入直肠时,肛门括约肌(直肠环)就会收缩,使肛门紧闭;待粪便蓄积增多,直肠壁感受足够的刺激后会产生冲动,传入神经中枢。由于传导反射作用,又促使直肠收缩;肛门括约肌舒张,粪便才会排出。排便过程有随意运动和不随意运动之分。结肠和直肠蠕动,肛门内括约肌舒张,属于不随意运动。粪便排出时,肛门外括约肌随人的意识而收缩或舒张;肛提肌收缩,以及膈肌、腹肌收缩,以增加腹压协助排便等,均属于随意运动。当然,如此复杂的活动有赖于神经系统各级中枢的协调;而这种协调过程,又可以形成条件反射,即建立定时排便习惯。

第2章 肛肠科检查方法及诊断要素

一、全 身 检 查

根据中医学四诊和西医物理检查方法,初步整理出全身检查的方法。

1. 中医检查

(1)望诊:望诊的目的是观察病人的色、形、态、苔。①色是反映机体健康状况的表象。中医学认为五脏气血外荣,健康者气血旺盛。②形,指身体形态,体质的强弱胖瘦。③态,指病人的动作、姿态。④苔,指舌苔,正常舌质色为淡红,润泽,不滑不燥。

(2)闻诊:即通过听觉和嗅觉辨认病情。

(3)问诊:即通过询问病人或家属等,了解病史,判断病情性质。

(4)切诊:即触摸脉搏,了解脉象,如血虚型会出现沉细或见芤的脉象。

2. 体格检查 检查血压和心、肺,看看是否正常,并检查腹部及肝、脾等。

二、局 部 检 查

1. 检查姿势

(1)侧卧位:病人左或右侧卧,使肛门充分露出(图2-1)。

(2)跪卧位(膝胸位):病人跪伏在床上(图2-2)。

(3)蹲位:病人蹲在地上(图2-3)。查脱肛、息肉及内痔脱出。

(4)截石位:病人仰卧,双膝屈起,两足上举(图2-4)。

2. 检查方法

(1)视诊:查看有无红肿、瘢痕、外痔、湿疹、脱出的内痔和瘘管外口等病变,以及肛门外形。

(2)指检:检查肛管直肠是否狭窄,有无硬结,肿瘤波及范围,或瘘管内口(触到有如豆大之较硬凹陷,即为瘘管内口),肛管直肠腔异物,肠

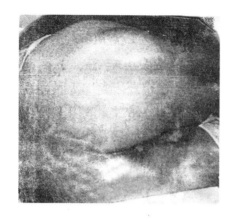

图 2-1 侧卧位

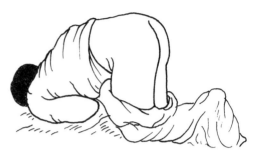

图 2-2 跪卧位

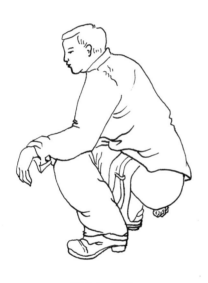

图 2-3 蹲位

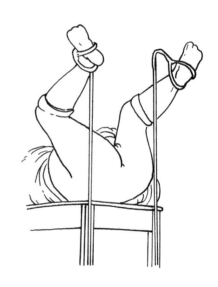

图 2-4 截石位

套叠,肛门括约肌功能,鉴别男性前列腺或女性子宫颈疾病等。最后将手指抽出,观察指套上有无血迹或恶臭的黏液(指诊为早期发现直肠癌或鉴别疾病的必查项目)。

(3)窥肛器检查:查直肠瓣状态,查看黏膜颜色,注意有无溃疡、息肉、肿瘤及异物;随后再将窥肛器慢慢退至齿线上方,检查有无内痔;在肛管上端查看有无肥大肛门乳头和发炎的肛窦、瘘管内口等。

三、特殊检查

1. 光导纤维结肠镜检查 仅能观察肠腔内疾病。

2. 超声检查 直肠腔内超声检查,对肠管肿瘤定位准确,可早期发现黏膜下层癌。

3. CT 检查 肛管、直肠 CT 检查不仅可发现肠管腔内癌肿,而且可发现肠管壁内及邻近器官或组织病变。

4. 磁共振成像检查 可发现肛肠肿瘤肠系膜疾病。多平面扫描可了解肿瘤的范围或是否转移,尤其是可以早期发现肿瘤。

5. 放射性核素检查 主要是放射免疫分析,如测定肿瘤标志物。

6. 肛瘘检查

(1)探针检查:如探知瘘管方向、深度、长度,是否弯曲、有无分支,与肛管、直肠是否相通等。检查方法:以银制探针自瘘管外口徐徐插入,同时以另手示指带上指套(涂油),插入肛门内协助寻找内口。探针在肛门内顺利通过口,即为内口(图 2-5)。

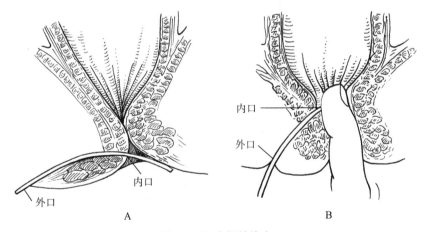

图 2-5 肛瘘探针检查

A. 探针伸入瘘管由肛门拉出;B. 探针检查瘘管内口(手指伸入肛门,探针伸入瘘管)

(2)注射色素:为了证实瘘管有无内口,以保证顺利进行手术。其方法是:在肛门内放一块纱布(通过窥肛器放入),将 5% 亚甲蓝溶液由肛瘘外口注入,然后将纱布取出。如纱布染为蓝色,即证明为完全瘘(有内口)。但因瘘管弯曲及括约肌收缩,有时亚甲蓝溶液不能通过内口,因此,纱布没有染为蓝色,也不能武断地认为没有内口。遇到这种情况,还应做进一步检查。

(3)X线检查:对复杂的肛瘘,管道复杂,支管多,弯弯曲曲,不能确诊者,可用碘化油造影检查。其方法是注射碘化油于瘘管内(或用碱式硝酸铋1份、凡士林2份,做成糊状,加温注入瘘管内),然后摄X线片,可以看到瘘管部位及分支情况。

(4)肛钩检查:检查瘘管内口位置,便于手术时正确找到内口。其方法是:常规消毒后,用鸭嘴窥肛器扩开肛门,然后用肛钩探钩肛窦。肛窦深度一般约为0.3cm,如超过这个深度,即可能是瘘管的内口。

四、检 查 记 录

详见图 2-6。

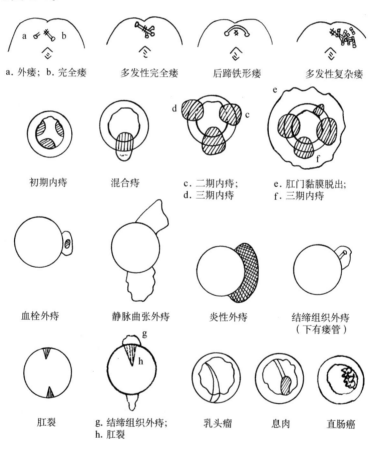

a. 外瘘;b. 完全瘘　　多发性完全瘘　　后蹄铁形瘘　　多发性复杂瘘

初期内痔　　混合痔　　c. 二期内痔;　　e. 肛门黏膜脱出;
　　　　　　　　　　　　d. 三期内痔　　f. 三期内痔

血栓外痔　　静脉曲张外痔　　炎性外痔　　结缔组织外痔
　　　　　　　　　　　　　　　　　　　　(下有瘘管)

肛裂　　g. 结缔组织外痔;　　乳头瘤　　息肉　　直肠癌
　　　　h. 肛裂

图 2-6　肛门直肠检查记录方法

五、诊 断 要 素

1. 排便与肛门自控

（1）排便反射：Scharli 提出肛门自制能力取决于 5 个因素。①被动控制力量（肛直角、直肠黏膜皱襞）；②括约肌的作用；③皮肤、黏膜和耻骨直肠肌的感觉；④肠道的功能尤其是直肠功能；⑤神经系统的调节功能，包括使其腹肌、膈肌加强收缩，加强腹内压，促进排便。故单纯用小针刀闭合切断内括约肌来解决排便困难是不可能的，仅能为肛管、直肠癌切除术后人造肛门提供基础。

（2）三肌襻：Shafik 将外括约肌分为三肌襻。

①尖顶襻：由耻骨直肠肌和外括约肌深部组成。

②中间襻：由外括约肌浅部组成。

③基底襻：由外括约肌皮下部组成。

作用：其收缩方向是尖顶襻向前，中间襻水平向后，基底襻向前下。每一襻均可视为独立括约肌，并可控制固态粪便。

小针刀只能切断基底襻，以及外括约肌皮下部或其尖顶襻，但是（病变的耻骨直肠肌）肥厚痉挛的中间襻禁忌切断。否则将有大便部分失禁的可能。

2. 肛肠病症状

（1）便血：是消化道疾病的症状之一，不单纯是内痔引起便血，其肠道炎症、肿瘤、损伤、血管瘤、畸形、息肉、乳头瘤、套叠、肠梗阻、寄生虫病、血液病、憩室、出血坏死性结肠炎等。

（2）疼痛：是指肛门与直肠周围以痛为主症状。

①不单纯是肛门裂，其炎性疼痛有肛窦炎、肛门乳头炎、肛门脓肿、肠道炎症。

②损害刺激痛、肛裂、肛门皲裂、肛门异物外伤。

③肛门括约肌痉挛痛，如肛裂刺激、嵌顿痔引起括约肌痉挛的剧痛。

④血栓形成，如外痔、内痔、血栓形成引起疼痛。

⑤压迫引起，如肛管、直肠癌、宫颈癌、前列腺癌。

⑥精神、神经引起，如神经官能症，阴部症候群。

（3）坠胀：是肛门直肠受刺激引起以肛门内胀满、下坠、便不净或里急后重感觉。

①炎症刺激：痢疾、结肠炎、肛窦炎、肛内脓肿。

②癌肿刺激：肛管或直肠癌。

③肛管积滞：粪块或异物嵌塞。

④直肠内刺激：直肠黏膜内脱垂、痔垫下移、内痔注射后产生直肠硬结症。

⑤感觉异物：肛门直肠官能症。

3. 指肛与肛镜检查

(1)指肛检查

①肛门周围触诊：压痛、肿物、波动、硬结、条索。

②指肛(管)内，有无硬结肿物，硬度、光滑度、移动度，有无压痛、狭窄，有无凹陷，与肛门邻近组织情况。男性还需检查前列腺，女性还需检查子宫颈。

(2)肛镜检查：跪位，往右上方向徐徐插入。以纠正其直肠2个弯曲，勿垂直插入，因易损伤直肠壁。要见腔进镜，勿盲目。

观察直肠黏膜层瓣、膜、齿线的颜色瘢痕、炎症、充血、出血、溃疡、肿瘤、分泌物。如有需要则活检，送病理。应观察全貌与其直肠肛管，故左右、上下旋转镜头观察四周，还可边退镜边观察。嘱患者"吐气"合作，勿乱动。以防损伤肛管。

4. 常见病理改变

(1)肛肠炎性病理：直肠炎、结肠炎、肛窦炎、结核、阿米巴病、痢疾、坏死性肠炎、肛门脓肿。

(2)寄生虫：血吸虫病，虫卵结节呈灰黄色。

(3)肿瘤：肛管癌、直肠癌、良性腺瘤、绒毛状瘤、息肉、乳头瘤、尖锐湿疣。

(4)其他：肛肠先天异常畸形、巨结肠病、憩室病。

第3章　肛肠病小针刀疗法概论

一、发展简史

1. 汉代　从公元 1－2 世纪起,文献记载的 365 种药物中,用来医治痔瘘的就有槐实等 21 种,其中有 6 种药都可治疗"五痔"。由此可见,在汉代不仅有了对痔的病证鉴别和治疗药物,也有了初步的分类。

2. 晋代　皇甫谧已开始用针刺方法治疗痔瘘,在《针灸甲乙经》里记载有"痔痛,攒竹主之;痔,会阴主之……脱肛,下刺气街主之"。说明当时已将针刺疗法用于治疗痔瘘了(图 3-1)。

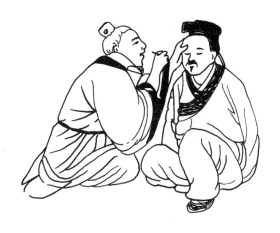

图 3-1　针刺法

3. 隋代　巢元方在他所著《诸病源候论》里,总结了前人的经验,提出"五痔",并扼要地阐述了"五痔"的特征,包括了现代内痔、外痔、混合痔及肛瘘等概念。在治疗方面,当时创造了类似现代体育疗法的"导引法"(图 3-2)。其方法是:一足踏地,一足屈膝,两手抱犊鼻下急挽向身极势,左右换易四七,去痔五劳,三里气不下(《诸病源候论·诸痔疾》)。"五痔"的特征如下。

(1)牡痔:肛边生鼠乳出在外者,时时有脓血者。

(2)牝痔:肛边肿生疮而出血者。

(3)肠痔:肛边肿核痛,发寒热而出血者。

(4)脉痔:肛边生疮,痒而复痛出血者。

(5)血痔:因便而清血随出者。

4. 唐代 孙思邈《千金要方》中,在原有五痔的基础上,又增加了"燥湿痔"和"外痔"两种。在治疗上又有了应用蛇蜕、鳖甲、猬皮、猪蹄甲、蜂房五种药物,分别治疗气、牡、牝、肠、脉五痔的方法,并记载有以药物熏洗痔瘘的方法(图 3-3)。王焘的《外台秘要》中,又提出了"酒痔""气痔"等分类,以及"灸痔""熨痔"等疗法(图 3-4,图 3-5)。

5. 南宋 魏岘的《魏氏家藏方》记载"枯痔疗法"。

6. 明代 徐春甫著的《古今医统》介绍了"挂线

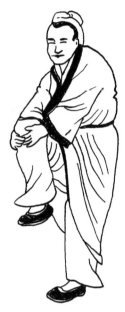

图 3-2　导引法

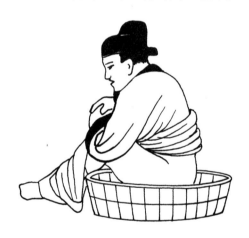

图 3-3　熏洗法

疗法"。在内治法方面遵照李杲的湿、热、风、燥四治法,以及朱丹溪的补阴凉血为主的疗法。

7. 清代 《医宗金鉴》记载:"此证系肛门生疮,有生于肛门者,有生于门外者。初起成垒不破者为痔,易治破溃而出脓血,黄水浸淫,淋漓久

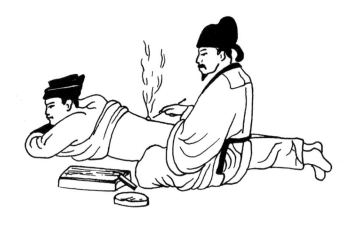

图 3-4　灸痔法

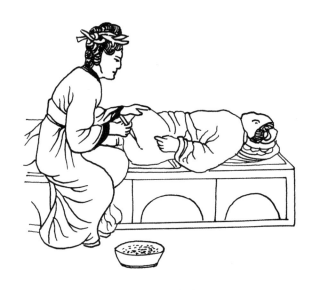

图 3-5　熨痔法

不止者为漏难愈",并发明了探肛筒、过肛针、弯刀等器械,用来治疗痔、瘘。

二、中医对肛肠生理病理的认识

1.《内经·素问》

(1)《金匮真言论》:"胆胃、大肠、小肠、膀胱、三焦、六腑皆为阳。"

（2）《阴阳应象大论》："故清阳出上窍,浊阴出下窍。"

（3）《灵兰秘典论》："大肠者,传道之官,变化出焉。"

（4）《六节脏象论》："脾、胃、大肠、小肠、三焦膀胱者,仓廪之本,营之居也,名曰器。能化糟粕,转味而入出奇也。"

（5）《五脏别论》："胃大肠小肠三膀胱,此五者,天气之所生也,其气象天,故泻而不藏,此受五脏浊气,名曰传化之府,此不能久留,输泻者也,魄门变为五脏,使水谷不得久存……六腑者,传化物而不藏,故实而不能满也,所以然者,水谷入口,则胃实而肠虚。食下,则肠实而胃虚。故曰实而不满,满而不实也。"

2.《灵枢》

（1）《胀论》："大肠胀者,肠鸣而痛濯濯,冬日重感于寒,则餐泄不化"。

（2）《本藏》:黄帝曰:愿闻六腑之应。岐伯答曰:肺合大肠,大肠者,皮其应。……黄帝曰:应之奈何? 岐伯曰:肺应皮,皮厚者,大肠厚,皮薄者,大肠薄;皮缓;腹里大者,大肠大而长;皮急者,大肠急而短;皮滑者,大肠直;皮肉不相离者,大肠结。

3.《难经》四十四难 "七冲门何在? 然:唇为飞门,齿为户门,会厌为吸门,胃为贲门,太仓下口为幽门,大肠小肠会为阑门,下极为魄门,故曰七冲门也。""丁曰……大肠小肠会为阑门,会者合也,大肠小肠合会之处分阑水谷,精血各有所归,故曰阑门也。下极为魄门,大肠者肺之腑也,藏其魄,大肠下名肛门,又曰魄门者。杨曰,人有七窍是五腑之门户,皆出于面,今七冲门者亦是脏腑之所出,而内外兼有征焉……。大肠小肠会为阑门。阑门者遗失之义也,言大小二肠皆输泻广畅,即受传而出之。……。故曰阑门。下极为魄门,魄门者下极肛门也。肺气上通喉咙,下通于肛门,是肺气之所出也。肺藏魄,故曰:魄门焉,仲者通也,出也,言脏腑之气通出之所也(难经集注)。"

4.《医学入门》 "痔非外邪,乃脏腑注热风燥,因时相合而成。"

5.《丹溪心法》 "痔者皆因脏腑本虚、外伤风湿,内蕴热毒……致气血下坠于肛门,宿滞不散而为痔。"痔术后脱落出血,予补中益气汤。

三、中医五脏与大肠功能的关系

《素问·五脏别论》有"魄门亦为五脏,使水谷不得久藏"之说。说明人体脏腑之间功能上相互联系又相互制约,才能保持体内外环境的统一。它们与大肠功能的关系如下。

1. **肺主气,主宣发、肃降**　肺与大肠,即表与里、脏与腑相结合。肺气肃降,则大肠传导顺利;肺气虚则便秘,肺热下血,可致脱肛。反之,大肠传导失司,则肺气不通;魄门不能排泄浊气,则影响肺气肃降,产生咳喘。故宜泻白承气,温治肺热喘咳。

2. **脾主运化,主升清**　脾关联大肠的传导,脾气有升清固脱作用,故脾虚产生腹泻、脱肛。脾虚则大肠传导无力而产生气虚便秘,脾统血如统摄失常,则可出现便血,例如沈目南在《金匮要略注》中说"五脏六腑之血,全赖脾气统摄"。若脾的统摄失调,则可造成便血。

3. **肾开窍于二阴,主魄门与小便开与闭**　若肾阳虚损不能温煦下元可致五更泻。魄门不利,则引起便秘,肾的封藏失调、关门不利,则引起久泻滑脱。

4. **肝主疏泄,调气机**　人体气机升降,出入疏通畅达,其魄门才可运行正常。肝气不和,其魄门开闭不利,则腹满胀气、大便涩燥。

5. **心藏神,主魄门的开闭**　心神正常,则魄门开闭有序。心神不宁,则魄门开闭无序,引起大便失禁。

四、小针刀治疗肛肠疾病的应用

小针刀治疗肛肠病是"针眼外科"范畴。它通过试验,寻找出病变关键部位,以微创外科为基础,以微小的灵巧器械选择性地改变组织结构,以最小的创伤达到最佳的治疗效果。它可以保持局部结构基本完整,不伤及正常组织,不留瘢痕。

自配合小针刀疗法以来,不但将许多复杂的肛肠开放性手术变为简单、闭合性手术,而且疗效好,是中西医结合的结晶。小针刀治疗肛肠病,是以西医解剖学和诊断学知识为基础,对病变定性、定位,再运用中医小针刀的刺、切、钩、割和挑拨手法解除病痛的方法。因而手术创面小,不损伤正常肛肠组织,不会导致肛门失禁。它将针刺疗法的针和手术疗法的刀融为一体,即中医针灸疗法与西医手术疗法结合,因而既是中医学发展的新成果,也是中国的特色疗法。该疗法的许多创新之处,不仅获得多项专利,也获得不少国内外大奖,好评如潮。

小针刀疗法闭合性手术,有其独特的理论基础,操作简单,技法灵巧,可做到无切口,不出血,且局部麻醉安全可靠,无后遗症,无并发症和无不良反应。患者治疗前与后,均可以照常饮食、排大便和活动。

可以说,小针刀治疗肛肠疾病的诊断基础是西医,而治疗基础是中医,两者结合其优点是:①西医先确定诊断,中医再进行辨证,缩小中医辨证范围,便于摸清中医辨证规律,从中医辨证的角度掌握病变的实质;②中西医结合诊断,弥补了彼此的不足,创造了新的有利条件,丰富了现代诊断方法,提高了治疗效果;③推动了中西医结合治疗的发展,进而产生了新疗法和新理论。

第4章 肛肠病中医非手术疗法

肛肠疾病中医非手术疗法,本不属本书介绍范围,但是由于这些疗法对于小针刀治疗肛肠疾病的围术期准备和处理非常重要而有效,因而特别介绍如下。

一、气病及其治疗

理气开郁疗法是肛肠病常用八法之一,有着广泛应用范围。

【基本概念】

气的名称散见于中医的各种著作和历代医案之中。例如,张景岳说:"生化之道以气为本,天地万物莫不有之……四时万物得以生长收藏,何非气之所为,人之有生全赖此气。"又如《杂病广要》中说:"阴阳虽大,未离乎气,故通天下一气耳,一吐纳,一动静,何所逃哉,与气通而已。故气平则宁,气不平则病。"说明"气"在维持正常生理活动中有着重要意义。

总的来说,中医对气的认识包含着两方面内容:①指物质而言,如大气、营气;②指功能而言,如心气、肝气。像《灵枢·邪客篇》说:"营气者,泌其津液,注之于脉,化以为血,以荣四末,内注五脏六腑。"说明营气是血液中的营养物质。该篇又说:"宗气积于胸中,出于喉咙,以贯心脉,而行呼吸。"说明宗气有主司呼吸,又有促进血液循环的功能。总之,中医学对气的认识,不论是指功能的或物质的,均说明机体之所以能够维持正常的生命活动,保持各器官的生理平衡,是由于气的正常流通生化的结果。因此,人体气的生化有着重要的意义。

【病因病理】

中医学认为,不论七情内伤,外感六淫,或房事劳倦,均可伤气而致病。凡气的盛衰、急缓和乱结等都可以发生不同的病变。张景岳说:"气之在人,和则为正气,不和则为邪气。"如在内伤七情的病变中,有怒则气上,喜则气缓,悲则气消,恐则气下,惊则气乱,劳则气耗,思则气结等。

在外感六淫的病变中,有风伤气为疼痛,寒伤气为战栗,暑伤气为热闷,湿伤气为肿满,燥伤气为闭结等。

总之,由于病因的不同,出现不同的病理变化和证候,其性质可有虚、实、寒、热的差异,变化多端。但其根本原因,皆为气不通调所致。

【临床表现】

由于气机失调所在部位的不同与症状的差异,常将气病分为气滞、气郁、气逆和气陷四大类。

1. **气滞** 病在经络,症状多表现为疼痛阵发,时发时止,得热即缓。气聚则痛而见形,气散则平而无迹,痛无定所,往来走窜。脉弦,涩或紧。

2. **气郁** 病在脏腑,症状多为胁肋疼痛,痞塞胀闷,饮食不化,神志忧郁。脉弦细。

3. **气逆** 病在上,多为呕吐、喘满、气晕、头痛、耳鸣、面红。如肺气上逆可致咳喘,胃气上逆可致呃逆、呕吐等。脉弦紧有力。

4. **气陷** 病在下,常表现为少气懒言、面黄白、自汗、腹泻、脱肛、崩漏、子宫下垂、尿频、四肢无力。脉沉细无力。

气病脉象以沉弦为多见。古人云:"手下脉沉便知是气,大凡气病轻者,肺脉独沉,重者六脉俱沉。"又气病轻者,肝脉独弦,重者脾脉亦弦。

【治疗】

如前所述,气机失调可导致各种疾病,常采用行气、开郁、降气、补气等治法。前三者适用于气病之实证,如气滞、气郁、气逆;后者适用于气虚、气陷等虚证。

1. **气滞治法** 宜行宜破,多用辛香行气止痛之品,如香附、苏叶、木香、川楝子、延胡索、乳香、没药、枳壳、厚朴等。代表方剂有木香顺气丸、金铃子散。

(1)木香顺气丸

①组成:木香、厚朴、青陈皮、苍术、半夏、茯苓、泽泻、益智仁、草蔻仁、吴茱萸、干姜、柴胡、升麻、当归。

②功用:调中顺气,益脾消胀。

③适应证:胸膈痞闷,胁腹胀满,气不宣通。

(2)金铃子散

①组成:川楝子、延胡索。

②功用:疏肝行气止痛。

③适应证:心腹胁肋诸痛,时发时止。脉数、舌红、苔黄。

2. 气郁的治法 宜疏宜散,多用行气解郁止痛健胃的药物,如香附、郁金、柴胡、蔻仁、砂仁等。常用代表方有柴胡疏肝丸。

(1)组成:柴胡、枳实、杭芍、川芎、枳壳、香附、生甘草。

(2)功用:调和肝脾。

(3)适应证:胁肋疼痛,寒热往来。

3. 气逆治法 宜降宜缓,采用降逆重镇之品,如苏子、旋覆花、半夏、代赭石、沉香、炒莱菔子等。用于气机上逆,见有恶心、呃逆、喘咳等症者。其代表方如旋覆代赭汤。胃虚而气逆者,可配人参、甘草,以益胃气;痰湿内郁者可配半夏、厚朴以化痰湿;有热者可用清降之品,如竹茹、桑皮等;有寒者可用温降之品,如丁香、柿蒂等。

(1)组成:旋覆花、人参、生姜、代赭石、甘草、半夏、大枣。

(2)功用:扶正益气,降逆化痰。

(3)适应证:胃气虚弱痰浊内阻,心下痞硬,时噫气,大便秘,苔浊腻,脉弦虚者。

4. 气陷治法 常用补气益气之法,故宜升宜补。如用升麻、柴胡、党参、黄芪、白术、桂枝等。其代表方为补中益气汤。

(1)组成:黄芪、人参、甘草、白术、当归、陈皮、升麻、柴胡、大枣。

(2)功用:升阳益气,调补脾胃。

(3)适应证:劳倦伤脾,清阳下陷,中气不足,自汗,泄泻,子宫下垂,脱肛等。

以上是对于气机失调常采用的治疗方法(表4-1)。在治疗气病使用理气药时,要注意以下几点:①理气药多为辛温香燥之品,用之不可过量或连续使用时间太长,否则会有耗气伤阴之流弊;②气郁而见津伤者,忌用理气药;③虚人和孕妇对破气、降气药须慎用。

表 4-1　气病的分类与治法

分类	病位	症状	治法	方剂	药物
气滞	病在经络	疼痛阵发、时发、时止,得热可缓,气聚则痛而见形,气散则平而无迹,痛无定所往来走窜。脉弦紧涩	宜行宜破	木香顺气丸	川楝子、延胡索、乳香、没药、木香、枳壳、厚朴、乌药
气郁	病在脏腑	胁肋疼痛、痞满胀闷、饮食不化、神情忧郁。脉弦细	宜疏宜散	柴胡疏肝丸	香附、郁金、柴胡、砂仁、豆蔻
气逆	病在上	为呕为吐、喘满头晕、头痛、耳鸣、面红。脉弦紧有力	宜降宜缓	旋覆赭石汤 苏子降气丸	半夏、代赭石、杭芍、旋覆花、竹茹、苏子、炒莱菔子、沉香
气陷	病在下	少气懒言、面黄白、自汗、腹泻、脱肛、崩漏、子宫下垂、尿频、四肢无力。脉沉细无力	宜升宜补	补中益气丸	升麻、柴胡、党参、黄芪、白术、桂枝

5. 理气开郁疗法

(1)急性肛瘘:中医学认为,其病因病理是肝、胆失疏泄,湿热滞结,热壅阳亢。根据临床症状、舌苔、脉象,分为气滞型、湿热型与实火型。方剂组成:柴胡、黄芩、半夏、枳壳、香附、郁金、延胡索各 9g,木香 9g,杭芍 15g,大黄(后下)15g,川楝子 9g。

(2)急性肛门脓肿:根据肛门脓肿的病理发展过程,参照临床症状、脉象、舌苔,将它分为三个阶段,即气滞血瘀期、蕴热期与毒热期。对气滞血瘀期用行气活血的方法进行治疗。方剂组成:木香 10g,川楝子 10g,延胡索 6g,桃仁 10g,牡丹皮 10g,金银花 30g,大黄(后下)20g,红藤 20g。

(3)急性肠阻塞:肠阻塞的发生原因是气机失调,主要是恢复气机的正常运行,以行气、攻下为主。不论哪一类方剂,行气的药物都不可缺。方剂组成:川朴 9g,木香 9g,乌药 9g,炒莱菔子 9g,桃仁 9g,赤芍 9g,芒硝(冲)6g,番泻叶 9g。

对气胀较重的肠阻塞可用复方大承气汤。方剂组成:川朴 9g,炒莱菔子 9g,枳壳 9g,桃仁 9g,赤芍 9g,大黄(后下)30g,芒硝(冲)6g,木香 9g。

从上述应用情况可以看出,中医学的理气开郁疗法在中西医结合治疗肛肠病中,有着广泛的应用适应证,占有重要的地位。如何用现代科学的方法,加以整理研究,进一步指导临床治疗,是摆在我们当前的一项重要任务。

二、瘀血及其治疗

气血学说是中医学病理生理的重要学说之一。过去对气血的关系,以及瘀血的认识是不够的。王肯堂指出:"夫人饮食起居,一失其宜,皆能使血瘀滞不行,故百病由污血者多,而医书分门类证,有上气而无蓄血,予故增著之此说为是,然古人间有为蓄血立类者但不多见耳。"在肛肠病非手术治疗中也广泛应用逐瘀疗法,收到了较满意效果。

【基本概念】

1. **气**　是机体一切功能活动的动力,因作用及分布部位不同而有不同名称。

(1)大气:亦称阳气或正气,是由元气、心阳气与谷气在气海中经气化而成。

(2)谷气:亦称胃气,是水谷在胃中经腐熟而产生。

(3)元气:是先天元阳之气,在后天是由右肾相火与左肾水精相合而成。

(4)心阳气:是心阳热吸收天阳气而成。

(5)天阳气:是天地间大气,由天阳热和地之水气交蒸而成。

(6)经气:行于十二经中的大气。

(7)精气:藏于脏腑之大气也叫脏气,计有肺气、肝气、心气、肾气、脾气等。

2. **血**　是水谷精微中的浊液,经十二经最后受心阳热锻炼而成。在《灵枢·决气篇》说:"中焦受气,取汁变化而赤,是谓血。"血属阴,行于脉中,周流不息,营养全身,外注四肢百骸,内灌五脏六腑。"是故血和则经脉流行,营复阴阳,筋骨劲强,关节清和矣。""肝受血而能视,足受血而能步,掌受血而能握,指受血而能摄。"总之,血是最重要的生命物质之一。

3. **气血关系**　气与血,一阴一阳,气可生血,血可化气。气为血帅,气行则血行,血为气守,血宁则气平。气血同源而并行,互相资生、相互促进。故唐容川说:"人身气为阳,血为阴,阳无阴不附,气无血不留。"

【病理变化】

1. 气病对血的影响

(1)气虚而血虚:心、肝、脾气虚可引起血虚,治疗这类血虚宜用益气的方法,如用当归补血汤。

(2)气虚不能统血:在大气下陷或脾气虚损时,可发生崩漏、便血等症,宜用升提方法补气健脾,如用补中益气汤。

(3)气滞而血瘀:气为血帅,气滞不行可造成瘀血,宜行气以活血。

(4)气逆或气盛:可迫血妄行而出血,引起吐血、呕吐、咯血等症,宜用降气顺气方药。

2. 血病对气的影响

(1)血脱气散:大出血后造成"营血暴竭,卫气无依"。出现气散虚脱。治疗上有"有形之血不能速生,无形之气法当急固"之说,宜用独参汤、升脉散等。

(2)血瘀而气滞:血瘀在经阻遏气机而导致气机不利。治疗此类气滞当以活血为主。

【病因】

六淫、七情、饮食不节、暴急奔走,跌仆损伤、产后败血不尽均可造成瘀血。经书常谓"气血者喜温而恶寒,寒则泣不能流"。其实六淫除寒以外,风湿成痹,湿热成痈,无一不造成气血郁滞。气病是瘀血的重要原因之一,尤其是肝郁气滞更为常见,肝气不疏血行不畅而胁痛。肝气犯胃,脾胃气血郁滞而胃脘痛。外伤也是造成瘀血的一个原因,《订补明医指掌》一书中谓"跌仆损伤或被人打踢,或物相撞,或取闪肭,或奔走努力,或受困屈,或发恼怒,一时不觉,过至半日,或一二三日而发者有之,十数日或半月一月而发者有之。一般寒热交作,其心胸胁下小腹满痛,按之手不可近者,此有瘀血也"。因此,瘀血的病因相当广泛。

【临床表现】

1. 疼痛 后世医家李念莪曾说:"通则不痛,痛则不通。"概括了疼痛是因气血不通所致。究竟以气滞为主还是以血瘀为主,需要从疼痛性质上加以鉴别。

(1)气痛:时痛时止,痛无常处,气聚则痛而见形,气散则平而无迹,如肠痉挛。

(2)血痛:痛无休止,痛有定所,血积则成肿块,如血栓外痔。

(3)痛有虚实寒热之分,亦可详辨(表 4-2)。

表 4-2 实热痛与虚寒痛的鉴别

鉴别要点	实热痛	虚寒痛
是否胀痛	痛而胀	痛而不胀
是否喜按压	痛而拒按	痛而喜按
是否喜温热	痛而喜冷	痛而喜热
是否与饥饿有关	饱而痛甚	饥而痛甚
是否腹泻	痛而闭	痛而泻

可分以下几种情况:①梗阻或痉挛引起的疼痛,特点是阵发性绞痛,多以气为主。如肛门内括约肌病。②炎症或肿胀引起的疼痛,特点是持续性跳痛或胀痛,多以血为主,如肛门脓肿。③腹膜受刺激引起的疼痛,特点是持续性,起始重,逐渐减缓,化学性刺激所致刀割样者多以气为主。内出血所致针刺样痛者,多以血为主,如肠穿孔。④缺血所引起的腹痛,呈持续性,活动后加重,多表现为气血相兼,如嵌顿痔。

2. 肿块 中医学关于肿块的论述很多,最早见于《内经·灵枢五变篇》,其后又有癥瘕痃癖等说。在认识上总离不开气血(表 4-3)。

表 4-3 肿块的鉴别

鉴别要点	积(癥)有形可证	聚(瘕)假物成形
气血	属血	属气
脏腑	属脏	属腑
阴阳	阴	阳
主要特点	有形可循,固定不移,痛有定处	聚散无常,往来浮动,疼痛走窜
病情	较重,如肠肿瘤	较轻,如肠痉挛

3. 发热 《金匮》:"病者如热状,口干燥而渴,其脉反无热,此为阴伏是瘀血也。"《医林改错》中曾说:"心里热名曰灯笼病,身外凉心里热,为内有瘀血。"另外,疳瘵类疾病,午后发热至晚尤甚。还有人认为,时发

寒热而无外感者为内瘀血。

4. 热血 吐血、鼻出血、便血、漏血诸症均有瘀血,有因瘀血而出血者,亦有因出血而瘀血者。一般认为,大便黑亮如漆似胶有异臭者为内瘀血;皮下有青紫斑为外瘀血;经前腹痛,月经有血块为内瘀血。

5. 精神神经症状 《医林改错》中说:"瞀闷"为瘀血。

6. 舌与脉 舌色发紫或舌质有紫斑为瘀血。脉以弦紧涩为主,但也有沉细者。"弦而紧,胁痛脏伤,有瘀血"。"挟血者脉来乍涩乍数,闪烁明灭"。

7. 其他 面色黧黑,尤以眼眶口唇暗黑者为瘀血。皮肤有蛛纹丝缕如蟹足者为瘀血。

【治疗】

1. 治疗原则 无论何种原因所引起的瘀血,治宜祛瘀为先,轻者用消散之法,重者用逐破攻坚之法,但欲使其气血循经恢复正常,一定还要掌握气血兼顾,因为气为血帅,气行则血行。

(1)磨平饮:治死血成块。方用:红花、桃仁、山楂、苏木、三棱、莪术、枳壳、香附、乌药。

(2)大黄散:治瘕结两胁胀痛。方用:川大黄、京三棱、鳖甲、槟榔、木香、赤芍、桃仁、生姜。

治疗早期肛门脓肿以行血为主,辅以行气药,组成化瘀汤。反之,欲行其滞气也需理血佐之,如肠梗阻治疗应用桃仁、红花、牛膝等。

2. 辨证施治 瘀血本为实邪,血实宜决之。另外,还应注意人体正气的盛衰,以及引起瘀血的原因和因瘀血产生的后果。因此,在治疗上必须辨明虚实证,实证指邪气,虚证指正气,做到祛邪不伤正,扶正以祛邪。

(1)病急,正盛,邪实:可用速战,专事攻消,邪祛再调正。

(2)病急,正虚,邪实:可用攻补兼施的办法治疗。

(3)病缓,正虚,邪实:可用扶正以祛邪,补中有行的办法。

(4)病缓,正伤未,邪实:可用祛邪与扶正交替的办法,病已久不可图速功,宜消磨之。

(5)除以上虚实辨证外,还需根据瘀血原因和结果,分别运用止血祛瘀、清热祛瘀、散寒祛瘀、通里祛瘀及渗湿祛瘀诸法。

3. 代表方剂　录自《医林改错》。

(1)血府逐瘀汤:治上焦瘀血诸症。

①处方:当归、生地黄、桃仁、红花、枳壳、赤芍、桔梗、川芎、牛膝各9g,柴胡6g,甘草3g。

②主治:a. 头痛。患头痛,无表证,无里证,无气虚痰饮等症,忽犯忽好。b. 胸痛。胸痛在前木金散可愈,后背亦痛用瓜蒌薤白白酒汤可愈。有忽然胸痛,前方皆不应用此方。c. 呃逆。俗名打嗝,无论伤寒、瘟疫,杂症一见呃逆速用此方。d. 饮水即呛。e. 不眠。夜不能睡用安神养血药治之不效者。

(2)膈下逐瘀汤:治中焦瘀血诸症。

①处方:五灵脂、当归、川芎、桃仁、赤芍、乌药、延胡索、香附、红花、枳壳各9g,牡丹皮6g,甘草3g。

②主治:a. 积块、小儿痞块(肚大青筋)、痛不移处。b. 卧则腹坠。病人夜卧,腹中似有物,左卧向左边坠,右卧向右边坠,为内有血瘀。c. 五更泻。二神、四神无效者。d. 久泻。泻肚日久,百方不效者。

(3)少腹逐瘀汤:治下焦瘀血诸症。

①处方:小茴香(炒)7粒,干姜3片,延胡索、没药、当归、川芎、赤芍、蒲黄、五灵脂各9g,官桂3g。

②主治:小腹积块疼痛或不疼痛或疼痛而无积块,或少腹胀满;经血见时先腰酸少腹胀。

三、热病及其治疗

《素问·至真要大论》说:“治热以寒”“温者清之”是清解热邪的一种治疗方法。由于热在表里,与虚实不同,在此大法之下设有清热解表、清解里热、里热成实当以攻里下热。此外,还有甘寒养阴的清解阴虚内热之剂等。

【基本概念】

中医学认为,人体热证有四种来源。

1. 阳气有余　人身的阳气,在正常情况下,本身有养神柔筋、温煦脏腑经络的生理作用,称之为“少火”。但如果阳气过亢,必致伤阳耗精,失去生理功用而成病理状态,被称为“壮火”。所以《素问·阴阳应象大论》说："壮火散气,少火生气"是指此而言。

2. 外感六淫,内伤积滞郁结 外感风、寒、燥、湿之邪,均能郁而化热。如寒湿均为阴邪、寒邪外来,阳气不得宣泄,郁而发热。湿邪阻滞阳气,郁久化热。燥火均为阳邪。侵袭人体,骤然病热。再者内伤食积、虫积等皆郁而化热。

3. 情志怫郁,郁热化火 称五志之火,如《素问·生气通天论》说："大怒则形气绝,而血菀于上",此为怒伤肝,郁而化热、化火,阳气不下,使气血并病之例。

4. 精亡血少,阴虚阳亢而生内热 谓之虚热、虚火,如《素问·生气通天论》说："阳气者烦劳则张,精绝,辟积于夏,使人煎厥。"就是由于劳伤过度,精血亏耗,阳气被扰,虚火上炎的见证。

【病理变化】

上述由六淫、七情、内伤等所发生的热,在人体的病理变化,中医学有如下认识。

1. 热主开泄 如热在皮肤,则腠理开,汗大泄,阳气得泄,热也随之消减。若阳气不得泄越,内热便由此产生。热在不同脏腑发展,产生不同病理变化。

2. 热在血脉 则脉流薄疾,甚至迫血妄行。

3. 热在筋肉 则泄纵不收,热郁腠理肌肤,则为痤痱。

4. 热盛 则血聚肉腐,发为痈肿。

5. 热郁脘腹肠胃之间 则使传化功能失常。所谓"诸胀腹大,皆属于热""诸病有声,敲之如鼓,皆属于热"均指此而言。

6. 大热不上,热盛化火,火盛神动 则出现神昏谵语,烦躁不宁,拘急抽搐,胡言乱语,行动超越正常,即所谓"诸症瞀瘛皆属于火""诸躁狂越皆属于火"。

总之,"阳胜则为热"或为"气实者热也"。就是说热的基本病理是"阳盛"或"气实"。"阳盛"就是"气实"。中医学讲阴阳,是一种朴素的唯物主义思想。实指阴,代表精、血、津、液等有形之体,是物质基础。阳代表气,如元气、营气、卫气、宗气等无形之用,是发挥功能的基础。所以阴阳、气血,是指质与功能,体与用的关系。如"阴平阳秘"的阴阳平衡协调,处于正常生理状态,则达到"精神乃治"的健康状况。如"阳盛"或"气实"则功能作用过盛而出现病理状态。因此,可以说热是人体功能病理性亢奋的现象(表 4-4)。

表 4-4　热证特点及亢奋表现

热证特点	亢奋表现
烦而多言	热扰神明,致使多动多语功能亢奋
脉浮洪疾数	为营气功能亢奋致脉流诸疾
大便秘结	大肠燥化功能亢奋
小便赤短	小肠化火过亢,泌别清浊失司
消谷善饥	胃腐熟水谷亢奋

凡属人体功能病理性亢奋的表现均属热证。其范围较西医广,包括体温升高的热病,也指体温不升高的热病。如《灵枢·师传篇》说:"胃中热,则消谷,令人悬心善饥",也许是指一部分糖尿病病人,或甲状腺功能亢进症病人。

【临床表现】

1. **基本证型表现**　热是八纲中的一纲,因此用八纲辨证是最基本的辨证方法。临床上凡是出现口渴饮凉、潮热、烦躁、面红目赤、小便短赤、大便闭结、舌苔黄燥、脉速等,便可以认为是热证。联系表里、虚实四纲可分为表热、里热、虚热、实热,进而又分表热虚、表热实、里热虚、里热实,表里俱实等。

(1)表热:发热、恶风、有汗或无汗、头痛、口渴,舌尖红、苔薄白不润,脉浮数。

(2)里热:壮热、口渴、目赤唇红、小便短赤。舌质赤红、苔黄、脉沉数。

(3)虚热:午后发热或热无定时,心烦、盗汗、咽喉干痛,舌红绛无苔,脉细数无力。

(4)实热:在表与表热证相同;在里高热、烦渴、声粗、腹满、便秘,舌苔黄燥,脉实数。

(5)里热虚:多由肝肾阴虚引起,掌心热、头晕、口渴、心烦不眠。

(6)里热实:外邪化热传里。壮热、口渴烦躁、腹满便秘、腹痛拒按,甚者神昏谵语。

(7)表热虚：即阴虚潮热一类。午后肌热、掌心热、自汗出。

(8)表热实：外感温病初起。同表热证。

(9)表里俱实：表邪化热传里，发热不退，反而增剧，类似里热实证。

2. 真热与假热表现　热是一种症状的归纳方法，不能单凭某一个证候就做出热的判断，而必须结合证候，如舌苔、脉象等全面分析，才能做出判断。然而，证候浮于表面现象，有时难免给人以假象，造成辨证错误，这就要求我们必须善于分辨真热与假热。

(1)真热：应当脉数有力，滑大而实，症见烦躁、喘粗、胸闷腹胀，口渴饮凉，大便闭结小便短赤，发热不欲盖被。

(2)假热：则外虽热内却寒，脉微细或虚数浮大无根，身上发热而神态安静，言语谵妄而声音低微，或似狂妄但禁之即止或皮肤有瘀斑而浅红细碎、或喜凉饮而所用不多或少溲多利，大便不闭。这种热象并非真热而是假热实属寒证，即所谓寒极反兼热化，又叫阴盛格阳。

(3)肛肠病急性期，绝大多数病人表现为里热证或里实热证。

3. 其他辨证方法下的热证表现　应用八纲辨别热证只能解决一个总纲领或大方向问题，要解决一个完善的证还应与六经、卫气营血(包括三焦)、脏腑、病因辨证结合起来，六经、卫气营血辨证是辨证热病的传统主要方法。

(1)六经辨证：六经指太阳、阳明、少阳、太阴、少阴、厥阴。三阳经证均表现功能亢奋现象，即热证。肛肠病常见表有阳明证和少阳证。阳明脉证指外邪在太阳经未解，向里发展，此时无形热邪弥漫胃肠，但肠内糟粕尚未结成燥屎，热而未实，热盛。症见大热、大渴、大汗、脉大，称阳明经证。若肠内燥粪成形，更见便闭结，腹满，腹痛拒按，烦躁谵语，甚至神志不清，热而兼实，邪已化火，具有一派热象，称作阳明腑证。肛门脓肿或肠梗阻常表现为阳明经证和阳明腑证。少阳证指病邪传至半表半里，出现寒热往来，口苦咽干，目眩心烦，呕不欲食，脉弦数有典型少阳证，另外少阳与阳明合疾也最为多见，如肛门脓肿、门静脉炎、肝脓肿。

(2)卫气营血、三焦辨证：是六经辨证的发展，可以辨出发病部位和热病的轻重浅深。在肛肠病某些发展阶段也具备这一辨证的特点。常见有气分热和血分热。

气分热,症见壮热、口渴、舌苔黄、脉滑数,基本同中焦阳明经证如肛肠病感染。血分热指热邪入血,症见狂妄,神昏谵语痉抽,外有斑疹,内有吐血、鼻出血、便血、舌质深绛少液,脉细数或弦数,如严重的感染性门静脉炎败血症、内痔硬化注射后感染等。

(3)把三焦与六经辨证做一对比,不难看出三焦自上而下,是一个纵的关系,六经从表走里,是一个横的关系,纵横之交点,在三焦为中焦,在六经为阳明太阴,原是一处。因此三焦、六经辨证在热证辨证中经常结合应用。

(4)脏腑、病因辨证:亦应明确热在脾胃还是在肝胆,热由何种病因引起或与何种病因合而致病。如脾胃实热主要表现为脘腹胀满、腹痛拒按,大便闭结,脉滑大;肝胆实热主要表现为胸脘烦闷、胁痛、口苦、易怒、脉弦数。两者均为实热,不分脏腑,可以知病在脾胃或肝胆。又如热从湿邪所化,或与湿邪合而为病,则临床除热象外,必有湿象,如口淡无味、胸脘痞闷、腹胀、食少、苔黄腻或黄厚腻、脉滑数。湿与热合,成为湿热证,治法不离清化湿热。由此不难理解分析脏腑、病因的实用价值。

总之,热证的辨证应当以八纲为总纲,结合六经、卫气营血、三焦、脏腑、病因辨证,才能全面获得较正确的辨证结论。

【治疗】

热证治法主要是清热,即《内经》所说"热者寒之",亦称清解法,属于"正治"的范围。清热法最适用邪在表已得汗热不退,或里热已炽而尚未结实之证。热有表里、虚实、气分、血分之分,脏腑偏盛之殊,因此,清热法亦分数种。

1. **清热解表**　用于清表(卫)分热,如银翘散、桑菊饮之类。

2. **清热泻火**　用于清里热、实热,热在气分的用白虎汤。例如,阳明腑实者用大承气汤,治骨盆直肠间隔脓肿。

3. **清热解毒**　用于毒热炽盛病症,如高热、头面咽喉肿痛,用普济消毒饮;如胃肠积热,疮疡肿毒,高热狂躁,则用三黄解毒汤、清解汤。

4. **清热生津**　用于气分热盛,津液伤耗,余热未清之证,用竹叶石膏汤(竹叶、生石膏、半夏、人参、麦冬、甘草、粳米)。

5. **清热凉血**　用于清里热、清营血分热。营分热用清营汤(犀角、生地黄、玄参、竹叶心、金银花、连翘、黄连、丹参、麦冬),血分热用犀角地黄汤(犀角、生地黄、芍药、牡丹皮)。治肛门感染、败血症。

6. 气血两清　用于热邪侵入气分与血分,所谓"血气两燔",用清瘟败毒饮(生石膏、犀角、川连、栀子、桔梗、黄芩、知母、赤芍、玄参、连翘、甘草、牡丹皮、竹叶)。

7. 清脏腑热　用于热邪偏盛于某一脏腑。清肝胆经热用龙胆泻肝汤(龙胆草、黄芩、栀子、泽泻、木通、车前子、当归、柴胡、甘草、生地黄),清胃肠热用清胃散(黄连、生地黄、牡丹皮、当归、升麻)。

8. 滋阴清热　用于虚热证,久热伤阴者。如热病后期余热未清,阴液已伤,用青蒿鳖甲汤养阴透热(青蒿、鳖甲、生地黄、知母、牡丹皮)。阴虚火旺,骨蒸潮热,盗汗用秦艽鳖甲汤滋阴养血,清热除蒸(地骨皮、柴胡、秦艽、知母、当归、鳖甲)。

【注意事项】

1. 清热法应用范围广泛,应当辨证选用;清脏腑热要按脏腑虚实辨证施治,才恰当。

2. 热证兼表证当解表以清热;半表半里则和解以清热;热解腑实者通里以清热;毒热炽盛者则清热凉血或清热降火并用,热与湿合当清化湿热。

3. 使用清热法,必须辨明热证真假,勿为假象所迷惑。

4. 清热药应当根据热势轻重,体质强弱,投以适当药量,若用量太过和使用过久则可损害脾胃,影响消化。

5. 屡用清热泻火法热仍不退,如王太仆所说:"寒之不寒,是无水也"之证,应改用滋阴壮水之法,阴多则其热自退。配合输液纠正水电解质紊乱。

6. 于毒热炽盛阶段,服清热药入口即吐者,可于清热剂中少佐辛温之药剂或凉药热服,此即《素问·五常政大论》所谓"热因热用"之法。

7. 清热之法对体质虚弱而有里寒者禁用,妇女产后慎用。

第5章 肛门直肠常用麻醉

一、肛门外麻醉

【适应证】

单纯肛门病,直肠深部手术效果欠佳,肛门括约肌松弛不理想。

【常用药物】

1. 1%利多卡因 20~25ml。

2. 1:1000 肾上腺素 2~3 滴(高血压、心脏病不用)。

【麻醉方法】

1. 取截石位,安尔碘消毒,2 点钟位 6 层注射法;于 3 点钟位和 9 点钟位分别先皮丘注射,起点进针。

2. 朝肛管方向皮下及深层各注射 4ml 局麻药(勿刺入肛管腔)。

3. 朝尾骨方向皮下及深层各注射 4ml 局麻药。

4. 朝会阴方向皮下及深部各注射 4ml 局麻药。勿刺入尿道(图 5-1 至图 5-3)。

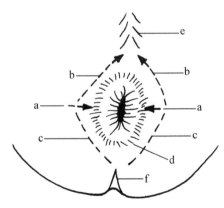

图 5-1 肛门区麻醉给药方向

a. 肛门方向;b. 会阴方向;c. 尾骨方向;d. 肛门区;e. 会阴区;f. 尾骨

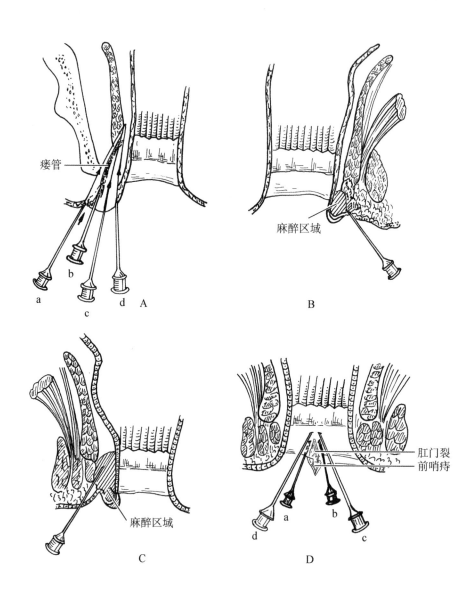

瘘管

麻醉区域

麻醉区域

肛门裂
前哨痔

a   b

c   d   A

B

C

D

图 5-2 肛管外麻醉

A. 肛瘘手术时局部麻醉；B. 外痔麻醉部位；C. 内痔脱出麻醉部位；D. 肛裂手术时局部麻醉

a、b、c、d. 为局部麻醉时的前、后、左、右位

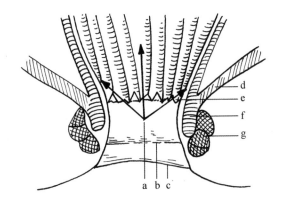

图 5-3　肛管内麻醉注药方向

a. 肛管内局麻针眼；b. 白线；c. 肛门；d. 肛提肌；e. 齿线；f. 内括约肌；g. 外括约肌

二、肛管内麻醉

【适应证】

肛管直肠深部手术和肛门括约肌痉挛者。

【常用药物】

同"肛门外麻醉"。

【麻醉方法】

取截石位(安尔碘消毒)，1 点钟位，6 层注射法，用细长针头。采用圆头缺口电池灯肛门镜，看到直肠内腔，于齿线下 1cm(第 1 步)先于 6 点钟处进针，继续往前，黏膜下层及深层肌肉有肌性感，各注射麻药 3ml。第 2 步，朝 3 点钟方向黏膜下层及浅层肌肉层各注射麻药 3ml。第 3 步，朝 9 点钟方向黏膜下层及浅层肌肉层各注射麻药 3ml(图 5-3)。

肛管内麻醉优于肛门外麻醉，因为肛管肌肉松弛，无牵拉和坠胀感，注意预防感染。

三、骶裂孔阻滞麻醉

【适应证】

适用于各种肛门直肠手术。

【常用药物】

2％普鲁卡因 20ml 加 1∶1000 肾上腺素 2 滴，或 1％利多卡因 20ml 加 1∶1000 肾上腺素 2 滴。高血压、心脏病患者不用肾上腺素。

【麻醉方法】

1. 侧卧位(患侧)屈膝。

2. 左手拇指由骶骨棘突正中线往下摸到两个结节(骶骨侧角)与骶骨顶角呈等腰三角形凹陷即是骶裂孔。

3. 右手持针管垂直刺入，通过骶尾韧带即有刺空感，到骶管腔。如再深刺遇到发硬的骶骨，要稍后退，回抽没回血，即可缓缓(约 15min)推入麻药。部位准确时有刺空感，推药无阻力(图 5-4，图 5-5)。

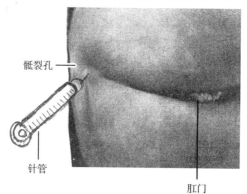

图 5-4　骶裂孔阻滞麻醉

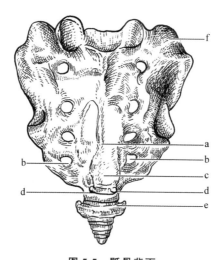

图 5-5　骶骨背面

a. 顶角；b. 骶孔；c. 骶裂孔；d. 侧角；e. 尾骨；f. 骶骨

【不良反应】

仅少数病人发生,多因推入麻药过多、过快,或将血管刺破,使麻药迅速吸收造成。主要表现为普鲁卡因中毒或脑压增高反应,如头晕、气短、心悸、乱语、烦躁、血压升高或下降,心率、脉搏加快。紧急处理包括:停止推药;给予苯妥英钠 0.2g,或氯丙嗪加异丙嗪各 25mg(肌内注射),或地西泮,输液,吸氧;一旦发生窒息,用注射器针气管穿刺给氧,或使用呼吸机。

第6章 肛门直肠常见疾病

第一节 痔

痔是一种最常见的肛门病,是由于种种原因所致直肠下部、肛管或肛门边缘的静脉曲张扩大而形成的柔软静脉团块痔,且伴有肛垫病理性肥大、下移。

【病因病机】

痔是由于机体内部调节功能失常(阴阳失调,抗病能力减低)和解剖生理缺陷,以及各种各样的外在诱因而引起的一系列病变。其中,机体内在因素是其发生、发展的决定性因素。

1. 大便干燥或便秘 因为粪块的直接压迫和刺激痔静脉丛,因而血流发生障碍,引起痔静脉充血扩张;或因排便时用力过甚,使静脉破裂而出血瘀滞在皮下,则形成血栓性外痔。

2. 饮食不节 饮酒过量,经常吃辛辣刺激性食物,使盆腔脏器充血,影响静脉回流,同时刺激性食物往往可引起便秘。

3. 久坐久站 由于重力影响,盆腔静脉的回流迟滞,肠的蠕动减少,粪便下行缓慢,压迫静脉,造成血液回流困难。

4. 妊娠与分娩 妇女怀孕后期,子宫膨大,压迫盆腔静脉,使腹压过度增加,这都可以影响痔静脉的血液回流。

5. 局部刺激 肛门受湿受热,慢性直肠炎,久泻久痢,都可以使痔静脉丛血管壁弹性减弱;经常刺激局部使其感染发炎。以上诱因都可使局部血液回流受阻,循环不畅,血管内压增高,静脉壁变薄,弹力减弱,静脉瘀血,肛垫的黏膜下肌、纤维组织断裂使下移、衬垫组织脱垂形成痔疮,是肛垫的病理性肥大。肛外静脉纡曲扩张容易发生炎性外痔。

【临床表现】

1. 全身症状

(1)血滞型:由于痔核初起,偶有便血。

(2)湿热型:表现口苦、胃部痞满、大便干燥或秘结、小便色黄。

(3)热毒型:有恶寒发热、口干咽燥、食欲缺乏、尿短赤;局部多有剧痛。

(4)血虚型:表现头晕、目眩、心悸、耳鸣、盗汗、四肢无力等症状。

(5)气虚型:多表现有心悸、气短、自汗、精神疲倦、肛门部有下坠感等症状。

2. 局部症状

(1)外痔:发炎肿胀,而有剧烈疼痛。①血栓性外痔的症状是病人感觉灼热疼痛,肿物表面呈青紫色,触之感到疼痛;②静脉曲张性外痔的症状是有时刺痒作痛;③炎性外痔的症状是肛门红肿,疼痛剧烈;④结缔组织性外痔的症状是局部胀痛而发痒。

(2)内痔:内痔生于肛门内部,齿线之上。①流血。在排便时或排便后有血流出。②内痔脱出。排便时向下推动,而脱出肛门之外。有时内痔脱出,发生嵌顿,称为绞窄性内痔。③黏液流出。因为直肠黏膜受到痔块刺激,分泌物增多。④疼痛。痔块内有血栓形成时,特别是内痔嵌顿于肛外。

(3)混合痔:兼内痔与外痔的表现。

【诊断】

根据中医学的望、闻、问、切四诊和局部检查确定。

1. 定型

(1)血滞型:脉象多为平脉或弦脉;舌苔薄白或少苔;局部病变多属于静脉曲张性或结缔组织性外痔。初期内痔。

(2)湿热型:脉象多见弦数;舌苔黄腻而厚,舌尖多带红色;局部病变多为静脉曲张性外痔初起,血栓性外痔,或初期、中期内痔较重者。

(3)热毒型:脉象多见弦数或洪数或弦紧;舌苔黄燥,舌质红赤;局部病变为大型血栓性外痔,嵌顿性内痔。

(4)血虚型:脉象细而无力或见芤象;舌苔薄白,舌质淡;局部病变多为初、中期内痔。

(5)气虚型:脉象沉细无力或微脉;舌苔薄白或无苔;局部病变为中期内痔较久或中期内痔并有痔核脱出。

2. 分类

(1)外痔

①血栓性外痔:在肛门皮肤上有椭圆形青紫色肿物(图 6-1)。

②静脉曲张性外痔:在肛门皮肤皱襞处,有囊状肿物(图 6-2)。

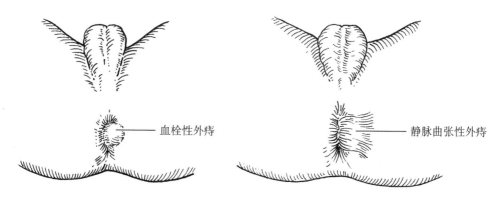

图 6-1　血栓性外痔　　　　　　图 6-2　静脉曲张性外痔

③炎性外痔:在肛门皱襞表面有炎症肿物(图 6-3)。

④结缔组织性外痔(也称前哨痔):在肛门前、后两部分,生有大小不同而较硬的肿物(图 6-4)。

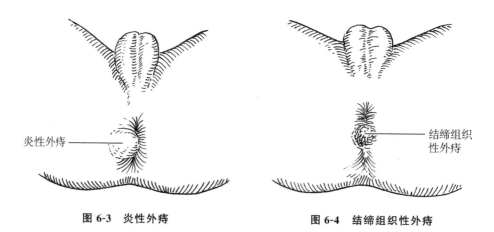

图 6-3　炎性外痔　　　　　　图 6-4　结缔组织性外痔

(2)内痔

①初期内痔:有时便血,通过窥肛器检查才能发现。这种痔是在齿线以上(图 6-5)。

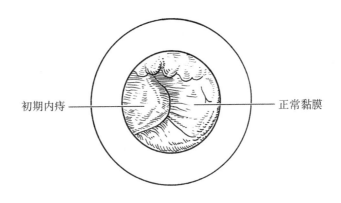

图 6-5　初期内痔

②中期内痔:在用力排便时会脱出在肛门的边缘,其颜色红紫,黏膜表面常有出血点(图 6-6)。

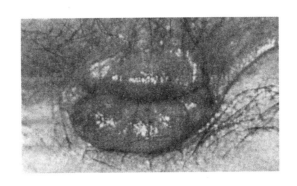

图 6-6　中期内痔(脱出肛外)

③嵌顿性内痔:痔核脱出肛外不能送其中央为嵌顿痔核(图 6-7)。

(3)混合痔:内痔外痔连在一起的叫混合痔,也叫中间痔(图 6-8)。

【鉴别诊断】

1. **直肠脱垂**　黏膜脱出肛外,其下垂之黏膜呈均匀鲜红色,呈螺旋形而有层次。

2. **脱肛**　是在肛门边缘有一圈堤样突起,而外痔为个体散在之肿物。

3. **直肠息肉**　有一乳头状的圆形小瘤,带有长蒂,呈朱红色。

4. **直肠癌**　可触到大小不同硬性肿物,边界不整,表面凹凸不平,

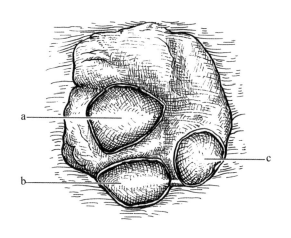

图 6-7　嵌顿性内痔

a、b、c. 3 个内痔

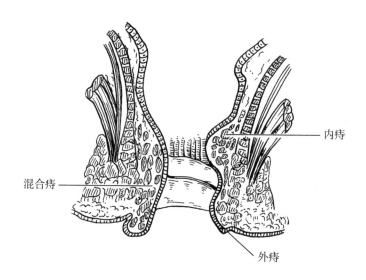

图 6-8　混合痔

后期者直肠肛门直肠狭窄。

　　5. 肠内出血　血色较深(黑紫色),而且与粪便混合;内痔出血,则为鲜红色,且常于排便之前流出。

　　6. 肛裂　肛裂流血不多,但十分疼痛。

【治疗】

根据辨证施治的原则,采用标本兼治、局部治疗与全身治疗相结合的医疗方案。

1. 全身治疗

(1)血滞型:一般不做全身治疗。

(2)湿热型:以清热通便为主。常用槐角丸、麻仁滋脾丸,以及双醋酚丁等药物。

(3)热毒型:以清热解毒,消肿止痛为主。常用消肿止痛汤或其他抗生素等药物。

(4)血虚型:以补血、止血、和血为主。常用四物汤。

(5)气虚型:以健脾补气为主。常用补中益气汤。

2. 外痔局部治疗

(1)简易疗法:适用于不宜手术的痔疮患者。可内服消肿止痛汤,外用祛毒汤熏洗,洗后敷入九华膏,外痔贴中药膏,但不能根除。

(2)小针刀切开法

①适应证:静脉曲张性外痔、血栓性外痔、结缔组织性外痔,以及混合痔的外痔。

②操作方法:嘱患者侧卧,剃净肛门周围的阴毛,然后常规消毒皮肤,并在痔核周围应用1%利多卡因10ml,亚甲蓝注射液2ml,进行长效浸润麻醉。距肛门缘0.5～1cm。再用小针刀自外痔基底部,纵行切开部分外痔的前层皮肤。用小针刀钩,将外痔内的曲张静脉、血栓块或结缔组织,钩出部分。其切口,用痔瘘粉棉球、创可贴压迫(图6-9)。

(3)小针刀针孔法

①适应证:血栓、静脉曲张外痔。

②治疗方法:取侧卧位,局麻下以血栓外痔的外侧边缘基底部为进口处。右手持钩状小针刀顺血栓外痔相平行方向,从点状局麻针眼进口处刺入。然后潜行性切剥直达血栓块的上缘,不要刺破外痔(皮肤)其他处皮肤,并以"血栓块"为中心旋转钩状小针刀一圈,将其血栓块与外痔的周围粘连组织切割开,再从原进口处将血栓块钩出来,给予塔形纱布加压包扎(图6-10)。

③体会:钩状小针刀治疗是刺破血栓外痔钩出血栓块。并无切口,

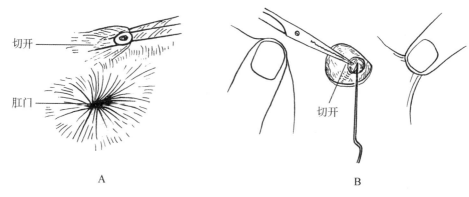

图 6-9 外痔小针刀治疗

A. 切口；B. 切开痔核

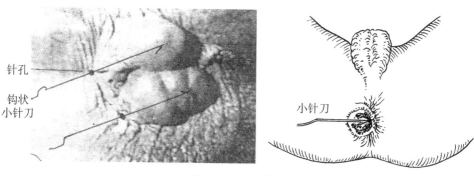

图 6-10 血栓外痔

若血栓块与外痔皮肤粘连或钩状小针刀一旦刺破外痔或其他外部皮肤，也可顺其形状，而钩割成小洞式切口，然后顺势钩出血栓块后，如血栓块过大，也可钩切碎块，再从针眼钩出外痔的血栓块，用同法加压包扎，一般不用换药。

（4）钩状小针刀法

①适应证：治疗静脉曲张性外痔。

②治疗方法：取侧卧位，局麻下以静脉曲张性外痔的外下侧边缘为进口处。右手持钩状小针，钩刀与其曲张性外痔相平行方向，从点状局麻针眼进口处刺入，然后潜行性皮下切剥静脉曲张团的前侧粘连，直达曲张外痔的上缘，再旋切至对侧面，即切一圈。随即边退钩状小针刀，边钩出已离断的静脉曲张团于痔外。给予塔形纱布加压包扎。

③体会：钩状小针刀治疗只是刺破静脉曲张性外痔的皮肤，将其内静脉曲张团钩出来，并无切口。治疗中一旦钩破静脉曲张团，也无碍，仍将其残碎的静脉尽量钩出来。若切破外痔的皮肤则顺其钩割成小洞口，作为引流，用同法加压包扎，一般用外痔贴换药（图 6-11）。经临床证实，该疗法可以代替手术，并且简单易行，疗效可靠。

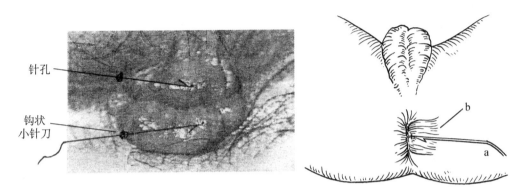

针孔

钩状
小针刀

图 6-11　静脉曲张性外痔

a. 钩状小针刀；b. 静脉曲张性外痔

3. 内痔局部治疗

（1）简易疗法

①适应证：不宜手术的内痔患者。可以防止内痔脱出肛外，并能减少流血，但不能达到根治目的。凡无明显症状之初期内痔，或因某种原因不能手术，均可采用此法。

②调理排便：要使排便通畅，减少对痔核的刺激。如粪便干时可内服槐角丸、脏连丸、五仁润肠丸、液状石蜡等。如果痔核已有脱出，应及时送回肛内，以免发炎或嵌顿。还纳时应先挤压较小的痔核，使痔内血液回流而缩小，逐渐全部缩入肛内。若内痔发炎红肿胀大，嵌顿于肛外，疼痛剧烈时，应内服消肿止痛汤，以及用中药外痔贴，熏洗坐浴，每日2～3 次，然后在肛内注入九华膏。

（2）小针刀挑痔法

①寻找穴位：在第 3 腰椎至第 2 骶椎之间，从上至下纵行，在其椎体外缘，再离开 1.5～3cm 寻找痔点穴位。

②寻找皮肤痔点：在前述穴位周围皮肤范围内寻找其皮肤肛门"内

痔点"的内投影。其特点是形似丘疹,稍隆起皮肤表面,或针头或小米粒、圆形,略带光泽、颜色有的呈灰白色、棕褐色或淡红色。

③区分开是痔点与色斑或瘰子。痔点手指压迫不褪色,而色斑或瘰子手指压迫则褪色或变淡。

④小针刀手法:患者平躺卧位,背朝上,将其痔点的皮肤消毒,用1%丁卡因涂抹在皮肤表面止痛。先用挑穴小针刀,如同针灸一样垂直由上自下刺入皮肤深处 0.2～0.3cm 深达皮下为止,勿刺入脂肪层。然后用挑穴小针刀的刀尖挑出白色纤维物 5～6 条,继用小针刀的前端刀刃切断。该穴位内的每条被挑到的纤维条索均要挑割断开,或钩断。挑割同时上下提插,如同针灸发挥针灸"得气"与小针刀"切断纤条"的作用。然后依次类推,照前法从第 3 腰椎至第 2 骶椎;从腰或骶椎的外缘起至腰大肌缘止,凡在此范围内的"痔点"均一一挑割切断。有少许渗血或出血点稍用干棉球压迫即可(图 6-12)。

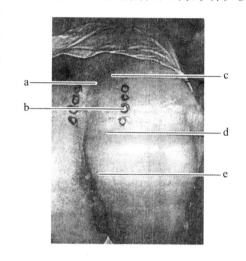

图 6-12　小针刀挑痔法(跪位)

a. 脊柱;b. 痔点;c. 第 3 腰椎;d. 第 2 骶椎;e. 肛门

⑤疗效评估:挑治后 1 周内内痔出血、肛门疼痛消失,内痔变小变软,为临床治愈。

用小针刀对内痔体表投影点的挑割法,只是临床治愈,并未根治,只是改善临床症状,为今后进一步治疗做好准备,或为年老体弱难以接受手术者的对症疗法。

(3)内痔普通注射疗法:内痔注射是将药物注入痔块的黏膜下组织内,使淋巴凝固,引起轻度无菌性炎性反应;进一步有结缔组织增生,阻塞曲张的静脉,使血管硬化,减少出血机会,并可使痔核缩小或消失而治愈。

①常用药物:a. 苯酚甘油,由苯酚与甘油混合而成,通常用 5%～10%。因该药为油剂,注入较困难。b. 鱼肝油酸钠,为血管硬化剂,注入比较容易,且比苯酚甘油效果更好。c. 消痔灵,为硬化粘连剂。

②器械:1ml 注射器、12 号针头、圆筒窥肛器、长镊子等。

③适应证:适用于初期内痔,可达到临床治愈效果。对有结核病、心脏病或年老体弱,或因某种原因不宜做手术或枯痔法的内痔病人都可采用。注射以后,症状可以减轻,如流血停止,痔块缩小,不再脱出肛外,有治愈的可能;或只能减轻症状,不易根除。但内痔如配合整体治疗也可以达到基本临床治愈目的。

④禁忌证:有显著纤维增生者,或有并发症,如发炎、溃烂、血栓和有肛裂、肛窦炎直肠炎,或其他感染者。

⑤操作方法:注射前嘱病人先排便。注射时采用侧卧位或跪位均可。将肛门局部清洁消毒,以窥肛器涂润滑剂插入肛门,选择较大的痔核,涂安尔碘液,随后将针由痔核的顶部刺入黏膜下层(图 6-13,图 6-14),再次刺入痔核体内,不要将药液注射到血管内。一般只注入 0.3～1.0ml,至痔核黏膜胀大变白为止(图 6-15)。再将窥肛器退出一些,抽出空针头。用安尔碘棉球堵在针孔,当窥肛器退出时,括约肌收缩,这样可避免由针孔内出血。注射时病人并不感到疼痛,疼痛多因注射部位太低(侵及齿线以下),如针头刺入时感觉疼痛,可以将针抽出,再向较高位置刺入,即可免去疼痛。如果痔核脱出肛外,应先推回,然后注射。每次最好注射一个较大的痔核,如痔核均较小,可注射两个。每周可交替注射,每个痔核平均注射 2～4 次即可使其缩小、硬化或消失。

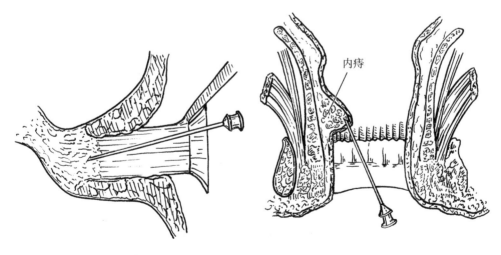

内痔

图 6-13　内痔注射法　　　　　**图 6-14　内痔注射法**

⑥注意事项:a. 必须注入痔核的黏膜下层,如注射过浅则痔核表面发生坏死;注射过深达到肌层,会引起化学性炎症狭窄,会使痔核因肿胀而脱出肛外,发生剧烈疼痛,甚至引起局部坏死;注入痔核静脉内,则可引起全身反应(如头晕恶心)或不良后果。b. 同一个痔核,应间隔10天以上再进行第2次注射,每次注射1~2个,交替注射。每次注射后,要详细记录,最好用图表记录痔核部位(图6-16)。当痔核已纤维化时,可停止注射。

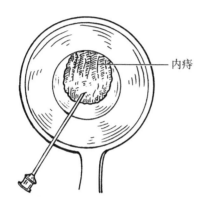

图 6-15 内痔注射法

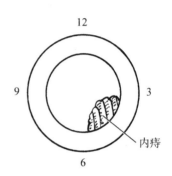

图 6-16 内痔注射部位

(4)网式注射和阻碍痔血供法,配合小针刀,治疗内痔和并发脱垂病。

目前,在内痔治疗中,尤其是环形痔治疗后复发率较高,其原因是只治疗内痔,对"肛垫"及伴有的直肠黏膜松弛没有治疗。采用"网式注射"疗法可解除肛门下坠及便意不净感,且可有效预防内痔复发,使松弛的直肠黏膜和肛垫与直肠壁层和肌肉层产生粘连固定。实践证明,防止直肠黏膜和肛垫松弛,是治愈和防止内痔复发的关键。

①阻碍内痔血液供给:在母痔核上方,触及搏动痔上动脉及其下方及周围,给予0.25%利多卡因加入消痔灵液(1:1)1ml封闭(注射前回吸没回血即可以注射),可以达到阻碍内痔血供的效果。如果采用手术结扎痔法,可用细丝线于痔上动脉贯穿缝合1针,同样可达到阻断内痔血供的效果(图6-17)。

②网式注射:在圆头缺口电池灯肛门镜下,选择距齿线上分别在约3点钟、9点钟、11点钟位置分别在直肠黏膜下层纵行向上部进针4~6cm,回抽无回血即纵行由上往下,边退针(左右倾斜)边注入药液,形成

网柱状,使药液弥散开,致使黏膜下层,包括肛垫产生无菌性纤维粘连,恢复原位肛门衬垫,即可起间接悬吊作用,再行消痔灵三层注射法(图 6-18)。

③三层注射法

第 1 层注射法:针头斜向痔基底部穿刺,总刺入深度 1～2cm,待有直肠肌性抵抗感后,稍退针约 0.1cm,以松解针头与组织的紧密接触,回抽无血后注药 1～2ml。

第 2 层注射法:在第 1 层注射后使针退至黏膜下层,不取出针头,于黏膜下层刺入,可注药 1～2ml,使痔核胀大。

第 3 层注射法:调整肛镜,使齿线上区的洞状血管区痔体暴露,可以再调整针头,经近乎 85°斜角,再进针 0.5cm,注药 1ml,使痔核充盈(图 6-19)。

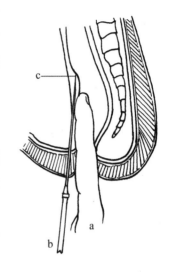

图 6-17　阻碍内痔血供

a. 手指;b. 消痔灵皮试针管;c. 痔上动脉区

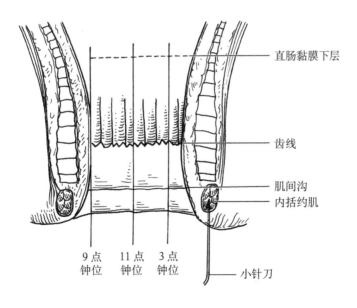

直肠黏膜下层

齿线

肌间沟
内括约肌

9点钟位　11点钟位　3点钟位　　小针刀

图 6-18　网式注射和小针刀闭合切断内括约肌

注意正确选择早期内痔。对较大脱出的内痔,要辅助橡皮圈套扎法,对伴有肛门瘘、肛门梳硬结者,不适合单纯注射法。注药量及其部位的深浅要掌握好,黏膜固有层注药过多可引起坏死病灶,黏膜下层注药过多可致痔核早期坏死脱出;如注药量不足,可致痔核萎缩不愈合,注药量过于集中局部可形成硬结症;不慎将药注入尿道,可引起血尿、前列腺炎;不慎将药注入直肠壁范围过大,则可造成直肠狭窄。注意局部无菌消毒及术

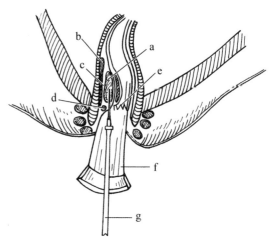

图 6-19　三层注射法

a. 痔基底层;b. 痔区黏膜层;c. 痔区黏膜下层;
d. 洞状静脉区层;e. 齿线;f. 圆头缺口肛门镜;g. 消痔灵皮试针管

后给予甲硝唑和消炎药,否则易发生痔核病灶感染,甚至门静脉炎。

④小针刀配合治疗:在尾骨尖与肛门缘的中间,点状局麻,在左手示指伸入肛管导引,于右手持钩状小针刀自针眼插入将外括约肌皮下部分割断开。然后,拔出钩状小针刀,换斜面小针刀仍在手示指导引下将内括约肌闭合性纵切 1cm,以松解内括约肌层及外括约肌皮下,解除内括约肌痉挛,缓解直肠颈高压,使内痔的静脉血和淋巴液回流通畅(图 6-18)。

(5)小针刀配合单纯结扎治疗内痔:适应证为内痔合并黏膜脱垂者。采用局麻或腰俞麻醉,取截石位,常规消毒。左手示指伸入肛内,摸清肌间沟,右手持小针刀选择距肛门左缘 0.5cm 处进针,深达外括约肌皮下部予以切断。在左手示指引导下,于肛管直肠左壁外继续潜行性插入小针刀,纵行切割部分内括约肌,以肛内左手示指有松解感为适度(图 6-20)。将两叶肛门直肠镜插入肛管直肠腔,直视下在齿线上将内痔连同脱垂黏膜一同用弯角血管钳于基底部钳夹,用 10-0 粗丝线给予单纯结扎,再用 7-0 丝线重复结扎。同法依次结扎其余内痔及连同脱垂的黏膜。每个结扎点之间要留有 0.2~0.3cm 的黏膜桥,使结扎点不在同一

水平,以防肛门狭窄(图 6-21)。

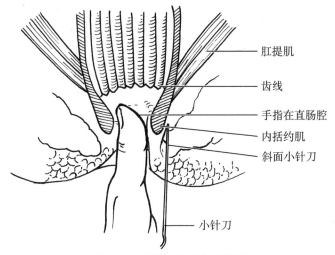

　　肛提肌

　　齿线

　　手指在直肠腔

　　内括约肌

　　斜面小针刀

　　小针刀

图 6-20　小针刀切断内括约肌

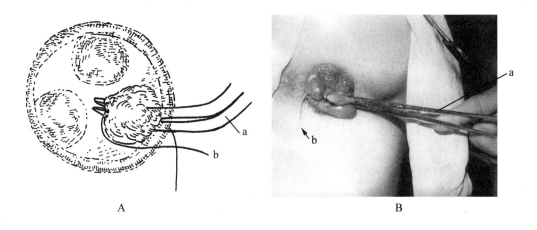

A

B

图 6-21　内痔单纯结扎

a. 弯血管钳夹;b. 丝线结扎

　　(6)负压吸力式弯头套扎枪治疗内痔

　　①适应证:早期内痔、后期内痔或伴直肠黏膜内脱垂者。

　　②指肛检查:首先了解肛管腔内情况,尤其排除直肠癌。

　　③将圆筒斜面缺口带光源的肛门镜,徐徐插入肛管中不用麻醉其斜面口缺口,对准要套扎的内痔部位。例如跪位 3 点钟位内痔,则斜口镜

对其右侧肛管。拔出肛门镜芯（栓），在其内灯光照射下，观察确定是内痔，然后再用弯枪头口完全扣入其内痔基底部，即直肠黏膜基底层。勿只扣入一半，不完全扣入，易引起术后出血或复发。然后将弯枪的枪尾用 50ml 注射器，给予负压外吸，将内痔吸入弯枪口腔内，这时扣动扳机，通过其杠杆，将弯枪口外缘凹上预制的气门芯胶圈套入内痔基底部。在其被套扎后，其胶圈上的内痔，再注入 1ml 消痔灵致使痔核胀大，此后，产生套扎痔核枯死，5～7d，枯死痔核组织自行随粪便脱掉。如不理想，1周后可以再重复套扎一次，此后再用上法分别套扎 9 点钟位，6 点钟位和 12 点钟位内痔。但套扎部位要超过齿线，以防术后疼痛。每次套扎1～4 个为宜。最后肛门内挤入九华膏一类的药物，套扎后，次日再排大便，其饮食活动照常。

④在圆头缺口电池灯带光源的肛门镜下，用弯头套扎枪，套扎早期内痔（图 6-22）。

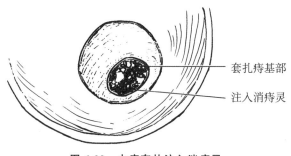

图 6-22　内痔套扎注入消痔灵

⑤后期内痔或伴直肠黏膜脱垂。

第 1 步，插入肛门镜，先用负压吸力式弯头套扎枪，先将痔核上方的直肠黏膜脱垂吸入枪口内套扎，并于胶圈的上方注入 1ml 消痔灵液致黏膜层隆起（图 6-23）。

附：Nivatvongs 介绍美国 Minnesta 大学附属医院用胶圈套扎疗法，不套扎痔体，而是借助 Hinkel-James 肛门镜在痔体上方只套扎正常直肠黏膜（图 6-24），其优点是保存肛垫，阻止下垂；可间接治疗痔体。由于套扎地点在齿线以上，所以不痛。

第 2 步，在第 1 步的基础上，退出部分肛镜再次用负压吸力式套扎枪将其痔核胶圈套扎，并于胶圈上方注入 1ml 消痔液致痔核隆起（图 6-25）。

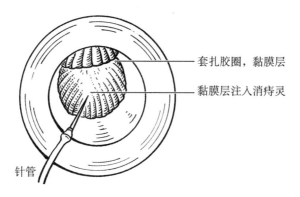

图 6-23　直肠黏膜层套扎

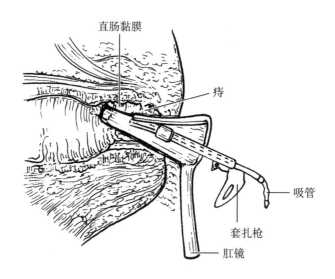

图 6-24　美国 Minnesta 大学附属医院胶圈套扎疗法

(7)非负压吸力式弯头套扎枪治疗内痔

①适应证:内痔外脱肛门外者。

②方法:将脱出肛门外的痔核,应用非负压吸引式套扎枪,于其痔核基底部套扎,并在胶圈套扎之上注入消痔灵液 1ml,致痔核隆起。不必送回肛门内,仅外敷外痔贴中药膏即可(图 6-26)。

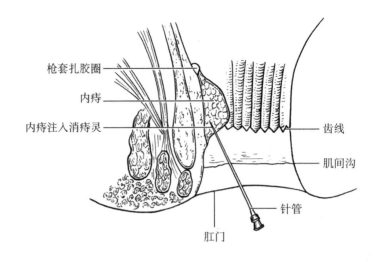

图 6-25　痔套扎

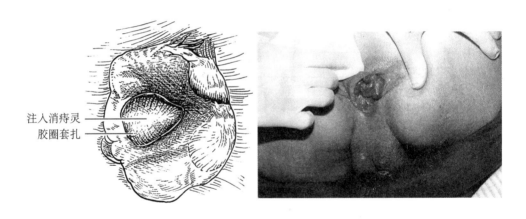

图 6-26　内痔外脱套扎

（8）小针刀配合弯头套扎枪治疗脱出痔

①适应证：脱出痔合并黏膜脱垂者。

②治疗方法：膀胱截石位，常规消毒局麻。

第1步：小针刀将内括约肌闭合切断；左手示指伸入肛管（中）于肌间沟上，按压固定内括约肌。然后右手持斜面小针刀于肛门（外部皮肤）3点钟处垂直插入到肛管内括约肌。在左手示指引导下将内括约肌纵行切断1～2cm，以松解内括约肌。拔出小针刀，针眼碘伏棉球固定即可

（图 6-27c 和 d）。

第 2 步：采用弯头负压吸入式套扎枪，先将其外脱肛外痔核（上吊）即在痔核基底部给予橡皮筋套扎，并（于套扎上部）注入 1∶1 的消痔灵液 1ml，使其痔核于其橡皮筋前隆起（图 6-27h）。

第 3 步：将其缺口电池灯肛门镜插入肛管（中），在齿线上用套扎枪将其相应的脱垂黏膜基底上与下部位 2 次套扎，上吊并于橡皮筋套扎前注入 1∶1 消痔灵注射。使其脱垂黏膜层隆起（图 6-27i 和 j），然后肛管内注入九华膏即可。

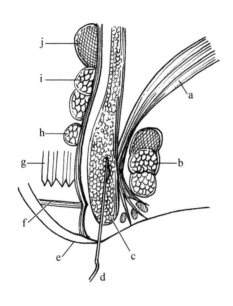

图 6-27　内痔上吊套扎

a. 肛提肌；b. 外括约肌；c. 内括约肌；d. 斜面小针刀；e. 肛门；f. 肌间沟；

g. 齿线；h. 套扎的内痔；i. 下部脱垂黏膜层；j. 上部脱垂黏膜层套扎

根据痔垫下移学说，将其内括约肌闭合切断，以降低直肠压力并利于痔静脉淋巴回流，使外脱痔回纳肛管内。将外脱痔核即其上部相对的松弛下垂、黏膜层纵行第 2 次分别进行套扎，起到上吊痔垫作用。注入消痔灵，使其被套扎后的痔核和黏膜均充胀隆起，其套扎橡皮筋更紧，产生无菌纤维化，将脱垂痔垫上吊并黏附于直肠肌肉层，从而起到防治感染和出血的作用。

（9）小针刀治疗嵌顿痔：嵌顿痔关键是以内括约肌痉挛为主，形成

"狭窄环",痔核不能回纳肛门内,故采用小针刀闭合切断是治疗的重点。

①麻醉,应用0.5%利多卡因8～10ml,于尾骨尖前与肛门水肿嵌顿的外缘之间给予皮肤、皮下外括约肌、内括约肌点状纵深局麻,勿污染针头。

②利用嵌顿痔暴露于肛门外的特点,要分清其解剖界线,要看准齿线和触摸内外括约肌的肌间沟,要清楚是"倒向",还是肛管呈外翻外脱状,是治疗依据指标。

③首先将暴露嵌顿痔的内痔部位于齿线附近用套扎枪,先给予套扎治疗,不用负压吸,不用注药(图6-28)。

④再次应用斜面小针刀(于肛门外缘一侧的针眼插入),先将其外括约肌的皮下部切断,肛外左手指触摸下,右手持小针刀再深入内外括约肌间沟下,将其内括约肌切割开,由于在肛门外,操作解剖界线清楚。小针刀切割线在直视下进行,故要注意防治污染,小针刀勿刺切肛管。因为内括约肌与外括约肌的皮下部被切断,立即解除了绞窄环,嵌顿痔即可回纳。治疗后将嵌顿痔回入肛管中,不要用手"送回"套扎痔,否则会脱掉。肛内注入九华膏、肛门敷消炎膏,2～3d方排便,以巩固疗效。

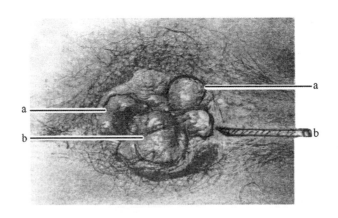

图6-28 嵌顿痔套扎与小针刀方法

a.痔套扎;b.小针刀;横行插入肛门外皮肤下层中。闭合切断外括约肌,皮下部和内括约肌(手触及肌间沟为标记)

4. 混合痔　采用内套外扎疗法(图 6-29)。

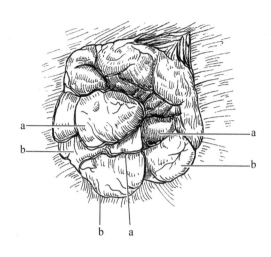

图 6-29　混合痔内套外扎

a. 内痔套扎;b. 外痔结扎

(1)先用弯头负压吸力式套扎枪胶圈套扎内痔,并于胶圈上注射消痔灵液 1ml,致痔核隆起。

(2)再用粗丝线单纯结扎外痔,并于结扎丝线之上注射亚甲蓝止痛药 1ml 致外痔隆起。

(3)肛门内,挤入九华膏,肛门外敷外痔贴。

5. 痔根治术　随着痔的根治术式不断改进,已在临床上取得了满意的疗效,但目前国内痔根治术现状还存在着需进一步研究探讨的问题。

(1)切口选择:在痔切除术中,外痔部分切除过少,术后存在治疗上的不彻底;而外痔部分切除过多,则会影响肛门的收缩功能,甚至造成肛门、肛管缩紧。因此,必须选择恰当的切口,既能达到彻底治疗,又能有效地避免后遗症的发生。对此国内外许多学者做了大量细致的研究,主张对单纯性结缔组织增生性外痔、炎性外痔、血栓性外痔、静脉曲张性外痔采用放射状切口或弧形切口,肛周切口应顺结缔组织走向,以减少对肛周皮肤及肛管上皮组织的损伤,减少瘢痕的形成,降低肛周因瘢痕上缩而致畸形和后遗症。这是保护肛门功能不容忽视的一个重要方面,具体切除多少应视外痔的大小、病情轻重而定。此法操作简单,较易掌握。对混合痔结扎切除术(外剥内扎术)多主张将肛缘外痔皮肤和肛管皮肤剪成尖端向外的 V 形切口,直至齿线,再结扎内痔黏膜部,并将内痔黏膜牵引至齿线水平,进行低位结扎,以避免肛管广泛剥离,形成大面积瘢痕。最近日本学者高野正博提出,保存肛门括约肌,尽可能地保存肛管上皮组织,使切除的肛管上皮恢复到原来的位置,再配合小针刀闭合性切断其内括约肌及外括约肌皮下环部,使手术疗效得到显著提高。

(2)分段结扎:在环状混合痔切除结扎术中,如果内痔一次结扎过多、位置过高,势必引起术后直肠狭窄,而分次结扎切除,又存在着疗程长、患者痛苦大、患者不易接受等缺点,此时可遵循分段结扎法的原则,即对环状混合痔按自然分界线分段,外痔剥离,内痔结扎,要求结扎或套扎术和剥离创面不在同一平面,痔体之间留有一定正常黏膜和皮肤桥。此法能有效地保存肛管上皮,解决了一次性内痔结扎过多、结扎位置过高、术后造成直肠狭窄的问题,而且减轻了患者多次手术的痛苦。

(3)术后出血的防治:痔根治术后大出血是较常见的并发症之一。原发性大出血多发生在术后 24h 内,其原因是创面止血不彻底。术前应查出、凝血时间及血小板计数,消除隐患。术中首先在搏动明显的痔上动脉基底部贯穿结扎 1 针,使结扎线穿透黏膜下层,结扎不得过松或注射消痔灵,目的是预防术后大出血和减少痔区供血。在结扎内痔时,线要扎紧,防止结扎线滑脱,切除痔核时,结扎的残端不能留得过少,以免出现结扎线滑脱。套扎术应套扎于痔垫,凡手术创面有活动性出血点要仔细结扎止血,直至不见活动性出血为止,术后密切观察血压及伤口敷料,以便及时发现处理。若术后出现渗血或出血量少者,可用敷料或明胶海绵压迫止血,还可用凝血酶干燥粉末痔瘘粉喷撒于创伤表面或消痔灵封闭伤口予以止血。术后应保持排便通畅,防止便秘,尤其在痔核坏死脱落期,尽量避免剧烈活动,术后视病情应用中药或止血药物及抗生素。

(4)术后尿潴留防治:肛门直肠的各种手术对肛门直肠及邻近组织的牵拉、挤压和损所引起的局部水肿和剧痛,会导致反射性尿道和膀胱颈括约肌痉挛,或直肠内留置大块敷料压迫尿道括约肌,均可引起尿潴留,所以术后应做好患者心理辅导,树立自主排尿的信心,查明产生尿潴留病因,对症治疗。若因敷料压迫过紧可松动敷料。若精神因素,可采用水声诱导,利用条件反射的原理促其排尿,或下腹部热敷并配合针刺关元、中极、水道、三阴交,针刺用泻法,口服利尿汤,穴位或肌内注射新斯的明 0.5～1mg。必要时导尿。

(5)术后肛缘水肿的防治:术后肛周出现肛缘水肿,多因术后便秘或结扎内痔数目较多,或皮下曲张的静脉丛清除不够彻底,或一次全部结扎造成痔静脉及淋巴回流受阻,或肛周不洁,致病菌感染,形成炎性渗出,使组织水肿。因此,在对混合痔、外痔做外切内扎处理后,对多发性内痔在肛门缘相对应处做减压切口,正确处理皮瓣。尽可能地保存肛管上皮组织,将皮桥下曲张的静脉丛和小血栓尽可能地去除。尽可能地保存肛管上皮组织,将结扎的内痔残端送回原位。便后常规用痔洗汤坐浴。若术后便秘者可服液状石蜡润肠通便。多食高纤维素饮食。服用中药通便汤,保持排便通畅。

第二节　痔的伴发病症

一、痔的三联征

痔疮合并前列腺增生、阳萎称痔疮三联征。多发生于成年男性。

【病因病机】

肛门、肛管与泌尿生殖器官相邻,构成肛门会阴三角区。肛门直肠静脉和膀胱、前列腺和阴茎背部静脉均一同回流入髂内静脉,痔患者静脉血回流缓慢则引起肛门痔、前列腺静脉和阴茎静脉共同瘀血,血管扩张。前列腺增生压迫直肠和尿道可引起排便和排尿困难,甚至阴茎勃起障碍。

【临床表现】

肛门会阴下坠、内痔外脱、便血伴排尿困难、滴尿、性欲减退,阴茎勃起不坚或阳萎。

【诊断】

根据病史,有痔疮、前列腺增生和阳痿。肛指检查前列腺增生、肥大;肛门镜检查有痔疮,且阴茎勃起障碍,即可明确诊断。

【治疗】

1. **痔治疗** 采用弯头负压吸力式套扎枪,进行内痔套扎和注射套扎的痔核治疗(见本章第一节)。

2. **肛管直肠腔减压治疗** 采用斜面小针刀针眼闭合性切断内括约肌和外括约肌皮下部治疗(见本章第一节)。

3. **前列腺增生和阳萎治疗**

(1)采用针灸或埋羊肠线配合穴位:关元、气海、中极、命门、三阴交、足三里。

(2)口服中药,如健脾补肾汤。

二、痔伴便频症

患痔疮后引起便频症,无脓血便、无腹痛,只是每日排粪便次数增加。

【病因】

因患痔致肛垫充血、肿胀、表面张力增大,粪便感觉器敏感,即使小量粪便刺激也会引起强烈的急迫排便,且频次多甚至排便功能紊乱。多发生在患痔初期。

【临床表现】

患痔后排便次数增多,但不伴腹痛,无脓血便。①排便常规化验无异常;②肛镜或纤维结肠镜检查见痔疮、充血水肿,无结、直肠炎表现。

【治疗】

1. 口服中药,如升举汤。

2. 选择痔疮注射、套扎、结扎法等疗法(见本章第一节)。

三、痔伴便秘症

患痔后引起便秘症,但没有排便困难,只是每3～4d才排便1次,粪便干燥。

【病因】

因患痔后期往往发生便秘,肛垫下移,直肠黏膜松弛下垂,肛管内括约肌痉挛或肥厚,引起便秘。粪便留置直肠过久,致干燥。

【临床表现】

患痔后期排便次数减少,每 3～4d 才排便 1 次,不伴排便困难。大便常规化验无异常;肛镜或纤维结肠镜检查见肛垫下移、直肠黏膜下垂,无直肠炎与狭窄;肛门指检诊断肛门内括约肌痉挛或肥厚。

【治疗】

1. 口服中药,如润肠汤。

2. 小针刀配合弯头套扎枪进行痔垫上吊法治疗(见本章第一节)。

四、痔伴贫血症

患痔后,引起贫血症,是长期排便时带血或出血引起。

【病因】

因患痔后肛垫在长期排便冲击下,血管内压升高,且渐渐肿胀、充血、隆起,排便时,又受括约肌收缩作用,产生门槛效应,致 Treitz 韧带断裂,肛垫下移,黏膜和血管破裂出血。

【临床表现】

患痔后排便带鲜血或血凝块,甚至出血,伴全身无力,面色苍白。血常规检查见红细胞和血红蛋白明显下降;粪隐血试验阳性;肛门镜检查见肛垫充血隆起、瘀斑;指肛、B 超、血液检查等无异常。

【治疗】

1. 口服中药,如痔疮止血汤。

2. 早期治疗痔,如采用注射、套扎,或结扎法(见本章第一节)。

【点评】

1. **钩状小针刀治疗外痔**　通过针眼,将外痔内的血栓或静脉团等钩碎而治愈。外痔是皮赘,不宜切除,否则造成肛门缘缺损的溢液、瘙痒。

2. *小针刀闭合性切断内外括约肌*　通过左示指插入肛管内,触及肌间沟,其上为内括约肌,其下为外括约肌的皮下部。右手持小针刀从肛门外的针眼插入,在左示指导引下相隔肛管壁,插入内括约肌,纵行切断 1cm,再切断外括约肌皮下部。以左指触及括约肌松解或凹窝为准,治疗括约肌痉挛。不宜开放切开或切除部分括约肌,否则会造成肛门缺损条沟而致肛门溢液或漏气。

3. 弯枪头套扎注射　将缺口电池灯肛门镜插入肛门,其脱垂黏膜和内痔则因肛门镜的缺口而凸入肛门腔,用弯枪头使气门芯可套扎于黏膜或痔核的基底。于套扎气门芯之上再注入消痔灵液于黏膜或痔核中,则会隆起胀人,致气门芯套扎更紧,进而干燥枯掉,不会感染或出血。

第三节　肛门直肠周围脓肿

中医学最早把肛门周围脓肿叫作"脏毒",近代改称"肛门痈"。肛门直肠周围脓肿常见病菌为葡萄球菌、链球菌、大肠埃希菌、铜绿假单胞菌和结核杆菌等。

按肛门直肠脓肿所在部位,可分为肛提肌上脓肿和肛提肌下脓肿。前者包括黏膜下脓肿、骨盆直肠脓肿及直肠后部脓肿。后者包括皮下脓肿及坐骨直肠窝脓肿(图 6-30)。

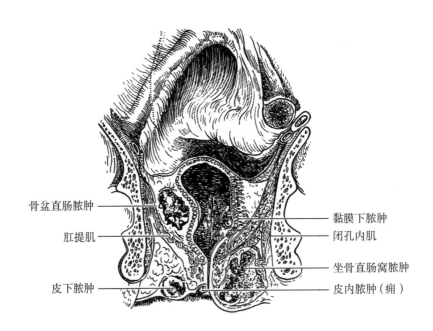

图 6-30　肛门直肠周围脓肿部位

一、皮 下 脓 肿

多在肛门两侧。

【临床表现】

病人先觉肛门部有跳痛,压迫时则加重,排便或行路时更甚。后在肛门周围皮下出现红肿硬块,有压痛,伴有畏寒、发热、周身不适及排尿困难等。

【诊断】

如发现有上述全身及局部症状,即可确诊。

【病情演变】

此类脓肿如不早期切开,有时可引起严重的全身反应,在局部常有以下 3 种结局:①脓液由肛窦或肛裂流出而成内瘘;②脓液由皮肤穿出而成完全瘘;③脓液由皮下蔓延到两侧坐骨直肠窝而成蹄铁形瘘。

【治疗】

脓肿初期,应以清热解毒为主,可给予消肿止痛汤或仙方活命饮,或给予抗菌药物;另外,可服缓泻药使粪便稀软。局部用中药祛毒汤熏洗及热敷,并涂敷外痔贴,如已化脓,宜早期用手术切开。

1. **刮匙小针刀洞口单纯挂线引流**　取侧卧位,常规消毒,脓肿壁点状局麻。选择肛门缘的脓肿最低位,右手持刮匙小针刀,朝向脓肿对端先垂直刺入最低位的脓肿壁,同时旋转 1 周即完全洞式切口,边进刮匙小针刀边旋转,穿切至脓肿对端壁穿出,完成第 2 个对端脓肿壁的洞式切口。至此贯通脓腔的中心,将粗丝线挂在刮匙小针刀的刀柄前缘,原路退回并拔出刮匙小针刀,其粗丝线留挂在脓腔中,将粗丝线的两头分别由 2 个洞口牵出脓腔外再打结,形成弧形线圈,起到对口引流作用。术后敷消脓膏纱布块。待术后 1 周,脓液消失剪断引流线圈后拔去(图6-31)。由于没治疗内口,故需再次行肛瘘手术。

2. **钩刮小针刀疗法**　取截石位将骶尾部托起。在局麻或骶管阻滞麻醉下,采用圆头缺口电池灯肛门镜插入肛管直肠病变一侧(图 6-32)。

(1)黏膜下脓肿隆起不明显,则应用钩状小针刀从脓肿上缘纵行钩割,致脓肿下缘,术毕。

(2)黏膜下脓肿隆起明显,则再应用刮匙小针刀,从其脓肿下缘插入

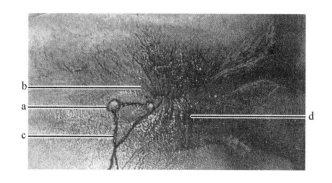

图 6-31 刮匙小针刀洞口挂线引流

a. 肛门外对口挂线；b. 肛门；c. 丝线；d. 阴囊肛门脓肿

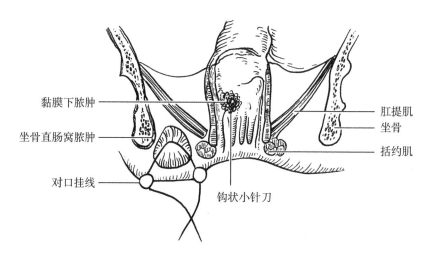

图 6-32 肛周脓肿的治疗

脓肿腔中，并旋转一圈，拔出。脓液外溢，术毕。

（3）肛门挤入九华膏。

3. 探针小弯刀一期切开挂双线治疗坐骨直肠窝脓肿 取截石位，在局麻或骶裂孔阻滞麻醉下。

第1步：在肛门脓肿时，距肛门缘近端做第1个洞式切口（图6-32），然后再一手示指伸入肛管，一手持探针、小弯刀从洞口探入，通过脓腔走向寻找内口。探针从内口引出，折弯拉出肛门外。再顺探针走行，其后段弯刀口切开皮肤至齿线。然后将其消毒的带橡皮筋的丝线一端系在探针球头处,拉出探针,使橡皮筋的一端由内口拉出,勒紧橡皮筋回送3cm 后再用丝线将橡皮筋结扎固定。肛门直肠环括约肌的挂线周围同时应用亚甲蓝 1ml 和 1% 普鲁卡因 5ml 浸润注射,起长效止痛作用(图6-33)。

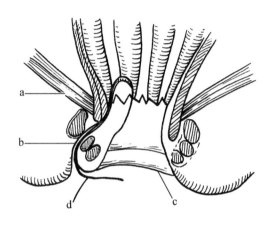

图 6-33　肛管直肠环挂线

a. 肛提肌;b. 直肠环挂线;c. 肛门;d. 挂线

　　第 2 步:距肛门缘远端的脓肿,做第 2 个洞式切口,并探入第 1 个洞式切口再用第 2 根丝线将两个洞口贯穿成线圈,引流外部脓腔脓液,外敷消脓膏(图 6-34)。

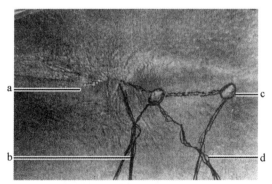

图 6-34　肛门外脓肿洞口挂线

a. 肛门;b. 肛门内挂线;c. 第 2 个洞口;d. 第 2 根线

长期以来,治疗肛周脓肿多采用脓肿切开引流,待脓腔缩小形成肛瘘后,再行第2次手术。这不但给病人增加痛苦,还使疗程延长。我们采用切开挂双线术结合中药坐浴,既可治疗肛周脓肿,又预防了肛瘘。实践证明,此法痛苦小,疗程短,可一次根治,易为患者接受。

4. **探针小弯刀一期对口引流治疗骨盆直肠窝脓肿** 采用腰俞麻醉,常规消毒尾骨尖前肛旁皮肤,在脓肿波动最明显处,尽量选择近肛门缘处做洞式切口,脓液流出后;右手持探针小弯刀前段的探针插入脓肿腔中,于直肠环上寻找其内口。此时左手示指伸入肛管中,与其探针自然无阻力,相触即为内口。然后,顺着探针折弯将其拉出肛管外,将齿线以下脓肿壁利用探针后段小弯刀切开。而超过括约肌直肠环部的内口给予挂橡皮筋回退3cm再结扎紧。对双侧脓肿,单纯给予挂橡皮筋,行对口引流;橡皮筋勿扎紧,以发挥引流作用。因其主瘘脓肿来自同一个内口,当第1个挂紧的橡皮筋脱掉后,再依次分别剪断、加压第2个和第3个引流橡皮筋,以消脓膏纱布条引流外敷(图6-35)。

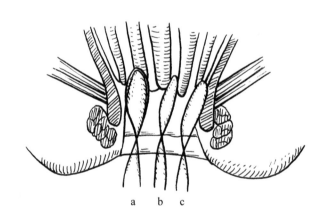

图 6-35 骨盆直肠窝脓肿挂线疗法

a、b、c.3 根挂线

二、坐骨直肠窝脓肿

这类脓肿发生在坐骨直肠窝内,较皮下脓肿大且深,是一种常见的肛门直肠脓肿。

【临床表现】

先觉肛门部不适或微痛,并可出现头痛、寒战、发热、脉搏加速、食欲缺乏等,渐渐局部疼痛加重,肛门内觉灼痛或刺跳痛,大便时疼痛加剧,坐卧不安,排尿困难,常有尿闭发生。肛门旁皮肤肿胀、变硬、色红紫,感觉敏锐,有压痛,如脓浅时触之有波动感。

【诊断】

依照前述之症状,检查如肛门旁皮肤有红肿变硬,指检时可摸到肛管内一侧或两侧肿起,压之疼痛或有波动,即可诊断为坐骨直肠窝脓肿。

【鉴别诊断】

1. **黏膜下脓肿**　其特征是生在直肠黏膜下,外部无病变,指检时在直肠壁上可摸到圆形隆起,触之疼痛或有波动感,黏膜表面常有脓苔。

2. **直肠后部脓肿**　其特征是肛门外无特殊变化,指检可在直肠后部摸到肿物且有波动感,按压肛门及尾骨中间时有痛感。

3. **骨盆直肠间隙脓肿**　其特征是脓肿生在直肠上部肠壁之外,骨盆腔内的两侧,指诊时按压有压痛及波动感,在初期很难与坐骨直肠脓肿鉴别。

【病情演变】

如不早期切开引流,除出现严重的全身性反应外,脓液常由内、外括约肌之间穿入肛内,或由肛门部皮肤穿出体外,形成高位坐骨直肠瘘;或经过肛门后部围绕括约肌蔓延,而传到对侧坐骨直肠窝内,形成蹄铁形复杂瘘;或骨盆直肠窝脓肿向上经肛提肌而穿入盆腔,造成盆腔内脓肿,这种脓肿往往形成复杂性肛瘘。

【治疗】

详见"皮下脓肿"治疗。

三、骨盆直肠窝脓肿

【临床表现】

病人深部肛门胀痛,伴畏寒高热。

【诊断】

如发现有上述表现，指检在直肠上部肠壁之外的骨盆腔间隙窝按压，压痛或波动感即可诊断。或肛门 B 超或穿刺。

【治疗】

详见"皮下脓肿"治疗（在骨盆直肠窝脓肿治疗节中）。

四、结核性脓肿

原发性结核性肛门直肠周围脓肿甚少，多继发于身体其他部位的结核性病灶，而在肛门部形成脓肿。

【临床表现】

结核性肛门周围脓肿之症状，与非结核性脓肿相似。不过结核性脓肿发病缓慢，疼痛轻微或不觉疼痛；自溃或被切开后形成瘘管。另外，一般可能有身体瘦弱、食欲缺乏，午后轻度发热、盗汗，或有咳嗽、咯血等症状。

【诊断】

结核性肛门周围脓肿初起缓慢，在无混合感染的情况下，不会发生急性炎症现象。肛门旁虽有肿物，压之有波动感，但无明显压痛。用空针穿刺可抽出稀薄似米泔汁样的脓液，带有微臭。

【病情演变】

结核性肛门周围脓肿破溃后，将形成结核性瘘管。

【治疗】

可用于结核性皮下脓肿、结核性坐骨直肠窝脓肿、结核性骨盆直肠窝脓肿的治疗，具体方法可酌病情选择前述治疗方法。

第四节　肛　　瘘

肛瘘主要发生在肛门附近及直肠下部，一端进入直肠或肛管，另一端开口于肛门周围的皮外或其他邻近的器官，常由于肛门旁脓肿演变而成。

【病因病机】

肛瘘的发病原因，除少数患者由于穿刺性外伤等所致外，绝大部分继发于肛门脓肿溃破以后,伤口久治不愈而成。所以说,凡是引起肛门旁脓肿的原因,都可成为肛瘘的病因。肛瘘是肛门旁脓肿演变的结果。

中医学认为,肛瘘与痔的发病机制基本一致,不外乎内伤七情,外感六淫,以及饮食不节(过食辛辣、生冷、油腻等食物),或禀赋素虚,久病失养等引起机体阴阳平衡失调,阻碍气血运行,致使湿热之邪乘虚流注下焦(肛门直肠部),郁久化热,溃腐成痈,穿肠窜臀,遂形成所谓"脏毒"(即肛门旁脓肿),溃后伤口不敛,最后成为肛瘘。虽然现代病理生理还不能解释"湿热"的真实意义,但是,中医学对其病因的认识,既强调整体又照顾到局部的观点是科学的。

肛瘘除与痔的发病机制有着很多相似之处外,生物因子,如细菌的参与也是重要因素。细菌正是在机体失常的情况下,使肛门周围出现发炎、化脓、破溃、窦道形成等一系列的病理变化。具体来说,肛门和直肠交界处(齿线上)有许多肛窦,其口向上,基底在下,并有肛门瓣围拢于其下缘,因此又增加了肛窦的深度,当粪便等异物进入肛窦内就不易排出,终会发霉分解,给细菌造成繁殖的良好场所。从而使肛窦内的分泌物增加,肛窦内压逐渐升高,其所容之物含有大量细菌脓性分泌物,即沿着所属淋巴管道进入肌肉间隙、流渗到肛门周围的软组织中,逐步形成肛门直肠周围脓肿(图 6-36)。

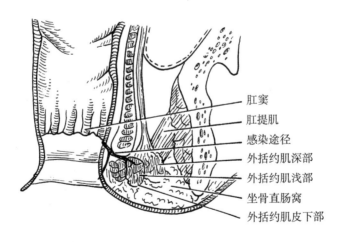

肛窦
肛提肌
感染途径
外括约肌深部
外括约肌浅部
坐骨直肠窝
外括约肌皮下部

图 6-36　肛门直肠感染蔓延方向

在肛门出现红、肿、热、痛，小便困难，并出现发冷发热及全身不适等。如失治或误治，脓肿可逐渐扩大，最后自行溃破或手术切开。除少数患者能自行愈合外，绝大部分将演变成肛瘘。

至于脓肿溃破后演变成肛瘘的原因，除了由于正气衰弱（机体抗病力低）、愈合力差外，还与以下因素有关。

1. 脓肿被切开或自行溃破，但原发部位（肛管内发炎之肛窦）仍继续有化脓性病变，并不断向下排出脓汁或粪便，影响伤口修复。

2. 当排便或排尿时，肛门括约肌必然出现收缩与舒张，使患处很难得到静息生养。

3. 肛门区血液循环较差（静脉回流迟缓），修复缓慢。

4. 破口缩小，脓肿腔道弯曲，引流不畅。

5. 直肠腐败物质不断进入脓腔，刺激腔壁，促进结缔组织形成，尤其当瘢痕组织收缩时，可阻断新生毛细血管丛形成，终致失去愈合的可能。

【临床表现】

肛瘘除局部表现明显外，全身也可出现各种不同的症状。

1. 全身症状

（1）单纯型：一般无明显全身症状。

（2）湿热型：多表现有口苦、胃满、食欲缺乏、肢体沉重、全身无力，或有轻度畏寒发热、粪便干燥或秘结、小便发黄等。

（3）虚寒型：身体衰弱、四肢无力，劳动后有心慌气短，喜暖怕冷、食欲差、便稀、小便清白、自汗或盗汗等。

（4）虚中夹实型：本属虚寒型，又加感染发炎，表现有畏寒发热，头痛身痛，口干舌燥，全身不适，并有食欲减退，或有大便干燥、排尿困难、小便色黄等。

2. 局部症状

（1）流脓流水：是肛瘘的主要症状，也有粪便及肠内气体经瘘管随脓排出。肛门内瘘的脓常与大便混合排出，有时在粪上附着几条脓血丝。外瘘脓液较少。多发性复杂瘘脓多，瘘管如与其他器官相通，则会产生相应症状，如直肠膀胱瘘，肛门可有尿流出；尿液中也可出现脓球或粪渣等。

（2）疼痛：瘘管内有脓液积存，或内口较大，管道弯曲，粪块流入管道中，由于刺激，可以发生胀痛，尤其出现炎症反应时，可出现剧烈疼痛。单口内瘘常感觉直肠下部及肛门烧灼不适，排便时感到疼痛。

（3）瘙痒：多因流出之分泌物刺激肛门周围皮肤，形成湿疹而致瘙痒。

【诊断】

首先询问病史。如肛门周围曾有过脓肿，经自行破溃或手术切开，其后伤口经久不愈，时常流脓流水等，在此基础上再进行全身及局部检查。

1. 定型诊断

（1）单纯型：脉象多为平脉，舌苔薄白或少苔。局部病变多为单纯性，肛瘘较轻。

（2）湿热型：脉象多呈弦数或弦紧；舌质赤，苔多黄厚而腻；局部病变多为肛瘘早期（脓肿破溃不久，分泌物较多而脓稠，或具有臭味），或单纯性肛瘘，伴有轻度感染发炎。

（3）虚寒型：脉象多呈沉细或弦细；舌质多淡红，苔多薄白或少苔；局部病变多属病期较久的复杂性肛瘘、结核性肛瘘或一般单纯性肛瘘。因身体素虚或因其他脏腑有病而致身体衰弱。

（4）虚中夹实型：脉象浮数无力或弦细而数；舌尖发红，苔黄或薄白；局部病变范围较大，多属于病期较长之肛瘘而又有严重继发感染。

2. 分类诊断　见图 6-37。

（1）完全瘘：外口在肛门周围皮肤上形成小的凸起，中间有瘘孔，挤压时有脓汁流出；自外口向肛内皮下可摸到一条索状物，这就是瘘管；内口大部在齿线附近，不超过直肠环而穿入肛管或直肠壁。有的内口虽只有一个，但外口可能有数个（图 6-38）。如由皮下脓肿而得的完全瘘，其内口也在齿线附近，外口多半在近于肛门附近处，瘘管则通常在皮下组织及外括约肌之间（图 6-39），或者在外括约肌皮下部及浅部之间（图 6-40）。如由坐骨直肠窝脓肿而得的完全瘘，瘘管在坐骨直肠窝内，经过外括约肌浅部及深部通入直肠（图 6-41），其外口距离肛门较远，常在臀部坐骨结节附近，其内口在直肠环以下；也有的瘘管在肛门后部正中线的两侧（此类瘘管比较少见）。

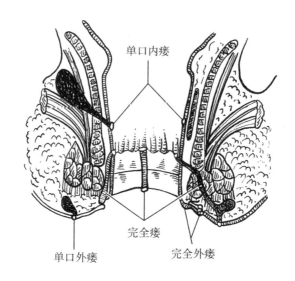

图 6-37 肛门直肠瘘分类

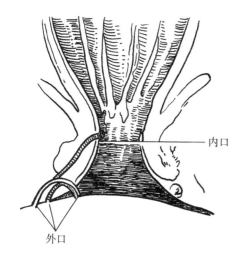

图 6-38 完全瘘有数个外口

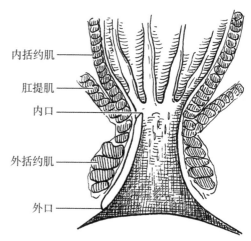

图 6-39 完全瘘管位于黏膜及括约肌之间

检查方法:先用手摸清瘘管方向、部位,将探针从外口徐徐折弯插入瘘管中,再以另一手示指(戴指套)插入肛内寻找内口,探针自然通过或凹窝处即为内口,这类瘘管比较简单,容易治疗。

(2)单纯外瘘:只有外口在肛门皮肤上,平时流脓不多,按之有少量

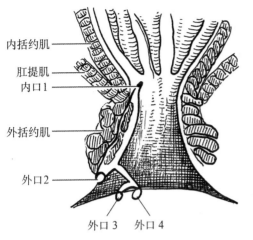

图 6-40　完全瘘瘘管通外括约肌皮下部及浅部之间

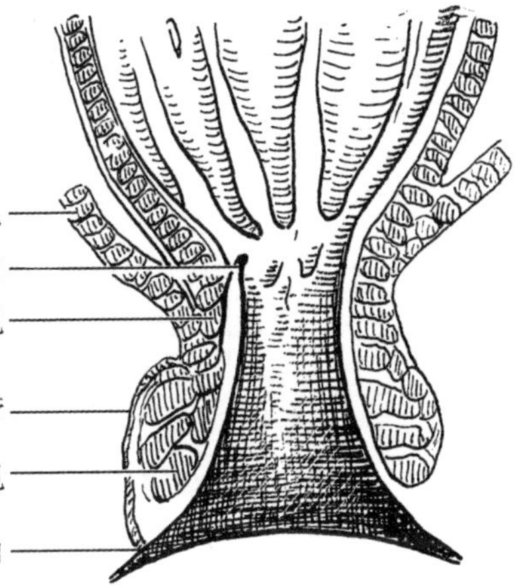

图 6-41　高位坐骨直肠瘘瘘管越过外括约肌浅部及深部之间

脓液流出。这类瘘管极少见。平常所见到的多是具有内口的完全瘘，或有许多外口，但检查时未找到内口，误认为外瘘。如图 6-40 所示，其实有内口，如内口 1 在齿线附近，外口 2 在肛门周围，因外口 2 暂时封闭，而又由外口 3、外口 4 穿破，增加了两个外口。因此如以探针检查，可由外口 2 通到外口 4，也可由外口 3 通到外口 4，但原发内口未被发现。如图 6-42 未探及内口，故误认是外瘘。

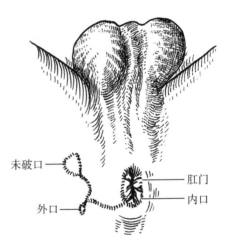

图 6-42　完全瘘有的外口封闭，内口也不易找到，故易误认为外瘘

　　检查方法：用探针从外口插入（但不能通入肛内），同时在肛内指诊触不到探针顶端时，如属完全外瘘，探针顶端可从肛缘另一内口穿出；较深的外瘘也可以用色素（亚甲蓝）注射试验，或用肛钩检查肛窦，以确定诊断。

　　(3)单纯内瘘：在肛管或直肠内，从外面看不到。这种瘘有的只有一

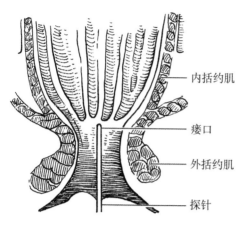

图 6-43 单纯内瘘

个口,多在齿线附近,在黏膜下层有一条窦道(图 6-43),也有两个口均在肛管或直肠内的完全性内瘘(图 6-44),还有的 一口开在肛管或直肠内(齿线附近为原发内口),另一口通于其他器官,如膀胱、子宫、阴道等处,这些类型极为少见。

检查方法:必须用鸭嘴窥肛器扩开肛门,可见流脓的瘘口(一个或两个)。然后,再以探针插入,以了解其深度和方向,区分是单口内

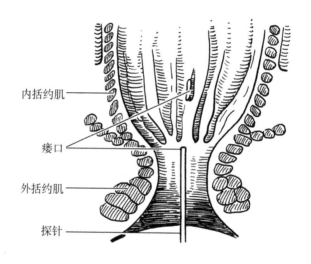

图 6-44 完全内瘘

瘘,还是完全内瘘。

(4)多发瘘:在肛门皮肤上有两个以上外口或瘘管,在内口仍在直肠环以下。检查方法与完全瘘相同(图 6-45)。

(5)高位坐骨直肠瘘:外口在坐骨结节部,内口在直肠环以上或直肠环中间,是一条较长、位置又深的瘘管(图 6-41)。

(6)蹄铁形肛瘘:瘘管虽不多,但管道弯曲有叉,或呈马蹄形,外口有两个,分别位于肛门两侧,内口多半有一个在前部者称作前部蹄铁形瘘

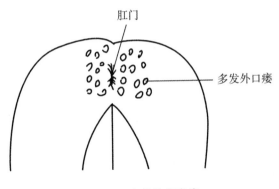

图 6-45　多发性复杂瘘

（图 6-46）；在后部者称作后部蹄铁形瘘。后部蹄铁形瘘的内口，常在后部正中线上或稍偏一侧；前部蹄铁形瘘的内口则不一定在前部正中线上，而均在直肠环以上通入直肠。

（7）多发性复杂瘘：在肛门周围皮肤上有许多外口，最多可达30～40 个，排满两臀（图 6-45），按之可见许多孔同时流出脓液，这些瘘口互相连通，经常发炎肿痛。外口虽多但内口一般只有一两个，是在直肠环以上通入直肠。

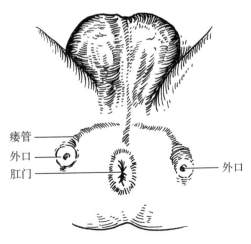

图 6-46　前部蹄铁形瘘

检查方法：高位坐骨直肠瘘、蹄铁形瘘和多发性复杂瘘的检查需要仔细，应用探针及肛钩检查，如查不清内口所在位置，可以做碘油造影或局部麻醉下检查。总之这些复杂性肛瘘在手术以前，必须检查清楚，否则很难治愈。

（8）结核性肛瘘：不论是单纯的或是复杂的，均有其大而不整的外口，边缘呈灰色，伤口肉芽水肿，缺乏弹性，摸不到索状硬条的瘘管，按之有稀薄脓液流出。对结核性肛瘘患者应做全身检查，如肺结核、骨结核，以便明确原发病灶。为了确诊，最好切取管壁送病理检查。

【治疗】

根据中医学"辨证论治"和"同病异治""异病同治"的精神,对肛瘘采用了局部与整体兼治的疗法。

1. 整体分型治疗原则和方法

(1)单纯型:一般无需做全身治疗。

(2)湿热型:以清热解毒、利湿通便为原则。一般常用仙方活命饮(加减),或槐角丸、麻仁滋脾丸及其他抗生素等药物。

(3)虚寒型:以补气养血、健脾和胃为原则。常用八珍汤(加减)或补中益气汤(丸)、十全大补丸及维生素等药物。

(4)虚中夹实型:以清热解毒、消肿止痛为原则。常用消肿止痛汤、仙方活命饮(加减)或用抗生素等药物。待炎症情况缓解时,再投以补养之剂。

2. 局部分类治疗原则和方法

(1)完全瘘:不论几个瘘管,一般均可采用"简易小针刀"疗法。如因内口处有内痔(应先进行内痔注射疗法),或可采用单纯挂橡皮线挂线方法治疗。

(2)外瘘:用小弯刀切开方法治疗。

(3)内瘘:用小钩刀切开瘘管后,敷外痔贴治疗。

(4)多发瘘:应采用开刀和挂线综合疗法治疗。肛外所有浅层瘘管采用"简单小针刀"方法切开,其较深部的瘘管挂线方法治疗。

(5)高位坐骨直肠瘘:适用小针刀与高位挂线疗法,肛外瘘管部分只切开,从深部至通向直肠环以上内口部分,必须采用挂线(橡皮线)疗法。

(6)蹄铁形复杂瘘:用探针小弯刀切开,深部用挂橡皮筋双挂线疗法治疗。

(7)多发性复杂瘘:肛外浅部瘘管不论多少,一律采取小针刀切开法;通向直肠的瘘管,采用挂橡皮线方法治疗。

(8)结核性肛瘘:除瘘管部分应按以上治疗原则处理外,还应根据原发病灶情况给予适当抗结核全身治疗。

3. 简易疗法 这种疗法可以使症状减轻,防止瘘管发炎和蔓延,但不能根除。

(1)适应证:肛瘘不宜手术者。

（2）方法

①调理排便：每天多吃蔬菜，多喝白开水，定时排便。大便干燥时可吃些缓泻药（如槐角丸、五仁润肠丸、脏连丸等）。

②保持局部清洁：每日用温开水坐浴；或用 1∶5000 高锰酸钾液或祛毒汤坐浴，后涂外痔贴和九华膏等，以免流出的分泌物刺激肛门周围皮肤引起湿疹。

③消炎、止痛：肛瘘在发炎时，可用祛毒汤熏洗，或用温开水勤洗（每日 2～3 次）或坐浴，洗后敷消脓膏。还可内服清热解毒汤，每日 1 剂，分 2 次服。

4. 探针小弯刀疗法

（1）适应证：内口在直肠环以下者。

（2）操作方法：嘱患者侧卧，屈膝向上，露出肛门（图 6-47），剃去肛门周围阴毛，对局部皮肤进行常规消毒，于瘘管及切开线处注射 1% 普鲁卡因溶液（内加 1∶1000 肾上腺素溶液数滴）4～10ml。将探针小弯刀从瘘管外口徐徐插入，并以另一手示指（带指套）插入肛门内寻找内口（图 6-48），以示指触到探针自然通过之口，即为内口。再将探针小弯刀前段探针部分折弯牵出肛外（图 6-49），循瘘管向上锯开（即扩开瘘管）。伤口敷外痔贴。

5. 探针挂线疗法

（1）适应证：肛门复杂瘘，内口在或超过直肠环者。

（2）操作方法：采用挂橡皮线法。麻醉后，以探针从瘘管外口徐徐探入，同时以另一手示指插入肛管内寻找内口（图 6-50），内口一般多在肛窦附近。若手触着探针，即为内口所在，需要慢慢上下探找，至自然通过（注意不要强力探入，以免造成人为内口，如直针不能顺利探入时，可将探针曲成弯形，以便寻找内口）即为内口。将探针从内口折弯牵出肛门后，于探针尖球部系上丝线，线上再缚上橡皮圈（图 6-51）。

随后将探针慢慢由原路后退，把橡皮圈由瘘管内口向外口拉出（图 6-52）。这时橡皮圈的一端露在瘘管外口，一端从内口经肛管露出，将两端合并拉紧（使其保持一定弹力），然后在近皮肤处用丝线结扎牢实（图 6-53），为了减少患者痛苦，可将表面皮肤处切开至外括约肌部，填上痔瘘粉后用纱布敷盖包扎。挂线后，每日或隔日复查1次，如线松可再缚

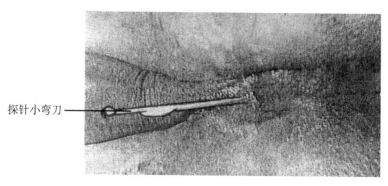

探针小弯刀

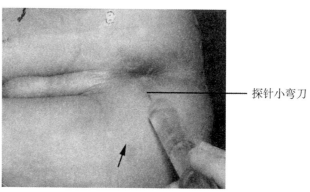

探针小弯刀

图 6-47 侧卧后,露出肛门,探针小弯刀从瘘管外口插入

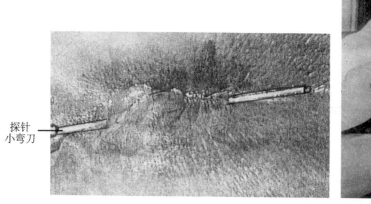

探针
小弯刀

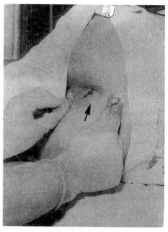

图 6-48 另一手示指由肛门插入寻找内口,将探针部分自内口牵出肛外

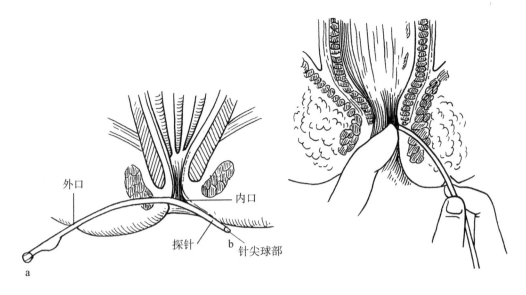

图 6-49　探针小弯刀探出内外口

a. 探针小弯刀；b. 将探针牵出肛外

图 6-50　手指插入肛管内寻找内口

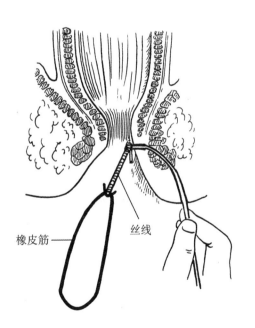

图 6-51　线上缚以橡皮圈

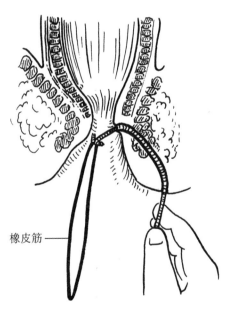

图 6-52　把橡皮圈由内口拉出

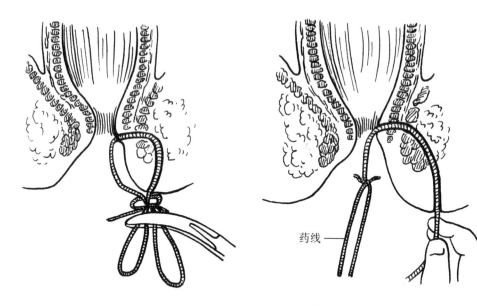

图 6-53 在近皮肤处用丝线结扎牢实　　　图 6-54　丝线上缚以药线

紧,8～9d 可脱线。

6. 小针挂药线疗法　适应证和探针使用等与挂橡皮线疗法相同。在挂药线时,将内口之探针牵出肛门外,在探针球部系上丝线,线上再缚上药线(图 6-54),然后将探针慢慢自内口退出肛外,将药线带进管道中(图 6-55),并将一端割断,使两端交错接合,呈环形绕于管道(图 6-56),最后将剩下的两端线拉紧,打结固定(图 6-57),用纱布敷盖包扎。

7. 小针刀切开高位挂线疗法

(1)适应证:凡内口位于直肠环以上的复杂性肛瘘(高位坐骨直肠瘘、蹄铁形瘘、多发性复杂瘘),内口在肛门直肠环以上瘘管挂线,而齿线以下肛瘘切开。

(2)操作方法:取截石或侧卧位,肛门常规消毒后,先探查瘘管走行方向及内口所在位置。然后从瘘管外口顺瘘管切开到齿线并将所有分支切开,最后必然找到一条总管通向内口方向(此时如发现较大之血管给以结扎止血),切开到外括约肌浅部时,可以摸到直肠环边缘,发现腐肉处即为通入内口之瘘管。此时用探针小弯刀,自瘘管道向内徐徐插

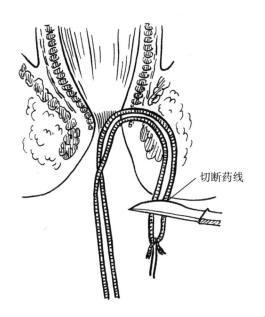

切断药线

图 6-55　把药线带进管道

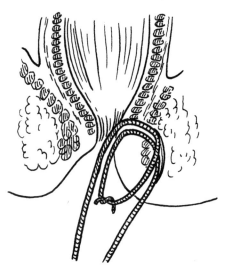

图 6-56　药线两端交错接合，呈环形绕于管道

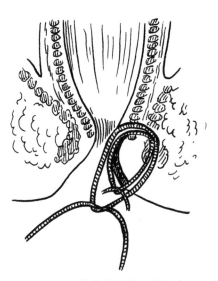

图 6-57　将药线拉紧打结固定

入，术者以另一手示指插入肛管内寻找内口，在内口瘢痕硬结处可触到探针顶端，从此穿出，再牵出肛外。在探针球部系上丝线，线上再缚上橡皮圈，随后将探针慢慢退回，将橡皮线一端通过内口拉出至外口，另一端从内口(直肠环上)经肛管内露出肛门外。两端合并拉紧,在近直肠环处用双丝线结扎牢实(图6-58)。肛门外的橡皮圈应放在纱条上面,且与创面隔开,再以纱布压迫包扎,用丁形带勒紧固定。

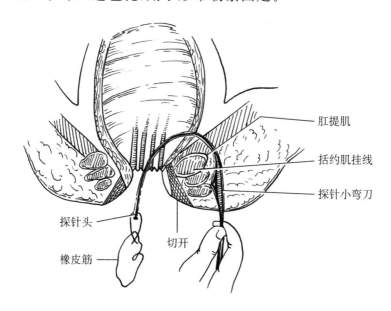

图 6-58　肛门瘘切开配合挂线

8. 探针小弯刀挂双线疗法

(1)适应证:适宜肛门括约肌浅薄的复杂性瘘患者。

(2)操作方法:局麻或腰俞麻醉,肛门常规消毒。右手持探针小弯刀从肛瘘的外口按其肛瘘走行徐徐插入,左手示指伸入肛门内导引并寻找肛瘘的内口;当左手示指尖端触到探针头又可以自然通过之口即为内口。其内口往往通过或超过肛门直肠环深部括约肌即为复杂瘘,再将探针小弯刀前段探针部分给予从内口经肛门内折弯后牵出肛门外。用探针头挂2根粗丝线和橡皮筋备用,继用探针小弯刀后段刀锋锯开肛门直肠环以下的瘘管。但包括内口在内的肛门直肠环深部括约肌均不能锯开,以免造成肛门失禁;需采用前述挂双线治疗。然后再徐徐退回探针小弯刀,其双线即挂在包括内口在内的肛门直肠环深部括约肌上。但只将第1个单线挂的粗丝线给予一次性勒紧结扎,第2个单线橡皮筋暂不要结扎紧,容其宽松引流。当第1个粗丝线术后5～6d松弛时,才将第2

个单线皮筋勒紧结扎,于 9～10d 后即可与丝线一同自行脱掉。然后,将肛瘘敞开的外口修整成 V 形,瘘管及瘢痕均不剪除,引流通畅即可。用痔瘘粉纱布条敷盖(图 6-59)。

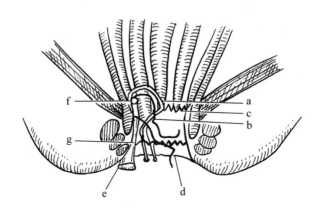

图 6-59　复杂肛瘘探针小弯刀挂双线疗法
a.橡皮筋;b.丝线;c.齿线;d.肛门;e.外口;f.内口;g.肛瘘

9. 小针刀挂线引流加压疗法

(1)适应证:有蹄铁形肛瘘的支瘘管或多发支瘘管者。

(2)操作方法:主瘘管治疗按常规手术进行。支瘘管采用本法治疗。以后方蹄铁形瘘为例,先插入直肠镜寻找瘘管内口,然后将探针小弯刀自一侧外口插入,由内口穿出。探明主瘘管后,于其内口相对应的肛门外缘,再以此为人造新瘘管外口。重新由新外口插入探针,再由内口穿出,并于肛门后方顺瘘管走行切开皮肤,按常规方法治疗肛门瘘主瘘管。其两侧肛瘘的支瘘管采用只挂线引流外口,并加压疗法,即将上述人造新外口及支管远端的原有瘘 2 个外口处增殖肉芽组织刮去,或内翻的皮肤边缘剪平,用刮匙小针刀清除支管壁内腐败组织。此支管不要切除,也不要切开,只将一根粗丝线从瘘管中穿过,并将线引出支瘘管外,不缚紧,松松打成一个丝线圈套即可以引流,对侧肛门蹄铁形支管采用同法,然后用敷料加压包扎。术后每日换药,待主瘘管的伤口将近愈合时,再去剪掉 2 个支瘘管挂的引流线。其 2 个支瘘管腔因敷料外加压而粘连闭合治愈(图 6-60)。

由于本方法对支瘘管既不切除,也不切开,只是将支瘘管引流后加

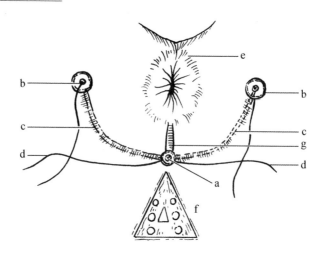

图 6-60 蹄铁形肛瘘支瘘管挂线疗法

a. 主瘘管人造外口；b. 外口；c. 支瘘管；d. 引流挂线；e. 肛门；f. 骶尾骨；g. 主瘘管

压,使其支瘘管前壁粘连后壁而愈合,故手术后肛门伤口小,愈合快,术后瘢痕小。

【点评】

1. 探针挂线疗法 治疗肛瘘的有效疗法之一。无论什么线,主要是利用其机械作用及药物腐蚀作用;剖开瘘管,使其引流通畅,再加换药使伤口愈合。其最大优点是对深长瘘管(内口在直肠环以上者)也不会发生后遗症,解决了手术最担心的问题。肛门括约肌一旦失禁治疗时间较长。因此目前有些瘘管(如完全瘘),均可以简易小针刀疗法代替单纯挂线疗法。但是仍然还有不少肛瘘,如复杂瘘、不适合于开刀的完全瘘,还是以此法治疗为好。

2. 切开配合挂线疗法 内口位于直肠环以上的复杂性肛瘘,由于手术不慎,易造成大便失禁的后遗症。可采用切开配合高位挂线疗法。其机制:肛门直肠瘘的治疗基本原则,是通过内外口切开瘘管达到敞开引流的目的,使肉芽组织顺利生长,最后达到愈合;对直肠环以上的复杂性肛瘘,也是如此。但由于位置较高,须切断直肠环,因此在处理这个关键性问题方面有所不同。西医采取的治疗方法是分期手术,以避免造成肛门括约肌失禁,中医单纯采用挂线疗法,则痛苦多、疗程长,所以也存在一定缺点。探针小弯刀采用切开配合高位挂线的治疗方法。不必分期手术,疗程短。给予长效止痛。开刀配合高位挂线疗法,是目前治疗高位复杂性肛瘘的一种较好的方法。本法是将内口位于直肠环以下的肛瘘所有瘘管均行切开。内口位于直肠环以上的肛瘘要挂橡皮线。借橡皮线之弹性回缩作用,勒于深在(通越直肠环)之内口及瘘管,由于其不断地持续地收紧而产生的压迫作用,使接触处之组织发生缺血性坏死,而逐渐将内口全部组织(包括直肠环)勒开。组织被扩开的同时,后边肉芽组织即逐渐新生而粘连愈合,不致使直肠环同时割断而失去括约的作用(由于橡皮圈对局部组织之刺激作用而产生纤维性粘连,使勒开之肌纤维仍留于原来位置,不致收回,故不易造成肛门失禁的危险),其掉线时间以人为拉紧橡皮筋松紧为度,拉橡皮筋过紧的则掉下快(3~5d),也易损伤肛门括约肌。拉橡皮筋再回送 3cm 再结扎,让其稍松,勒割掉下则慢些,8~10d,这是正常的,才不会损伤括约肌。

3. **挂双线**　即将橡皮筋和丝线同时挂线。丝线松弛时,则再结扎紧橡皮筋,待一同脱掉。免去再次麻醉结扎或切断丝线。

4. **探针小弯刀疗法**　可将探查切开和挂线同步完成,即将直肠环以下的肛瘘用小弯刀切开,而直肠环以上的肛瘘内口,用探针头,挂橡皮圈。故伤口愈合快,因瘘管不切除、不缝合。只将瘘管前壁切开,其瘘管后壁,则会演变肉芽组织,往上生长而愈合。无并发症,无肛门瘢痕沟,无肛门溢液。

5. **挂线疗法的发展**　挂线疗法治疗肛瘘。经过 2 次改动,第 1 次是将药线或丝线改为有弹力的橡皮筋,而解决了频繁紧线,并使挂线时间变得可以随意控制;第 2 次是采用低位切开、高位挂线的中西医结合方法,可以缩短疗程,减轻患者痛苦。

随着医学发展,尤其西医学解剖学、生理学与中医学的结合,切开与挂线部位有了定位,即肛门复杂瘘的肛门直肠环以下,给予切开,不会造成大便失禁。其挂线只挂在肛门直肠环上或其深部肛门括约肌。这样不但减轻痛苦,缩短疗程,也提高中西医结合的疗效。

第五节　肛　　裂

肛裂,如《医宗金鉴》所载:"肛门围绕,折纹破裂,便结者火燥也,初俱服止痛如神汤消解之,外俱用菩提露或田螺水点之。"即指肛裂是由于某些原因造成肛管皮肤损伤而形成的溃疡(图 6-61)。在内括约肌紧缩状态下,此溃疡呈裂隙状,排便时肛管扩张,则呈椭圆形创面,故久不愈合。

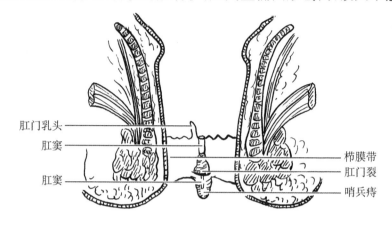

肛门乳头
肛窦
肛窦
栉膜带
肛门裂
哨兵痔

图 6-61　肛门裂

【病因病机】

中医学认为,肛裂发生的原因和病机,是由于外感六淫,内伤七情,饮食不节等引起便燥火结(大便干燥或秘结);又因局部解剖的某些缺陷,致使肛管皮肤遭受损伤,形成溃疡。

1. **局部解剖缺陷**　肛门外括约肌从尾骨起向下至肛门后部开始分为两部分,沿肛门两侧向前围绕肛门,到肛门前方连在一起(图 6-62)。因此,在肛门前后各留有三角空隙,同时肛门两侧有肛提肌附着,因而肛门前后不如两侧坚固,一旦损伤,容易引起裂口感染。

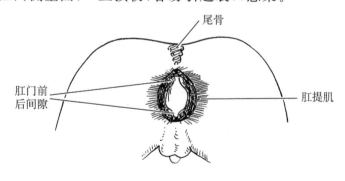

尾骨
肛门前
后间隙
肛提肌

图 6-62　外括约肌

2. **肛管直肠位置的影响**　肛管向下向后,与直肠形成一个角度,排便时,肛门后部受粪便压力较重,加之肛管后部血供较差,弹力较小,容易引起创伤,且不易愈合。

3. **便秘**　由于里热炽盛,排出的粪块又粗又硬,可反复损伤肛管皮肤,以致长期不能愈合。

4. **其他疾病的影响**　如妇女生产多、白带刺激过多,以及肛门狭窄、肛门乳头炎、肛窦炎、直肠炎、梅毒等,也易引起肛管损伤,形成肛裂。异物刺伤也能引起肛裂。

5. **栉膜带影响**　因为肛窦、乳头经常发炎充血,极易引起纤维组织增生,在肛管内形成栉膜带的纤维化。栉膜带位于黏膜下层内、齿线与白线之间,宽 0.8～1.2cm,覆被有移行上皮,缺乏弹力,使肛管经常保持紧缩状态,妨碍括约肌的松弛。

【临床表现】

1. **疼痛**　疼痛轻重和时间长短,因体质强弱及裂口大小、病期久暂、创口深浅而不同。疼痛多为阵发性,常因解大便而引起。在排便时(尤其是大便干燥时候),裂口内的感觉神经纤维被刺激而引起疼痛,持续数分钟至半小时后疼痛即可缓解,此后进入疼痛间歇期(图 6-63)。约半小时后,因肛门内括约肌痉挛收缩,遂又出现更为强烈的疼痛,常持续半小时至 10 余小时,以至坐卧不安,十分痛苦,直到括约肌因疲劳而弛缓(痉挛停止),疼痛始逐渐减轻。但在疼痛末期仍觉肛门部酸痛,此后疼痛才逐渐停止。病情严重者,在咳嗽、打喷嚏或排尿时,也会引起疼痛。疼痛有时可向骨盆及下肢等处放射。

2. **大便秘结**　除机体内热炽盛引起便燥外,常因惧怕疼痛,想尽一

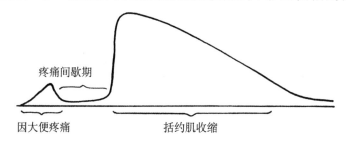

图 6-63　肛门裂疼痛间歇期图解

切办法控制排便,如少吃饭或吃渣滓少的食物(如鸡蛋、肉类等),或有意控制便意,久之定会加重粪便秘结的程度,使病情加重。

3. 出血 大量出血很少见。平时常见在排便后有几滴鲜血流出,或附于粪便上,或染红便纸;有时与黏液混合在一起排出。其原因是由于粪便损伤裂口底部的肉芽创面所致。

4. 肛门瘙痒 有时由裂口内流出分泌物(脓水)刺激肛门皮肤引起瘙痒,或由于长期刺激引起肛门周围湿疹。

5. 并发肛瘘 裂口处感染,使前哨痔形成脓肿,溃破后可以成为肛瘘。其瘘管比较浅,治疗肛裂时可以一并切除。

【诊断】

1. 定型诊断

(1)燥火型:脉象多为弦紧或弦数;舌苔黄薄,舌边发赤;局部多为单纯肛裂或复杂肛裂,没有炎症。

(2)热毒型:脉象多为洪数或弦数;舌苔黄厚,舌质发赤;局部多为肛裂并有较重感染,或因前哨痔发炎及脓肿形成。

2. 分类诊断

(1)单纯肛裂:肛外没有前哨痔,裂口(溃疡),其边软,底浅(图 6-64)。

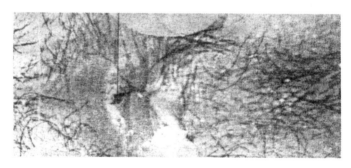

图 6-64 单纯肛裂

(2)复杂肛裂:溃疡深大,底部呈灰白色,周围有炎性浸润哨痔出现(图 6-65)。

【治疗】

1. 整体治疗原则

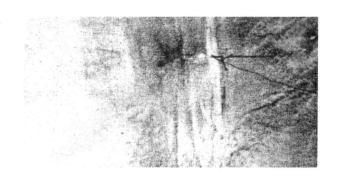

图 6-65　复杂肛裂

（1）燥火型：以清热润便为主，常用脏连丸、麻仁滋脾丸。

（2）热毒型：以清热解毒为主，常用仙方活命饮、消肿止痛汤等药物。

2. 局部治疗原则

（1）单纯性肛裂：适合简易疗法，外敷痔裂膏。小针刀钩切法、局部封闭疗法（以 1%普鲁卡因与亚甲蓝液 5～10ml 注入裂口基底周围）。

（2）复杂肛裂：小针刀挑割结扎法。

3. 简易疗法　单纯肛裂可以临床治愈，复杂肛裂可以减轻症状。

（1）调理大便：排便是否正常与肛裂关系十分密切，如粪便干燥可使病情加重。故每天应多吃蔬菜及容易消化的食物；粪便干燥时应服缓泻药润肠汤或通便粉以保持粪便稀软。

（2）局部处理：患者自己可以用温开水或止痒汤、祛肿汤、中药等熏洗肛门，每日 2 次（病轻者可每日或隔日 1 次）。熏洗后用示指（带指套或用棉球）将痔裂膏涂于肛门裂口处。

4. 小针刀挑割结扎疗法

（1）适应证：①复杂肛裂底深、边硬且不整齐，缺乏弹力，外有前哨痔和齿线上有发炎的乳头者；②单纯肛裂经简易疗法治疗无效者。

（2）禁忌证：①体弱或合并有严重心脏病、高血压及其他急性传染病者；②肛门局部有明显感染及正在患腹泻或痢疾等病者，暂缓手术。

（3）操作方法：局部常规消毒后，于裂口周围及基底部注射 1%普鲁卡因 4～10ml。麻醉后扩开肛门，检查裂口的大小、位置，及上方齿线处有无发炎乳头。随后用止血钳子将肛裂下端两侧合并一同提起用小针刀沿肛裂底部将前哨痔及肛裂挑割。其上方如有肛窦、发炎乳头也一并提起在齿线下部用丝线结扎(图 6-66)。然后将裂处的栉膜带纵行切开,并切断一部分外括约肌皮下纤维,使呈扇面形(图 6-67)。最后用枣核形棉球蘸痔瘘粉填入伤口,以压迫止血,用纱布包好,用橡皮膏固定。

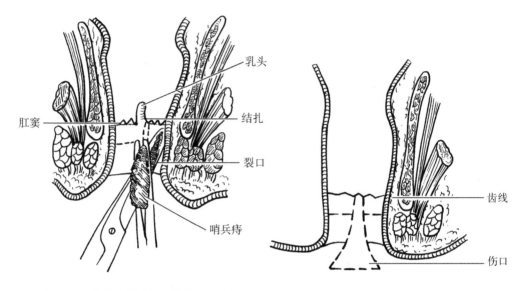

图 6-66 复杂肛裂小针刀挑割结扎疗法
将裂口、前哨痔乳头一并挑割至齿线结扎

图 6-67 扇面形伤口

5. 小针刀钩切疗法

(1)适应证:单纯肛裂。

(2)操作方法:骶裂孔阻滞麻醉或局麻。①小针刀内括约肌切断术:术者先用左手示指插入肛管内 1.5cm 确定括约肌间沟的位置,其上缘即为内括约肌,给予固定。右手持肛肠斜面小针刀从肛门外 3 点钟位或9 点钟位点状局麻针眼插入,在肛管内以左手示指引导下隔着肛管左手示指尖摸到小针刀顶端,随着右手持斜面小针刀,两手指同时上下配合纵行切开内括约肌 1.5～2cm,切勿横切,刺穿肛管腔,拔出小针刀,术毕(图 6-68a)。②小针刀肛裂钩切开术:圆头缺口电池灯肛门镜下,用钩状小针刀将肛裂上端肛窦、肛瓣纵行钩割,并下延其肛裂溃疡面下纤维化栉膜带至肛门外缘(图 6-68b 和 c)钩割开,同时于其上伤口与周围呈扇形注入亚甲蓝长效止痛药,外敷生皮膏纱布。

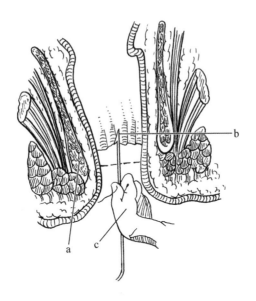

图 6-68　肛裂小针刀疗法

a. 切断内括约肌；b. 钩开肛窦；c. 手指持钩状小针刀

【点评】

1. 小针刀切断内括约肌的意义

(1)解除内括约肌痉挛：由于松解了肛管"外箍"紧缩，可促进肛裂溃疡面愈合。

(2)降低肛管压力，利于肛管静脉血液、淋巴液回流通畅，减轻肛门水肿。

(3)缓解疼痛，加速肛裂愈合。

2. 内括约肌解剖生理特点

(1)内括约肌是直肠环肌层的延续，上界平肛管直肠肌环平面，下达括约肌肌间沟，高度为 2.32cm 左右，下端肥厚形成一条清楚的环状游离缘，居齿线以下 1.0～1.5cm。

(2)内括约肌具有消化道环肌层固有特性，属内脏神经支配；持续性痉挛可使肌组织结构改变易致肛裂。

(3)内括约肌，除有机械性关闭肛门作用外，还有参与外括约肌的随意性抑制作用，故不能完全切除，只能切断内括约肌。

3. 肛管内的肛裂溃疡　其下纤维化栉膜带钩开，松解内箍。

4. 肛窦病灶 钩开,引流后可治愈。

第六节 其他肛周疾病

一、肛 窦 炎

肛管内肛窦发炎可引起肛门内疼痛,排粪便时加重。有的可伴低热。

【病因病机】

肛窦炎,又称肛隐窝炎。因为肛窦位于齿线,窦口开口呈袋状,所以易损伤,引流不畅;肛窦边缘又有游离的半月形的肛瓣,容易受到干燥的粪块擦伤或撕裂;如果腹泻频频刺激肛窦和肛瓣也容易发炎;如果粪便或异物存积肛窦,因肛窦腺分泌液引流不畅利于病菌在肛窦繁殖引起肛窦炎。

【临床表现】

肛窦慢性期,肛内有轻微隐痛、坠胀、不适感;急性期常伴疼痛如肛管内刺痛、撕裂痛,严重者因刺激骶神经引起臀部、会阴部放射痛。

【诊断】

根据病史和临床检查。

1. **肛门检查** 于齿线附近触及凹陷,硬结触痛明显。

2. **肛镜检查** 肛窦、肛瓣充血水肿,有脓性分泌物。

【鉴别诊断】

应与肛门瘘内口鉴别,如有瘘管,可沿走行触及,尤其要与瘘的内口区别,必要时用钩针探查。

【治疗】

1. **切开引流** 肛窦一旦发炎化脓应切开,但切口不宜过大,否则易出血,愈合慢。

2. **钩状小针刀疗法** 在圆头缺口电池肛门镜下,应用0.5%利多卡因加亚甲蓝液1支,肛窦周围,即齿线下组织局部注射。然后,右手持钩状小针刀,将肛窦及炎性肛瓣呈爪形钩割开,创口敷痔瘘粉,棉球压敷后拔出肛门小针刀及肛门镜即可。术后肛门内注入九华膏,口服甲硝唑,照常吃饭排便。

二、肛门潮湿综合征

以肛门潮湿,肛门周围皮肤瘙痒为主要表现。

【病因病机】

肛门内肛窦炎或肛管内瘘炎症分泌物外溢,引起肛门潮湿和瘙痒。

【临床表现】

肛门周围皮肤潮湿、瘙痒;伴发炎症则疼痛。从肛门内溢出黏液或炎性分泌物,常有排便不畅或排便不尽感。

【诊断】

根据肛门潮湿、瘙痒病史,肛指检查:肛窦或肛管内有瘘口。有硬结或内陷。肛门镜检查见肛管齿线、肛窦红肿,或肛瘘内口有分泌物外溢。

【治疗】

(1)口服中药和熏洗肛门,如口服利湿止痒汤,另用止痒汤外洗(详见相关内容)。

(2)钩状小针刀疗法:详见"肛窦炎"。

三、肛门瘙痒症

【病因病机】

肛门周围皮下神经末梢受到刺激,肛门出现刺痒,肛门瘙痒症十分顽固,不易治愈。体力活动较少者居多。其发病原因复杂,常不易找到确切的致病因素。中医学认为,由风邪引起;现代医学认为,发病原因有以下几种。

1. 分泌物刺激 多数因患肛瘘、痔疮、肛裂、肛窦炎等,使肛门周围经常受到分泌物的刺激而引起。

2. 寄生虫 如蛲虫、阴虱等寄生虫在局部引起瘙痒。

3. 皮肤病 如湿疹、毛囊炎、湿疣等。

4. 便纸太硬、局部不洁、经常摩擦(内衣太紧)等 均可以引起肛门瘙痒。一般由于寄生虫或真菌寄生所引起的瘙痒虽不多见,但比较顽固,治愈比较困难。

【临床表现】

主要是肛门周围瘙痒,有的长期瘙痒,不间歇;有的时好时坏,或轻或重,非常苦恼。一般多是日轻夜重,故影响睡眠和休息。严重者因瘙痒不止,以至坐卧不宁,精神紧张。日久,可使身体衰弱。初起不久,局部可有红色斑点或丘疹,或始终无明显改变。但时间较久,皮肤多增厚变硬,呈灰白色。有的肛门两侧有丘疹,触之即可诱发瘙痒加剧。有的患者瘙痒可由局部蔓延至会阴及前阴部。

【诊断】

根据症状和局部情况,可以做出诊断。临床常见的瘙痒多继发于肛瘘、肛裂或肛门周围皮肤发炎,由刺激引起。

【治疗】

1. **一般治疗** 局部保持清洁,大便后用温开水及肥皂水洗净肛门,或用热水坐浴,或用中药止痒汤熏洗,每日 2 次。洗后局部涂用甲紫、痔裂膏或收湿膏,然后包扎。同时内服利湿止痒汤,每日 1 剂。另外,衣裤不要太紧;忌食有刺激性食物,如辣椒、芥末等,最好不吃鱼、蟹、虾等海味;应停止吸烟、饮酒,每日多喝开水;神经过敏者可服用镇静药。

2. **斜面小针刀悬浮疗法**

(1)采用长效麻药肛门周围局部浸润麻醉,再用小针刀做肛门周围皮下切割。

(2)用甲紫将肛门瘙痒区域或范围画出。右侧卧位,常规消毒。选择尾骨尖至肛门瘙痒区之间的中点进针。将 0.5％利多卡因 18ml 加亚甲蓝液 2ml,滴入肾上腺素 2 滴摇匀后,进行肛门周围皮肤下浸润麻醉。右手持小针刀仍从麻醉进针处刺入皮肤,深达皮下组织。勿深入脂肪层。在肛外左手示指触摸引导下,小针刀先向肛门左上侧倾斜,并潜行性缓慢切割肛周皮下组织呈扇形面,向外超过瘙痒区 2cm,向内达肛门缘,向前达会阴部。切勿穿破肛周皮肤及肛管。退回小针刀,并将刀锋改为反向而紧贴肛周皮肤的内面,边搔刮边退出小针刀进针处、退出体外。同法治疗肛门右下侧,倾斜切割,并于会阴部会合,完成肛周皮肤及皮下组织的游离(图 6-69)。

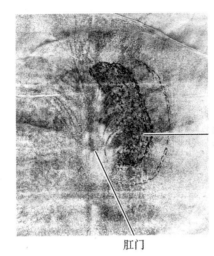

斜面小针刀呈
扇形皮下切割

肛门

图 6-69　肛门瘙痒症斜面小针刀疗法

【点评】

(1)肛门瘙痒症,有长效亚甲蓝液封闭麻醉,因亚甲蓝有亲和神经细胞,麻痹神经末梢,而止痒。

(2)小针刀闭合切断瘙痒区皮下神经,而止痒。

(3)小针刀是闭合治疗,是针眼手术,故可以多次治疗,无后遗症,无伴发症。

四、肛周大汗腺病

肛周汗腺感染可反复发作、蔓延,呈慢性炎症,甚至形成小脓肿腔、窦道或瘘管,经久不愈,并有可能恶变。Jackman 报道发生率为3.2%。

【病因病机】

病因复杂,与激素代谢异常有关。肛周汗腺、皮脂腺均开口于毛囊,一旦毛囊汗腺感染则蔓延扩散,形成脓腔、窦道、瘘管,或相互沟通反复感染,或波及臀部和会阴,破溃为穿掘性化脓,形成瘢痕。病原菌多为金黄色葡萄球菌和厌氧菌。

【临床表现】

发热,肛周肿痛,汗腺毛囊红肿,硬结,破溃,流脓。

【诊断】

肛周皮肤汗腺、毛囊反复发炎、溃烂,呈结节、条索状,形成瘢痕、皮下脓肿、窦道或瘘管,但肛管直肠内无病变,也无肛瘘内口。碘油造影可发生肛周皮下多发性、广泛性、慢性瘘管,但应与肛周疖肿、淋巴结或肛瘘等鉴别。

【治疗】

1. 全身治疗原则

(1)抗感染:首选青霉素类。

(2)肾上腺皮质激素类治疗。

(3)抗雄性激素类:如环丙氯地孕酮。

(4)口服中药清热解毒汤。

2. 中药外用　如中药祛毒汤熏洗,或中药消脓膏外敷。

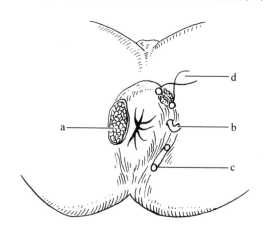

图 6-70　肛周汗腺病小针刀疗法

a. 斜面小针刀切割,变硬皮下组织;b. 刮匙小针刀,搔刮窦道;c. 探针小弯刀,切开皮下瘘管;d. 脓肿空腔,挂线引流

3. 小针刀治疗　骶裂孔阻滞麻醉,碘伏消毒。

(1)探及瘘管:用探针小弯刀从前瘘口深入,再从后瘘口探出,顺之用弯刀割切开瘘管,敞开瘘管,外敷痔瘘粉,定期换药。

(2)探及窦道:用刮匙小针刀将窦道搔刮,再用钩状小针刀将窦道钩割开。

（3）探及脓肿空腔：采用挂线探针从空腔底往顶端探出，即剪成人造2个洞口，然后挂粗丝线，从原路拔出，粗丝线置空腔中做引流丝圈。用过氧化氢冲洗空腔，外敷消脓膏药。

（4）再于变硬的皮肤外缘的正常皮肤边缘插进斜面小针刀，将变硬的皮下组织，即达脂肪层前，潜行边切边搔刮组织至渗性出血，伤口只用消脓膏纱布敷上，痔瘘粉中药外敷即可。术后照常饮食，每天排便后祛肿汤坐浴，外敷消脓膏纱布（图 6-70）。

【点评】

肛周化脓性汗腺炎，是由于肛周皮肤内汗腺感染所致，可反复发作转为慢性炎症，广泛蔓延，形成皮下脓腔、窦道或瘘管，经久不愈。采用脓肿腔挂线引流，促脓肿腔愈合后则可剪掉引流线圈；窦道采用搔刮割切开；瘘管采用割切开引流；变硬皮肤采用斜面小针刀皮下搔刮，用过氧化氢冲洗，外敷痔瘘粉、消脓膏而治愈。首创小针刀疗法不损伤肛周皮肤。

第七节 肛肠病激光小针刀疗法

一、治 疗 机 制

激光探头制成的小针刀，是将激光光纤制成套管空心，然后与小针刀结合为载体，将光纤输入端准确探达肛门内括约肌或病灶，使激光对其深部组织直接照射起到双重效果。即小针刀闭合切开深部病灶，探头可挂线，同时又可使激光对切开组织产生"凝固"止血、消炎作用，防治再"粘连"；还可通过控制小针刀的进针方向，使光纤、光束顺利达到深部组织，避免激光传输过程中造成周围组织损害。

采用不同激光聚光束功率密度，则可选用对组织的"汽化"切割或"炭化凝固作用"。

1. CO_2 激光器 根据病理检查，采用不同量的激光，使距离、照射时间与被照射部位产生不同的效果。中、低度 CO_2 激光功率调至 8～10W，对组织可产生轻度炭化，至形成焦黄色的凝固膜为妥。

2. **机械套管空心小针刀** 长 5～6cm，为激光束与组织的距离。激光探头与激光导线接头连接。

3. **操作方法** 激光器开关采用脚踏式。脚踏开关即可发出激光束,并立即(如同电烧器一样)将深部病灶组织炭化为黄色凝固膜,穿透深度为 0.1～0.2mm,以小针刀切开与激光凝固同步完成为好。因疾病不同,要求激光作用的强度也不同。

二、常见肛门直肠疾病的治疗

1. **内痔** CO_2 激光调至 8～10W。激光小针刀对准内痔,采用点状或扇形照射,至内痔表面呈焦黄色凝固斑膜,深达 0.1～0.2mm,使内痔血管蛋白变性、萎缩,达到炭化凝固、止血、消炎作用。

2. **肛门内括约肌狭窄** CO_2 激光调至 8W,应用激光小针刀从肛门外,在示指(肛内)导引下闭合插入内括约肌,边切开边给激光照射,使内括约肌切开同时切缘发生凝固、止血,防止再粘连,并有消炎作用。

3. **痉挛** 耻骨直肠肌激光小针刀治疗,同肛门内括约肌狭窄疗法。其激光小针刀切断耻骨直肠肌痉挛狭窄(参见第 7 章第七节)部,勿损伤肛门直肠环肌。

4. **单线肛瘘** 自肛瘘外口插入激光小针刀,顺瘘管边切开边照射,使瘘管前壁敞开,伤口边缘凝固,同时清除瘘管内的坏死组织。复杂瘘应加用挂线疗法。

5. **肛裂** 将肛裂上端的肛窦,中段的肛裂溃疡,下端的哨兵痔,由上至下纵行边切开边激光照射,使切口炭化凝固、止血、消炎。

6. **肛旁脓肿** 自肛旁脓肿最下缘,用激光小针刀边切开边照射,使脓肿前壁敞开至内口。如内口超过直肠环,则配合挂线疗法。

7. **外痔**

(1)小外痔:2cm 内者,可利用激光小针刀边切除边照射,使伤口创面凝固、止血、消炎。

(2)大外痔:超过 2cm 者,利用激光小针刀先散焦照射,使瘤体血管凝聚,包膜皱缩,再用激光汽化切割。

8. **直肠癌** 配合用激光小针刀,从肿瘤边缘边切开边汽化,深达肿瘤底部及周围使之凝固、止血。

9. **直肠硬结症** 常因内痔注射所致,可在肛门镜下用激光小针刀边切边凝固、止血、消炎。

10. *肛门瘙痒症*　用激光小针刀于皮下边切边凝固、止血、消炎,破坏引起瘙痒的神经末梢。

三、肛门尖锐湿疣的配合治疗

【病因病机】

尖锐湿疣是由 Papova 病毒的亚类——人乳头瘤病毒(HPV)引起的一种良性表皮肿瘤。据报道,HPV 病毒尚未在体外培养成功,故人类是其唯一宿主。本病在国外的发病率较高,尤其是在欧美国家;我国近年来的发病率亦有明显增加,并已上升为国内性病的第 2 位,仅次于淋病,必须引起人们的重视。

中医学认为,本病由于房事不节,感受秽浊,房劳伤精、秽浊病毒乘虚侵入,下注阴器,浊毒而发。浊毒与痰湿蕴积,故见疣状增生;湿、毒、热互结,表面溃烂、流水、流脓,甚则出血。肛门尖锐湿疣多发生在肛管黏膜内、肛门周围皮肤等处。临床上以凸凹不平呈菜花样增生为主要特征。国内外有关资料表明,癌变率较高。近年来,病例明显增多。采用二氧化碳激光小针刀和抗病毒药物局部注射,结合中药外洗的综合疗法治疗肛门尖锐湿疣。效果显著,明显优于其他疗法。

【诊断】

根据皮疹特点、发生部位、发展情况、结合询问接触史,一般诊断不难。

【鉴别诊断】

1. *扁平湿疣*　为表面扁平的潮湿的丘疹,基底下窄,可找到梅毒螺旋体、梅毒血清学阳性。

2. *皮脂腺异位症*　丘疹在黏膜内,无重叠生长,多为淡黄色。

3. *皮脂腺增生*　淡黄色丘疹,无蒂、无棘刺、无重叠、无融合。

4. *传染性软疣*　单个不融合的皮色半球形丘疹,周围光滑,中央有脐凹,可挤出软疣小体。

5. *阴茎珍珠丘疹病*　多见于青壮年,为冠状沟部珍珠状半透明丘疹,白色、黄色或红色,呈圆锥状、球状或不规则状,无明显自觉症状。

6. *系带旁腺增生*　包皮系带两侧成对排列的淡红色丘疹。基底不窄,粟粒或针头大,无明显自觉症状。

7. **鲍温样丘疹病** 皮疹常由多个色素性丘疹组成,也可单个出现,散在分布或有群集倾向,排列成线状或环形,严重可融合成斑块,发展缓慢(数月或数年)。本病为原位鳞癌,可由尖锐湿疣发展而来。本病女性稍多,主要分布在大小阴唇、肛周。

8. **假性湿疣** 又称女阴尖锐湿疣样丘疹。多见于青壮年。皮疹位于两侧小阴唇内侧面,表面为群集不融合的鱼籽状或息肉状小丘疹,触之有颗粒感或柔软感,淡红色,较潮湿,一般无自觉症状,有的有轻度痒感。

9. **龟头炎** 初起包皮肿胀、潮湿、发红,继而在龟头和包皮内发生渗液、糜烂和溃疡,其上覆盖少许淡黄色脓性分泌物。

10. **肛门梅毒** 肛周有扁平疣瘤隆起,亦有乳白色或灰白色奇臭滋水流出,根据其梅毒史、化验反应强阳性分泌物。

11. **阴茎梅毒** 肿物长大时亦步亦趋,可有溃疡、奇臭的分泌物,肿块质地坚硬,呈菜花样增生,触之易出血,呈浸润性生长。初发症状类似尖锐湿疣。如诊断有困难时,可行病理组织活检,以资区别。

【治疗】

1. **全身治疗** 加强机体免疫力,提高身体素质。选用聚肌胞2mg,隔日1次肌内注射(也可局部注射)或利巴韦林100mg,每日1次肌内注射;口服吗啉胍0.5g,左旋咪唑100mg,每日3次,饭后服。7～10d为1个疗程。

2. **激光小针刀治疗** 取截石位或左侧卧位,常规消毒、局麻,先用0.9%生理盐水湿敷尖锐湿疣,再用激光小针刀探头对尖锐湿疣逐一炭化,炭化至略低于皮肤为准,外涂甲紫药水或氟尿嘧啶软膏,纱布包扎固定。

第7章 肛肠出口排便障碍性疾病

第一节 肛门直肠脱垂

中医学有关肛门直肠脱垂症记载很多,如《医学入门》中载有"脱肛全是气下陷"。

【病因病机】

肛门直肠脱垂,俗称脱肛,是肛门和直肠或黏膜因某种原因失去支持遂向下移位。脱出肛外的叫外脱垂;脱垂部分仍在肛管内,外面不能看见的叫内脱垂。依照脱出程度可分为三级。

第1级:仅是肛管或直肠的黏膜与肌层分离,向下移位。若仅是肛管皮肤脱出的叫作脱肛,或叫肛管黏膜脱出;若只是直肠黏膜脱出的叫作直肠脱垂,或叫直肠黏膜脱出。

第2级:是指肛门直肠各层全部向下移位,有时上部直肠可脱入到直肠壶腹,叫直肠套叠。

第3级:是盆结肠向下移位,叫作盆结肠套叠,可脱出肛门外很长,甚至可达30cm以上。

中医学认为,由于气虚(中气下陷),以至升提无力而形成直肠脱出。现代医学则认为是由于解剖上发育缺陷,如骶骨弯曲度小,直肠失去其有效的支持,或直肠前陷凹腹膜反折处过低,当腹腔内压力增高时,均可使直肠被直接向下推移。另外,由于支持直肠的组织软弱,如坐骨直肠窝脂肪被吸收,失去支持直肠的作用;也可因为神经系统疾病引起肛提肌及括约肌松弛或瘫痪;或由于腹腔内压力经常增高,促使直肠向外脱出。最常见的肛管黏膜脱出,则多由于较大的内痔反复脱出,使黏膜与肌层间组织松脱,与内痔一并脱出。

【临床表现】

初起排便时有黏膜自肛门脱出,便后自然缩回。这是因为直肠环还有紧张力的关系,以后由于反复脱出,直肠环渐渐松弛,脱出的黏膜则不能自然复回,必须用手推回肛内,并常有少许黏液由肛门流出。如果长久反复脱出,在打喷嚏、咳嗽、行走稍久时,均可脱出。这是因为直肠环过于松弛。因为黏膜常受刺激而糜烂,所以大便有时有少量出血。常自觉肛门部坠胀、酸痛。内脱垂一般坠胀较明显,常自觉粪便未排净常有血和黏液排出。

【诊断】

第1级脱垂 排便后可见黏膜脱出,便后自然缩回。在脱出时可见红色环形肿物,长数厘米,自肛管中央向周围有放射状纵沟。指诊可摸出两层折叠黏膜,没有弹性(不同于内痔);在突出黏膜外侧与肛管之间,可摸到一沟,即直肠脱垂或称直肠内黏膜脱出(图7-1)。如无此沟就证明是肛管黏膜也随着脱下。如果黏膜未脱出肛外,指诊时在直肠上部可摸到折叠的黏膜,质柔软,上下可移动。用窥肛器检查可见直肠黏膜折叠,有时也可能有部分黏膜脱出。

第2、3级脱垂 是直肠及盆结肠各层完全脱出肛外,脱出部分如螺旋形环状皱襞,且较第1级长,有时可达30cm以上。有时稍微弯腰、略一用劲即可脱出。如未脱出肛外,在直肠内可摸到脱出部分为一硬块,光滑、活动;手指可摸到脱下部分与肠壁之间有一环状沟;用窥肛器检查可见脱出部分塞满肠腔,黏膜充血(图7-2)。

【治疗】

1. 简易疗法 调理排便,如内服补中益气汤。

2. 直肠黏膜内脱垂治疗

(1)弯头负压吸力式套扎枪配合小针刀治疗:①小针刀治疗。采用斜面小针刀和钩状小针刀,从肛门外,点状皮肤针眼分次刺入肛门内括约肌和外括约肌皮下层。将内括约肌和外括约肌皮下层闭合性切断。②弯头负压吸力式套扎枪治疗。用圆头缺口电池灯肛门镜,分4次分别插入肛

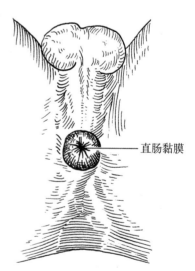

——直肠黏膜

图7-1 直肠脱垂(肛管中央有向外放射状纵沟)

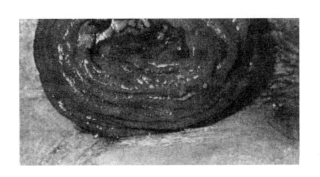

图 7-2　第 2 级直肠脱垂

门直肠腔使脱垂黏膜层突入缺口肛门镜中,再用弯头套扎枪于截石位 3 点、6 点、9 点和 12 点钟位分别套扎,直肠(腔内)黏膜层的 4 个部位。先将 3 点钟位的松弛黏膜,用胶圈套扎,并于被胶圈套扎上方的黏膜层内注射消痔灵液 1ml 以隆起为度。此后,依次分别套扎 6 点、9 点和 12 点钟位松弛的黏膜层(图 7-3)。

　　(2)多点单纯结扎配合小针刀治疗:取截石位,局麻或腰俞麻醉、扩肛后于两叶肛门镜直视下,从齿线上至直肠壶腹,用直角血管钳夹住,并提起直肠前壁松弛的黏膜,包括黏膜下层及肌层。每点仅钳夹 1cm²。用粗丝线于基底部单纯结扎,由近至远行呈点状结扎,每点之间应留 0.3～0.5cm 黏膜桥,并避免在同一水平结扎,使结扎点纵横交错,呈均匀分布的网状结节。直肠全周黏膜内脱垂,则在直肠前与后壁及侧壁用同法处理;若合并内痔、息肉或直肠前凸也采取同法处理,但直肠前凸要以前凸凹陷消失为准进行多点单纯结扎,以加强直肠前壁支撑。

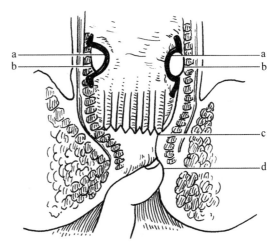

图 7-3　直肠黏膜内脱垂套扎枪治疗

a. 套扎胶圈上,注入消痔灵;b. 胶圈套扎;c. 齿线;d. 肌间沟配合小针刀治疗:于肛管腔将肛管后侧栉膜带切断,再于后尾骨尖至肛缘肛外皮肤中点旁开 1cm 为进针点,潜行刺入小针刀,深达肛门白线,即肛门内外括约肌的分界线,下端外括约肌皮下部用小针刀闭合切断,再用小针刀将上端内括约肌潜行闭合性纵行切开 1～1.5cm,使肛管松解,术毕肛内外置干纱布(图 7-4)。

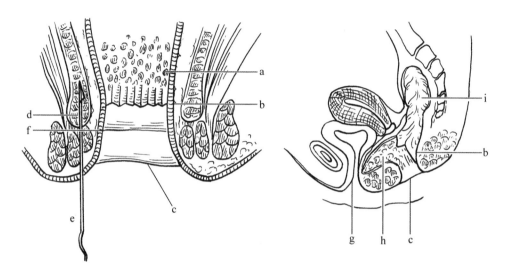

图 7-4　直肠黏膜内脱垂多点单纯结扎与小针刀治疗

a. 多点结扎黏膜层;b. 齿线;c. 肛门;d. 内括约肌;e. 小针刀;f. 肌间沟;g. 阴道;h. 前凸;i. 直肠

3. 双位注射配合小钩针点状缩肛术治疗肛门直肠脱垂　肛门直肠脱垂治疗方法较多,但老年患者体弱多病,不愿接受手术治疗,因此,宜采用双位注射,配合小钩针点状缩肛术治疗。

(1)肛管镜下注射法:用肛门镜较高位插入才有利于向松弛黏膜上方注射药物。用碘伏消毒,取 20ml 注射器抽 0.5% 普鲁卡因与消痔灵液(1:1)。用心内注射器的长针头在 3 点、6 点、9 点钟位置及齿线上,最好选择在脱垂起始部,即直肠乙状结肠交界处的尖端,直肠中下段末端,于第 3 个直肠瓣为标界,每点注入 6ml。呈扇状注射,即针头向上注射再往回吸(没回血),边退针,边注射药液至齿线止。注射总量 3 处共 18ml。每点间隔相距 1.5cm。注射后,以上 3 个点位置呈纵行分布于肠腔中,以注射在黏膜下层为准,勿注入过浅(黏膜层),也勿注入过深(波及直肠肛管壁的肌层),以黏膜层充盈隆起,毛细血管清晰可见为度。

(2)肛管与直肠间隙注射法:将肛周皮肤消毒,分别于截石位 3 点和 9 点钟位,肛缘外 1.5cm,选用腰麻针头接 20ml 针管,抽鱼肝油酸钠注射液 15～20ml 或 1:1 的消痔灵液。将左手示指伸入肛管直肠腔,先触摸内外括约肌分界的肌间沟。其上为内括约肌,两侧为坐骨结节,即找到坐骨直肠窝。如为脱肛,则各注入 5ml 至两侧的坐骨直肠间隙。如为直肠脱垂,则将药注入两侧骨盆直肠窝(也叫骨盆直肠间隙),第 2 个针头刺空感,一般在肛提肌与盆肌膜之间(图 7-5)。刺入并穿过肛提肌才可进入骨盆直肠窝。其针头类似刺入橡皮感觉后,再有刺空感。

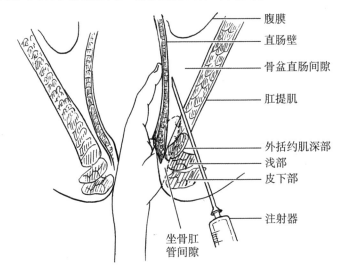

腹膜

直肠壁

骨盆直肠间隙

肛提肌

外括约肌深部
浅部
皮下部

注射器

坐骨肛管间隙

图 7-5　肛门直肠脱垂注射疗法

4. 小钩针点状缩肛术　消毒,取尾骨尖与肛门缘之间的皮肤行点状局麻,右手持钩状小针,从局麻针眼刺入,将左手示指伸入肛内作为辅助,将肛周外括约肌皮下部向尾骨方向推移,找到条状肌束,然后右手用钩状小钩针从针眼钩出肌束。最后再用细羊肠线做 2 次结扎紧缩。紧缩程度以示、中指可插入肛管,并有紧缩感为度。最后仍从原针眼处将扎紧的外括约肌皮下部推入原位针眼,用乙醇纱布块压迫即可(图 7-6)。

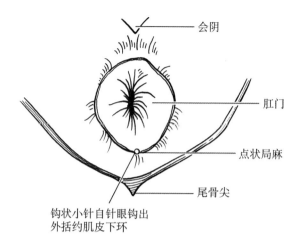

会阴

肛门

点状局麻

尾骨尖

钩状小针自针眼钩出
外括约肌皮下环

图 7-6　点状缩肛术

【注意事项】

1. 不要将药注入括约肌中；回吸无回血再注入药，以免注入血管中。

2. 肛管与直肠间隙勿注入过深或过浅，必须在左手示指肛管直肠腔内导引下，左手示指与右手持腰麻针或心内注射长针头，两者相离肛管或直肠壁有一定距离，又可触及针尖，以相距 0.5～1cm 为宜。每处注药 5～6ml。

3. 骨盆直肠窝注射部位一定要准确。针刺通过肛提肌，一定要体验出通过类似肌性橡皮针感后针头有明显落空感、回抽无回血再注射药。然后，再伸入示指按摩注射间隙，以避免药物过于集中。

4. 黏膜下层镜下注药时，针尖勿穿破肛管直肠腔，以免引起感染或内瘘。勿注入括约肌中，尤其不可注入肛门直肠环内。

5. 肛管和直肠窝分别注射，位置要确切，针刺要有明显的刺空感，针尖上下有一定移动度，没阻力，回吸没回血才可缓慢、定向注入药物。

【术后处理】

手术后俯卧（或侧卧），臀部垫高 10～20cm，给流质或半流质食物 3～5d，并给阿片酊 0.5ml 口服，每日 2～3 次，以防排泄粪便。治疗后第 3 天在排泄粪便之前用盐水洗肠，或服五仁润肠丸等，保持粪便稀软。

如排便后黏膜脱出须立即送回,否则时间长久,注射局部组织已粘连固定,即不易送回。术后经常练习收肛活动(有意识地收缩肛门)。1 周后下地活动,但粪便仍应保持稀软。脱垂从此即不会再出现。

【点评】

1. 直肠脱垂的起始部在直肠与乙状结肠交界部,脱垂首先发生在黏膜松弛处,形成内脱垂性肠管上尖端脱套,远端直肠腔中进入直肠中下段,最后才经肛门脱出。因此,采用多点位黏膜下层注射硬化剂造成无菌粘连(悬吊)固定法。但勿注入直肠肌肉层,其针头似刺入橡皮感则回退。

2. 盆底肌群和肛管松弛,失去支持作用和承托作用,排便腹压增高时,尤其在原有直肠黏膜内脱垂的基础上,可迫使全直肠和黏膜层组织外脱出。肛管和直肠间隙注入消痔灵等可起粘连、固定、承托作用,使肛管、直肠与周围组织粘连固定,恢复生理状态。

3. 由于单纯双位注射法不能使已松弛的肛门缩小到理想程度,所以采用钩状小钩针将外括约肌皮环钩出至肛外,用羊肠线结扎紧缩再送回肛内。羊肠线为异体蛋白,易与肌组织粘连、纤维化,起到缩肛及固定双重作用。

第二节　直肠前凸与便秘

【病因症状】

直肠前凸又称阴道后壁膨出,主要是阴道损伤造成直肠阴道壁薄弱而形成,大部分患者与便秘无关。肛管因括约肌痉挛使排便受阻,粪便挤入薄弱的直肠前凸而加重。常需用手指插入阴道,挤回前凸以协助排便。

【临床表现】

阴道后壁膨出导致出口梗阻,引起便秘。但手术后约一半病人虽然前凸消失,但便秘症状仍不缓解或缓解后再复发,其原因与女性盆腔解剖生理特点有关。直肠前凸程度有轻、中、重之分。

【诊断】

1. **轻度前凸**　直肠前凸囊袋深 2cm,如果肠壁张力较大,也属不正常,称为直肠前壁薄弱。

2. 中度前凸　直肠前凸囊袋深超过 2～3cm,前壁复原缓慢,不能复原。

3. 重度前凸　直肠前凸囊袋有的深达 4～5cm。肛指检查直肠前凸不但要明确直肠前凹深度,更要了解直肠前凸的肠壁张力。

【治疗】

采用小针刀配合套扎枪双向治疗。

1. 点状局麻,从肛门外 3 点或 9 点钟位侧面插入斜面小针刀,在左手示指肛管内导引下将内括约肌和外括约肌皮下部闭合性切断,以解除肛管压力,利于排便(见图 7-4)。

2. 从肛门插入圆头缺口电池灯肛门镜,应用弯头套扎枪将直肠阴道前凸的黏膜层及下层一同多点套扎,直至直肠前凸消失,以变平坦为度。然后在阴道口应用套扎枪同法将阴道后壁,即直肠前凸的囊袋全套扎或用丝线单纯多点结扎。直至直肠阴道后壁变平直(见图 7-14)。将九华膏挤入肛门。

3. 从阴道插入窥阴器,用弯血管钳,钳夹其阴道后壁的突凸(囊袋)用丝线,多点单纯结扎(勿缝扎)至阴道后壁平坦(图 7-14)置入阴道栓药剂。

【点评】

1. 从肛门直肠与阴道的双向结扎治疗直肠前凸,方法简单,效果好。

2. 因采用单纯结扎致"前凸"平直,没有缝合的针眼,不会发生感染引起直肠阴道瘘,故没有后遗症。

第三节　直肠瓣增生与便秘

病因不清,长期便秘腹胀,需服用泻药。

【诊断】

肛指检查可触及直肠瓣增生,呈半月形。肛门镜检查直肠瓣隔板样增生,将直肠横行阻断,直肠上方扩张,有粪便堆积。

【治疗】

采用钩状小针刀治疗。

洗肠,肌内注射地西泮1支。取膀胱截石位,骶尾部托升。左手示指伸入肛管扩肛。在圆头缺口电池灯肛门镜下,用钩状小针刀沿肛门直肠瓣正中线及左侧右侧纵行钩断成3处纵沟。敞开隔板状增生直肠瓣,用痔瘘粉纱布条上敷即可(图7-7)。

【点评】

直肠瓣由霍斯顿于1830年首先叙述,一般为3个横行皱襞。直肠瓣的功能是支撑粪便,减慢排入直肠肛管。但增生成隔板状

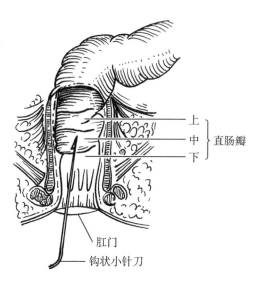

图7-7　直肠瓣增生

则会引起便秘。采用小针刀纵行钩断敞开即可使排便通畅。该方法简单,没有后遗症和并发症。

第四节　内括约肌失弛缓与便秘

【病因病机】

患者无痛性粪便排出困难。其诱发因素有长期抑制便意;精神负担过重致自主神经功能紊乱;心理压力过大,使内括约肌紧张度增生,舒缩功能紊乱。

【临床表现】

患者无痛性排便困难,且排便多次仍感排出困难,有一半患者大便干结。

【诊断】

内括约肌失弛缓症者直肠指检可摸及内括约肌增厚、弹性增强、肛管压力增高。内括约肌肌电图放电频率均超过9.4周/min,肛管压力测定静息压和直肠最大耐受量MTV均高于正常。

【治疗】

取侧卧位,消毒,局麻。术者先用左手示指插入肛管内约1.5cm,确定括约肌间沟的位置,其上缘即为内括约肌,可按压固定。右手持肛肠斜面小针刀从肛门处3点钟位点状局麻针眼插入。在肛管内的左手示指引导下,隔着肛管左手示指尖摸到小针刀顶端,随着右手持斜面小针刀,两手指同时上下配合小针刀纵行切开内括约肌1.5～2cm。禁忌横切,切勿刺穿肛管腔。拔出小针刀,术毕(图7-8)。

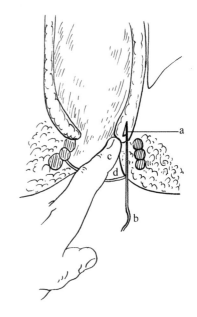

图7-8　内括约肌失弛缓小针刀治疗
a. 内括约肌;b. 斜面小针刀;c. 指尖;d. 肛门

【点评】

肛管内括约肌失弛缓性便秘常为顽固性便秘,女性多于男性,病因不清。内括约肌是参与排便的重要肌束,它处于生理状态,是排便不可缺少的重要条件。如肛管内括约肌舒缩功能紊乱,出现失弛缓,采用内括约肌切断术即可治愈。

第五节　肛门直肠狭窄

肛门直肠狭窄可分为单纯肛门狭窄、单纯直肠狭窄和肛门直肠联合狭窄。后者是前二者的结合,因此,其病因、临床表现、诊断基本上也是前两者的综合,其治疗也更复杂。

一、肛门狭窄

【病因】

肛门或直肠发炎、糜烂,或内外痔手术切除皮肤黏膜太多,或肛门瘘手术后有较大的瘢痕形成(多见于多发性复杂肛瘘手术后),以及肛门部外伤、肿瘤等影响,都可使肛门变窄。

【临床表现】

主要是排便困难和排便时或排便后肛门疼痛,有时为刺痛或剧烈疼痛,可持续数分钟至数小时。有的伴里急后重感。

【诊断】

根据临床表现结合病史,如以往患者肛门部有过损伤感染,或肛门部做过手术等,指检可摸及肛管缩窄,有时在齿线下触到坚硬的瘢痕组织;或呈环形狭窄,有的伴肛裂(图 7-9)。

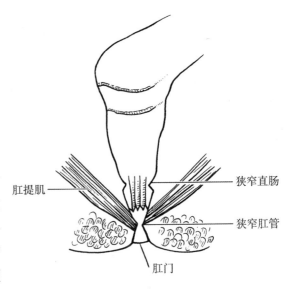

肛提肌　　　狭窄直肠

狭窄肛管

肛门

图 7-9　直肠与肛管狭窄

【治疗】

参考"直肠狭窄"。

二、直 肠 狭 窄

【病因】

主要是由于直肠手术后引起瘢痕收缩。如内痔手术时将直肠黏膜切除太多,或因用内痔注射疗法时,不慎波及黏膜下层肌肉形成坏死。另外,直肠损伤后(如枪弹伤、穿刺伤、烫伤等)引起感染,以及因误用过强腐蚀性药或接受放射治疗等,均可损伤直肠组织,造成瘢痕收缩,引起直肠狭窄。另外,如慢性痢疾、直肠癌、腹股沟淋巴肉芽肿(女性多见)等,也可引起直肠狭窄。

【临床表现】

初起常感肛门直肠坠胀不适,长期便秘,并日渐加重。排便后常感未排净,仍有便意,粪便形状细而扁;晚期则伴黏液、脓血便。肛门周围皮肤常因分泌物刺激形成湿疹,或出现表皮糜烂。

【诊断】

根据上述症状,结合专科检查结果。指诊检查时,可摸及括约肌多处狭窄,多位于齿线上 2.5～5cm,直肠壁变硬,弹性消失。狭窄孔大者,可将手指伸过狭窄的上方,并可摸出狭窄范围之大小;如不能通过手指,则不能勉强,否则会引起疼痛、出血,或撕破肠壁。用窥肛器检查时,可见到狭窄下端黏膜色淡。如用狭窄镜(细形结肠镜)检查,则可见狭窄上端溃疡及肠内情况,可区别线状、片状、环形或全管状狭窄。钡剂灌肠后做 X 线检查,可确定狭窄范围和形状:直肠腔由周围向内缩小成一环形,如狭窄部分上下宽度不过 2.5cm,为环形狭窄;直肠腔由周围向内缩小,狭窄区域较长,成管状,则为管状狭窄;直肠腔部分狭窄,不波及全管周围,为线状狭窄;表面不平、坚硬,常在肠壁一侧为片状狭窄,发展快,甚至出现恶病质,多为恶性肿瘤狭窄。

【治疗】

1. 安全套气囊扩张疗法

(1)适应证:直肠腔内的黏膜层狭窄与直肠线状或片状狭窄。

(2)安全套气囊制作方法:见第 11 章"安全套气囊疗法"中。

(3)方法:按相关章节介绍的方法制作安全套气囊。①治疗前用开塞露 3 枚灌入肛门,洗肠,使直肠内粪便排空。②先将安全套外涂九华膏润滑剂,用手指推进肛管齿线上方的直肠腔。③注入 150ml 或 250ml 空气后针头与安全套气囊连接,然后给安全套气囊充气,扩张狭窄的直肠,并留置 1h 或 3h,等待患者不能忍耐,则可剪断塑料管,排出空气,安全套即可自行排出。④按上述方法,每天治疗 1 次,3～7d 为一疗程。

2. 探针小针刀配合挂线疗法 鞍麻(蛛网膜下腔阻滞麻醉)或腰俞麻醉,截石位。

(1)肛管狭窄:左手示指伸入肛管内导引,或用两叶肛镜,右手持小针刀先从肛门后侧(6 点钟位)狭窄下端下部、浅部及内括约肌下端,将小针刀刀锋对向肛管腔,边探查边切割,并穿过肛管狭窄后侧全下缘,再刺破肛管,进入肛管腔,顺小针刀锋由肛管内向肛管外弧形割开狭窄的肛管壁,并延长切口到肛缘下 1cm,即完成弧形切开术。肛管直肠指检若认为松解不理想,再选肛门两侧缘(3 点或 9 点钟位),按上法用小针刀割开,一般可以扩肛至可容 3～4 横指。

(2)直肠狭窄:需探针小针刀配合挂线治疗。齿线以下肛管部分仍可用小针刀按上述方法进行切开。此后右手持探针小针刀继续向纵深边探查边插入,在狭窄的直肠后壁上缘绕过,再刺破直肠壁进入直肠腔。此时小针刀不能切割,需配合挂线治疗。在两叶肛门镜观察下,用左手指或血管钳协助,将小针刀前部探针拉至肛门外;在小针刀探针头系上粗丝线,再将小针刀前部探针原路退回,使粗丝线挂在直肠狭窄处(包括深部括约肌或肛门直肠环)一次性勒紧结扎。直肠指检如认为松解不满意,可选择肛门两侧缘(3 点或 9 点钟位),再按上述方法挂第

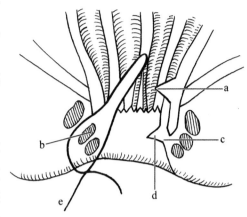

图 7-10　肛管直肠狭窄小针刀挂线疗法

a. 直肠狭窄;b. 肛门直肠环;c. 肛管狭窄;
d. 肛管切开;e. 肛门直肠环挂线

2 根或第 3 根引流丝线(不要勒紧结扎),待第 1 根线脱掉后再依次勒紧第 2 根及第 3 根挂线。为防止括约肌同时受损,术后肛门内置入痔瘘粉纱布条。照常饮食排便(图 7-10)。

第六节　巨直肠与便秘

病因不清,长期便秘,排便困难。采用人工扩肛,服泻药长期治疗后,病情反复发作。肛指检查为巨直肠,行肛管直肠压力测定、排粪造影、钡剂灌肠造影、肌电图、直肠镜检查等确诊。

【治疗】

采用小针刀闭合切断内括约肌治疗。取侧卧位,消毒、局麻。术者先用左手示指插入肛管内约 1.5cm,确定括约肌肌间沟上缘即为内括约肌,按压固定。右手持肛肠斜面小针刀从肛门外 3 点或 9 点钟位点状局麻的针眼插入。在肛管内的左手示指引导下,隔着肛管左手示指尖摸到小针刀顶端,随着右手握持的斜面小针刀,两手指同时上下配合纵行切开内括约肌 1.5～2cm,禁忌横切,切勿刺穿肛管腔。拔出小针刀,术毕(图 7-11)。

【点评】

特发性巨直肠的肛管长度明显高于正常人,直肠腔宽大,腔内压力

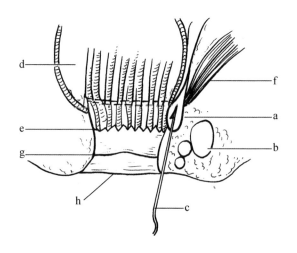

图 7-11 巨直肠便秘小针刀疗法

a. 内括约肌；b. 外括约肌；c. 小针刀；d. 巨直肠；
e. 齿线；f. 肛提肌；g. 肌间沟；h. 肛门

低，内括约肌反射虽然存在，但排便阈值（即注入直肠气囊的空气量）高出正常人 1 倍多。指检无狭窄。可触及大量蓄积粪便。采用小针刀闭合切断内括约肌术式简单，效果好。

第七节 耻骨直肠肌痉挛与便秘

【病因】

耻骨直肠肌痉挛是一种以耻骨直肠肌肥大引起的功能性与器质性出口梗阻、排粪障碍性疾病，常与慢性炎症、滥用泻药等有关。

【临床表现】

严重的排粪条细窄，排便频繁，但仍有排粪不畅感，伴肛门或骶尾部坠胀疼痛。

【诊断】

肛门直肠指检，手指通过肛管有狭窄感，肛管明显延长，伴触痛，直肠环后部边缘锐利，直肠后方呈囊袋状，耻骨直肠呈搁板状，亦称"搁架征"，即可确诊。排便造影检查 X 线片见肛直角变小，肛管延长，见图 7-12。

【治疗】

手术切断痉挛的耻骨直肠肌。过去认为,耻骨直肠是组成肛门直肠环的重要部分,其功能是控制排便,一旦切断将造成大便失禁。但耻骨直肠肌一旦发生痉挛性肥大等病理改变,其肌纤维往往呈纤维化,与周围肌组织产生粘连,因此手术切断后不会发生肛门失禁。

常规消毒,腰麻或局麻,肛门缘与尾骨尖的中点为小针刀进口。右手持钩头小针刀,于此进针点垂直刺入,左手示指先伸入肛管直肠做导诊,触及尾骨尖为耻骨直肠肌上缘标志,用左手示指伸入直肠腔向上顶起,并扣住痉挛耻骨直肠肌,右手持小针刀纵行钩割切断 1～2cm。再用左手示指触及加压,对凹陷、已被切断的耻骨直肠肌按摩,加大其间隙,以防术后肌断端肌纤维粘连,并隔着直肠后壁可钝性分离,扩大切断面。以左手示指触及并感到耻骨直肠变松弛,有凹陷感为度。如不理想可再纵行重切,但勿横切,勿刺破肠腔引起感染。以在左示指尖与右手小针刀头部相吻合、相触及为原则,确认左手示指触摸到右手小针刀头才可以钩割切断痉挛的耻骨直肠肌。切忌只使用小针刀盲目切割,以防损伤肛提肌及外括约肌深部,造成大便失禁。该法可以将以往复杂的开放性耻骨直肠肌切开缝合术变成简单的闭合微创术,手术简单,效果好,无并发症(图 7-12,图 7-13)。

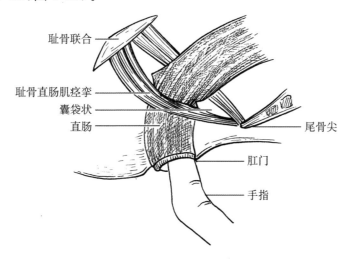

图 7-12 耻骨直肠肌痉挛

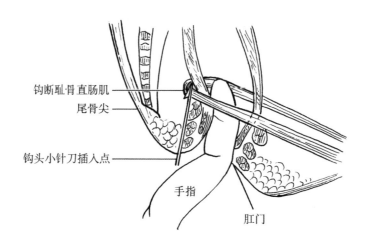

钩断耻骨直肠肌

尾骨尖

钩头小针刀插入点

手指

肛门

图 7-13 小针刀钩断耻骨直肠肌

第八节 粪便嵌塞

粪便嵌塞是粪便梗阻于肛管、直肠中,患者无能力自行排出,须协助治疗。多见于老年人、卧床患者及长期用泻药者;多为功能性,少有器质性;可并发粪块性直肠溃疡、出血或穿孔。

【病因病机】

中医学便秘、脱肛、虚劳、肠痹,就是西医学的粪便嵌塞、便秘、出口梗阻。中医学称肛门为魄门、后阴,司开阖,排出糟粕,为肾所主。位于大肠之末端,其需肾气之温煦气化,肺气之宣发肃降,脾之健运,心血滋养,肝气疏泄。若饮食不节,七情失调,劳倦过度,生育过多,年老气衰,久病不愈,导致脾气失健运。其"中气受损"清阳不升,浊阴不降,脾气不能散,精于肺,而洒其六腑致大肠功能失常,肾元气亏损,不能气化温煦,心血失其滋润,肝气郁结而气机不畅,使肛门不能开阖,糟粕不能排出,致粪便嵌塞。关键是"清阳不升,浊阴不降"。《内经》说"清阳出上窍,浊阴出下窍。清阳发腠理,浊阴走五脏,清阳实四肢,浊阴归六腑。"

【诊断】

1. 病因诊断

(1)长期卧床,尤其腹部、盆部手术,骨折、妇科、泌尿科手术后,以老年人多发。

(2)精神病、失眠、习惯看报排便者等。

(3)长期习惯服泻药者或灌肠者,导致结直肠蠕动减弱,一旦停止服泻药则造成粪便嵌塞。

(4)截瘫患者不仅粪便嵌塞,有时还会大便失禁。

2. 鉴别诊断

(1)先天性巨结肠病:主要是病变肠远侧节段神经节细胞缺如。肠无力肠管扩张巨大。

(2)直肠无力:与巨结肠病的区别是,直肠无力不存在神经节细胞缺如;也有继发巨结肠病者,其特点是直肠对粪便容量的刺激不起反应,而且肛门的括约肌明显松弛无力。

(3)肛门内括约肌痉挛:肛裂、肛窦炎、内外痔、肛瘘等致肛门内括约肌痉挛加重或纤维化变窄。因为这类患者长期惧怕排便疼痛,抑制排便或服用止痛药而加重,以致恶性循环。

(4)直肠内异物:误吞金属异物或骨片,致嵌插直肠内壁,引起粪便嵌塞。

(5)肛门耻骨直肠肌痉挛综合征:使直肠颈牵拉、悬吊、狭窄。

(6)直肠黏膜内脱垂:排便时直肠松弛的黏膜层阻塞肛管。

(7)直肠阴道前突症:排便时粪块经直肠前壁疝囊经阴道后壁凸入阴道。

(8)肛管直肠先天或后天手术、外伤致狭窄,或久病。

(9)肛管直肠套叠。

(10)肛管直肠肿瘤:如癌肿增生,狭窄。

粪块嵌塞,不但引起直肠腔极度扩张,并可刺激直肠黏膜引起炎症、糜烂、出血,诱发溃疡穿孔和腹膜炎。

【治疗】

1. 针对性治疗

(1)根据病因采用治疗方案、方法。

(2)配合小针刀闭合切断:①内括约肌痉挛;②耻骨直肠肌痉挛。

(3)腰俞麻醉下,用手指挖出嵌塞粪便或用圆头圈钳夹住嵌塞粪块取出肛管外;或配合"刮匙小针刀"将嵌塞粪块化整为条,取出肛门外。

（4）对合并直肠出血者，在圆头缺口电池灯肛门下，找到出血点，用消痔灵液封闭注射，并放置撒有痔瘘粉的止血海绵块。

（5）对合并直肠穿孔者，则开腹行直肠穿孔单纯修补术及盆腔橡皮管引流术。

2. 中医辨证施治

（1）首先根据西医的正确诊断，再进行中医辨证施治，以防止误诊误治。

（2）做肛门直肠动力学检查、结肠传输功能检查、肛门肌电图、排粪造影检查、光导纤维直肠结肠镜、肛门直肠腔内 B 超检查等，为确诊提供依据，也为缩小中医辨证范围提供依据。

根据辨证，可采取热则寒之，燥则润之，风则驱之。例如补脾健胃，口服通便汤，配合小针刀治疗等（参阅相关内容）。

第九节　盆底痉挛综合征

盆底痉挛综合征，多合并耻骨直肠肌痉挛综合征或内括约肌痉挛综合征。在排便过程中，盆底和肛门不舒张，不开放，反而收缩痉挛，使肛门关闭，造成粪便滞留、便秘，引起排便困难或粪便梗阻性疾病。

【病因病机】

根据临床和盆底肌电图等分析，多种因素牵拉或损伤盆底神经、骶神经和盆底肌肉群可引起盆底痉挛。

1. 神经系统　受损伤神经纤维缩小，传导弛缓，甚至丧失。

2. 肌肉群　一组或某一束肌肉纤维被牵拉延长、变细，甚至纤维断裂，影响肌肉功能，引起收缩痉挛，故造成盆底功能紊乱。

【临床表现】

便秘 3～5d 排便 1 次。粪便干燥或球形粪块，排便困难。排便后肛门仍有下坠感，或排不尽感，伴肛门、会阴胀痛，甚至粪便阻塞。

【诊断】

根据病史临床症状和如下检查可以明确诊断。

1. 肛指检查

（1）合并耻骨直肠肌痉挛者。肛指检查触及尾骨尖上、直肠环后缘有囊袋、搁板征。

（2）合并内括约肌痉挛者。肛指检查触及肌间沟上内括约肌痉挛或肥厚。

2. 排便造影　检查结肠直肠肛管的功能、动力和解剖结构,有无病灶。

3. 肛管直肠测压　检查、肛门直肠的括约肌功能。

4. 盆底肌电图检查

（1）耻骨直肠肌痉挛,肌电图静息相下紧张表现异常。

（2）盆底肌肉痉挛,肌电图静息相收缩,肛门相和用力排便动作相出现反常肌电表现,如呈反向收缩的异常肌电征。

【治疗】

1. 针灸或电针　大肠俞、气海俞、太溪俞、肾俞、脾俞、次髎俞。

2. 中药治疗　①通便汤,一煎,口服。②二煎,灌肠。

3. 钩针埋入羊肠线　穴位:长强、会阴、双侧足三里等穴。

4. 穴位注入药液疗法

（1）用针管经腰俞穴(骶骨裂孔),注入药液,治疗骶盆、神经见第 5 章相关内容。

（2）药液组合:①1％利多卡因 10ml 加入生理盐水 5ml,共 15ml。②维生素 B_1 100g,维生素 B_6 100g,维生素 B_{12} 100g;加辅酶 A 50U,肌苷 100g,山莨菪碱 10mg。③曲安奈德注射液(曲安缩松注射液)40mg。

注意:上述药液不能静脉注射。针头插入腰俞穴回吸无回血可吸入 20ml 针管中,改用细小短的 7 号针头,18min 一次性注入腰俞穴,每周 1 次,1 个月为 1 个疗程。

5. 小针刀手术　①合并耻骨直肠肌痉挛者采用钩头小针刀治疗;②合并内括约肌痉挛者,采用斜面小针刀治疗。

第十节　其他排便障碍性疾病

一、盆底失弛缓综合征

盆底肌肉和肛管内括约肌失弛缓,引起排便困难,称盆底失弛缓综合征。

【病因病机】

盆底失弛缓综合征,是排便时盆腔底部的横纹肌,尤其是肛管内括约肌不协同、松弛,使肛管不开放,粪便不能排出肛门外而引起便秘。

【临床表现】

通过盆底肌电图或肛管内括约肌的肌电图和肛管测压检查,证明主要是内括约肌持续痉挛,使肛管腔压力升高;同时盆底横纹肌细小收缩短暂,因而出现排便困难,便秘,肛门坠胀痛。

【诊断】

根据便秘病史,肛指检查触及肛管内括约肌痉挛和肥厚;患者做排便动作时,肛管不松弛反而紧缩。排粪造影呈盆底失弛缓综合征典型特征。

【治疗】

1. **口服中药**　如通便汤。

2. **小针刀治疗**　参考"内括约肌失弛缓与便秘"。

二、盆底松弛综合征

盆底松弛综合征多合并直肠前凸或会阴下降,以女性多见,由于盆腔多个脏器或单个脏器下垂,盆底失去承托,而脱出盆底外,引起排便紊乱,肛门功能或器质性失控或便秘;也有出现泌尿或生殖脏器下垂或外脱者。

【病因病机】

多是综合因素作用的结果,如妇科、泌尿科和肛肠科疾病等,引起盆底、会阴和肛门神经、肌肉、韧带损伤。

1. **神经系统**　盆底下降加重对盆底神经、阴部神经和肛门直肠神经的牵拉,神经纤维被拉牵长后失去传导功能而失控。

2. **肌肉群**　脏器下垂可加重肌肉群牵拉,尤其长期患盆底痉挛者肌肉松弛,肌肉、韧带纤维化、变性或断裂,以致失去收缩、粘连作用,不能悬吊、固定和承托盆腔上口的脏器。

【临床表现】

1. **排便紊乱**

（1）排便失控,尤其老年人,粪液外溢,甚至大便失禁。

（2）便秘,排便困难:有的需用手指插入肛门;女性用手指伸入阴道来协助排便。

2. 盆底受压

（1）肛门、会阴下坠或坠痛,堵塞胀满感。与其体位变化有关,往往站立或坐位加重,平卧位可缓解或减轻。

（2）盆底会阴下凸或会阴突出包块物。

（3）合并盆底疝、会阴下降、肛门直肠三角下降,以至脱肛、直肠脱垂、直肠黏膜脱垂等。

【诊断】

根据病史、临床表现和如下检查可确诊。

1. 肛指检查

（1）触及肛门直肠括约肌松弛,无张力,收缩功能欠佳,甚至失禁。

（2）会阴下降,整个盆腔、盆底松弛下垂,臀沟变浅且外凸。

（3）直肠突出于阴道后壁呈囊袋状。

（4）子宫后倾压迫直肠前壁,致肛门直肠腔窄小,甚至脱肛、直肠脱垂。

（5）直肠内套叠、盆底疝、会阴下降、肠疝等特征。

2. 排便造影检查　见横结肠、乙状结肠过长,纤曲垂入盆腔。

3. B 超检查　可确定脏器下垂程度、性质。

4. CT 或 MRI 检查　确定盆腔器官性质、病灶、部位、程度、脏器彼此的关系。

5. 肌电图检查　了解盆底、会阴、肛门、直肠肌肉松弛表现、程度、范围等。

【治疗】

1. 针灸或电针　白环俞穴、三阴交、阴陵泉、脾俞、肾俞、足三里。

2. 中药治疗　口服补中益气汤。

3. 封闭疗法　如在骶骨上缘腧穴封闭疗法。

（1）腧穴在解剖学上相当于骶部、会阴部的神经丛区域,是椎体旁交感神经干下端的神经分支相吻合处,对肛提肌、尾骨肌的分支感觉、运动均有重要作用。

（2）封闭方法用 7 号针头，以此腧穴为中心封闭 3～5cm²，深入皮下脂肪层及骶骨前面。

（3）药液组合：①0.5％利多卡因 2ml；②维生素 B_1 100mg；③维生素 B_{12} 100mg；④复方丹参注射液 3ml（不能静脉注射）。

（4）疗程：每周封闭 1 次，4 次为 1 个疗程。

4. 小针刀手术

（1）盆底肌肉修补术：多用于合并妇科疾病、会阴下凸、阴道松弛下凸或外脱等，伴肛门下垂。缝合，上吊松弛的盆底，并修补阴道前壁。

（2）子宫疾病：压迫严重，且年长者可行子宫摘除术，主韧带可缝合悬吊于直肠后壁，提升盆底以减轻对直肠前壁的压迫；封闭子宫与直肠陷窝、膀胱直肠间隙，以前后腹膜缝合封闭，以及行肛门坐骨间隙、骨盆直肠间隙盆底抬高缝合固定术。

（3）盆腔下垂肠管手术：将下垂纤曲过长的横结肠或乙状结肠切除，缩短肠管，回位腹腔，解除对盆底的压迫。

（4）直肠前凸治疗（图 7-14），见本章相关内容。

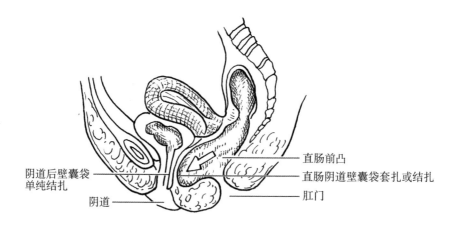

阴道后壁囊袋单纯结扎
阴道
直肠前凸
直肠阴道壁囊袋套扎或结扎
肛门

图 7-14　直肠前凸治疗

（5）直肠黏膜内脱垂、脱肛（直肠脱垂）治疗（图 7-15，图 7-16）：见本章相关内容。

（6）肠套叠治疗：采用手指或肛管内灌中药"通便汤"，送回套叠的肠管。

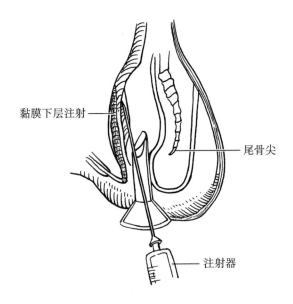

图 7-15　直肠黏膜内脱垂治疗

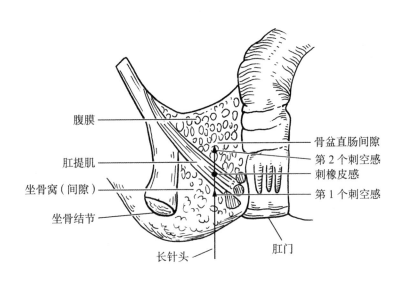

图 7-16　间隙窝注药

(7) 合并直肠子宫凹、滑动疝配合小针刀修补术。

(8) 合并肛门括约肌松弛，甚至外溢粪液。采用钩头小针，紧缩肛门术。

(9)手术后仍要口服中药升举汤辅助治疗。

三、肛门三角下降综合征

【病因病机】

肛门和肛管位于两侧坐骨结节连线水平位置之上,骶尾骨前侧的肛门三角正中。由于长期用力排便,尤其是干燥粪块时可引起盆底肌肉和肛管直肠肌肉松弛,迫使肛门和肛管下降,甚至脱出肛门外,并引起相应的症状。

【临床表现】

排便困难,排粪后肛管内感觉不通畅,或肛门三角下坠感。有的伴内痔或直肠黏膜脱垂、脱肛。老年人患肛门括约肌松弛性大便失禁。

【诊断】

根据排便困难的病史和症状,蹲位检查以肛门和肛管为中心的肛门三角下降,并超越两侧坐骨结节连线水平之下 2~3cm。肛指检查触及,肛门内括约肌和外括约肌松弛。排便造影见肛管、直肠、肛门三角,或盆底位置下降,肛肠角加大,肛管下降超过 2~3cm。

【治疗】

1. 一般治疗

(1)早期患者口服中药升举汤。

(2)合并直肠黏膜脱垂,或内痔患者采用弯头负压吸力式套扎枪套扎和注射治疗(详见"痔")。

(3)合并脱肛患者采用两侧坐骨直肠窝注射治疗法(详见"肛门直肠脱垂")。

(4)合并肛门松弛性大便失禁(详见"老年人肛门括约肌松弛性大便失禁")。

2. 钩头小针,紧缩肛门术　钩头小针沿肛外针眼插入,将内括约肌和外括约肌皮下环钩出分别结扎,再送回。

第8章　肛肠出口排便失控性疾病

第一节　慢性溃疡性结肠直肠炎

慢性溃疡性结肠直肠炎是一种多种原因及不明原因的炎性肠道病，其发病率较高。溃疡性结肠炎相当于中医学泄泻与痢疾病，综观整个病程，还是属于痢疾，以久痢为多。另外，结肠与直肠均属大肠腑范围，如痢疾入脏，可由肠胃累及脾肾或入侵营血与肝肾。

【病因病机】

多与遗传因素、感染、精神、免疫及酸化学说（肠道分泌物过多、溶菌酸酶破坏黏膜对肠壁的保护作用，引起细菌侵入，发生黏膜坏死导致溃疡形成）等有关，并发生病理改变。非特异性者多局限结肠黏膜层、黏膜下层，严重者可侵犯肌层和浆膜。内镜下早期黏膜充血、水肿颗粒状、点状出血，渗出发展成溃疡。慢性期黏膜挛缩，纤维包围或假息肉。

本病有实证和虚证之分。

1. **实证**　病变机制是虚热或寒虚蕴结大肠。大肠转运功能失利，以致腑气不行，气机不利，故以腹痛为主。热迫大肠故里急；邪伤肠络故面红耳赤，气血凝滞，温蕴不化，故败瘀夹温；化而为脓及黏液。

2. **虚证**　病久肠肾损伤致中气虚亏，脾阳不振。再由脾胃反肾（子病累母）命火衰微，形成脾肾两虚，是痢久伤阳病机。以上为伤阳。久痢伤阴致营血耗伤，损及脾肾与肝阴，也有温热不化致寒温郁而化热，致邪热入侵营血致动风惊厥或自闭外脱。以上为伤阳伤阴、动风惊厥。

【临床表现】

1. **湿热型**　腹泻，便脓血，赤白夹杂、里急后重，腹胀、腹痛、发热身倦，口苦咽干，小便短赤，舌苔黄腻，脉滑数。

2. **肝脾不和型**　腹泻、腹痛、痛即欲泻夹黏液脓血、苔薄白，脉弦细。

3. **脾胃气虚型**　腹痛时作时止，里急后重，黏膜液化，血便，腹胀隐痛,舌淡,苔白,脉细。

4. 脾肾阳虚型 便溏胶冻夹脓血,五更泻,腹胀冷痛,舌淡,苔薄白,脉沉细无力。

5. 血瘀型 泄泻不爽,腹痛有定处,按之痛甚,舌暗红,舌边有紫斑,脉弦小涩。

【诊断】

首先通过光导纤维结肠镜检查确诊,并与肠癌、菌痢、阿米巴肠炎等鉴别。中医辨证以脾、肾为主,脾肾阳虚及气滞血瘀多见。临床多表现为虚中夹实。

【治疗】

1. 中药汤剂治疗

(1)湿热型:健脾清热汤,一煎口服,二煎保留灌肠。

(2)肝脾不和型:健脾疏肝汤,一煎口服,二煎保留灌肠。

(3)脾胃气虚型:健脾和胃汤,一煎口服,二煎保留灌肠。

(4)脾肾阳虚型:健脾补肾汤,一煎口服,二煎灌肠。

(5)血瘀型:健脾化瘀汤,一煎口服,二煎灌肠。

2. 钩针穴位埋线

(1)主穴取中脘、下脘、足三里(双)、天枢(双)、气海。有五更泄者加中膂俞、关元;有脓血便者加大肠俞、胃俞、长强、阴陵泉;脾虚者加脾俞,肾虚者加肾俞。穴位消毒麻醉,1%利多卡因加亚甲蓝长效液点状局麻。

(2)用钩针从穴位下缘刺入,从穴位上缘穿出,再将0-0羊肠线钩进穴位留置,拔出钩针,并剪断羊肠线。穴位针眼用创可贴贴敷。

第二节 老年人肛门括约肌松弛性大便失禁

老年人肛门括约肌松弛、萎缩性大便失禁是指老年人机体功能减退,肛门括约肌萎缩,直肠环松弛引起肛门括约肌功能减弱,不能随意控制排便和排气。

【临床表现】

咳嗽、下蹲时有粪便黏液外溢;走路时内裤有粪便溢出;不能随意控制排便排气。肛门检查见肛门闭合不严,呈椭圆形张开,肛门潮湿,肛门收缩无力。直肠检查肛门括约肌收缩无力,肛门直肠环张力差,肛管直肠测压肛管波静息压和最大缩窄压均较正常对照组差,盆底肌电图检查轻度收缩,电压降低。

【诊断】

主要是依据病史、肛指检查、钡灌(肠造)影测压试验。但要鉴别诊断。肛肠测压仪图像分析:肛管波静息压均在 5cmH$_2$O 以下,肛管收缩压均为 100~150cmH$_2$O。盆底肌电图像分析所示,横纹肌电位两侧均产生多相波。

【治疗】

右侧卧位,消毒铺巾,于尾骨尖与肛门缘中点进行点状局麻,左手示指深入肛管,摸到肌间沟其上缘为内括约肌,其下缘为外括约肌皮下部。右手持钩状小针,仍从点状局麻针眼插入肛管后侧。在左手示指肛管内导引下,右手持钩针先将内括约肌钩出,用弯蚊式血管钳对拢钳夹,羊肠线结扎,然后再送回针眼,再将外括约肌皮下部同法钩出结扎也送回针眼。针眼外敷创可贴即可(图8-1)。

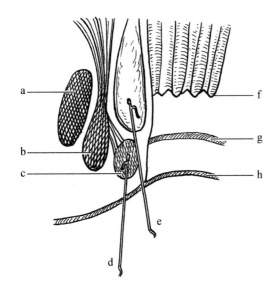

图 8-1　肛门括约肌松弛钩头小针紧缩术

a. 外括约肌深部;b. 外括约肌浅部;c. 外括约肌皮下部;d. 钩头小针钩出外括约肌;e. 钩头小针钩出内括约肌;f. 齿线;g. 肌间沟;h. 肛门

第三节　肛门失禁

【病因】

1. **神经源性失禁**　儿童因先天性畸形,如脊柱裂、脑脊膜膨出,或者成年人因脊髓外伤引起肛门失禁。

2. **外伤性失禁**　因肛门直肠外伤,括约肌断裂、粉碎、感染、瘢痕形成等。

3. **医源性失禁**　因手术不当损伤肛门括约肌,分娩撕裂伤,注射药物感染,瘢痕形成等。

4. **其他**　如肛门直肠先天性畸形、直肠低位癌和肛管癌、会阴人工肛门等。

【发病机制】

肛门主要功能是控制排便,其机制非常复杂,至今尚了解不多。但认为括约肌功能、直肠-肛门角、直肠肛门感觉、直肠抑制反射、直肠储存大便量及直肠腔的可忍受量、大便量及其稠度、直肠的推进力均参与控制排便。在肛门、直肠严重外伤,或直肠低位癌、肛管癌患者肛门、括约肌、直肠已严重损伤或整个被手术切除,需要用结肠或乙状结肠人工代替直肠、肛管、肛门。手术重建直肠肛管后,随着时间延长,直肠肛门的感觉、直肠抑制反射、直肠储存大便量等会逐渐完全或部分恢复。

【治疗】

主要采用股薄肌移植术。

1. **术前准备**　一般准备:手术前 2d 洗肠,服甲硝唑 0.4g,每日 3 次;女性,阴道准备:术前 1d 清洁洗肠,洗净大腿、小腿上部,用碘酒、乙醇消毒,然后用干净绷带包扎,静脉输入红霉素 0.5～1g 和甲硝唑 250ml。手术当天禁食。一般腰麻生效后,移植手术开始。

2. **手术过程**

(1)整个手术过程包括:①大腿内侧 2 个切口;②小腿胫骨粗隆处 1 个切口;③肛门处 1 个切口;④腹股沟或坐骨结节 1 个切口共 5 个切口,另有 3 个隧道:①大腿上 1/3 切口至肛门切口之间,围绕肛门隧道;②肛门切口至股薄肌止腱固定处之间的隧道;③关键在围绕肛门的隧道。隧道需呈"喇叭"状,这符合股薄肌解剖特点,股薄肌植入后易成活并起滑车作用,达到恢复肛门功能最好水平(图 8-2 至图 8-13)。

（2）距耻骨结节下方 12cm 处,相当于大腿上 1/3 和中 1/3 之间内后侧有股薄肌血管神经束(应用探针小斜刀分离),是主要供应营养的血管及支配神经,一旦损伤会造成股薄肌供血不足或坏死,致手术失败,必须加以保护,切勿损伤。

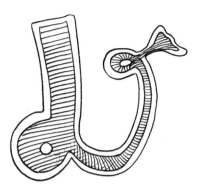

图 8-2 肛门移植股薄肌基本术式

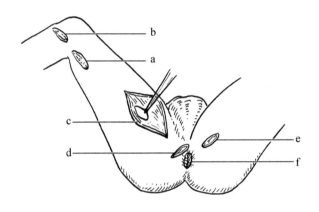

图 8-3 手术切口

a 和 b.股薄肌下端切口;c. 股薄肌上端切口;d 和 e.
股薄肌围绕肛门切口;f. 肛门隧道切口

（3）股薄肌移植最后肌腱固定前,另换手套,示指插入肛门肛管,测量其紧缩程度,认为越紧越好。助手牵紧股薄肌的末端,维持已确定的紧缩程度,把双腿放平,进行缝合固定。

（4）术毕,一定把取股薄肌的大腿侧用绷带包扎压紧,目的是防大腿皮下出血。

3. 手术后护理 禁食 3d,不禁水,平卧,可轻轻翻身或活动下肢。应用抗生素,以防感染。肛门部伤口以显露为好,保持干燥、清洁,有分泌物或稀便溢出,随时清洁消毒。手术后 2 周开始轻轻做肛门收缩练

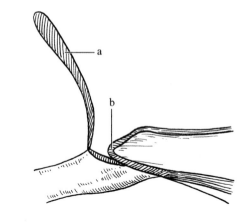

图 8-4　小针刀游离股薄肌

a、b. 为肌缘

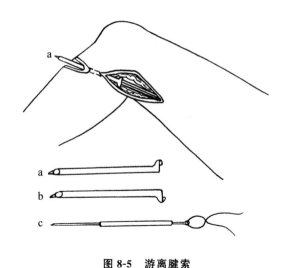

图 8-5　游离腱索

a 和 b. 游离小针刀顺时针一把,逆时针一把。

专用腱索游离小针刀;c. 探针挂线小直刀

习,坐马桶排便。注意动作要轻缓,3 周后逐渐加强肛门收缩练习,练习强度随时间延长,长期坚持功能训练,一般肛门功能恢复良好。

4. 肛门功能评定标准

(1)优:排便功能与正常人相同。

(2)良好:能完全控制干粪,不能很好地控制稀粪。有的患者有时用

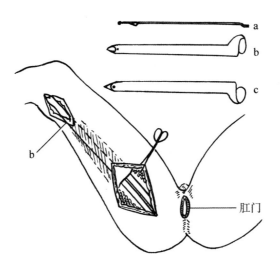

图 8-6　股薄肌游离小针刀

a. 斜小针刀；b. 顺时针专用游离小针刀；c. 逆时针专用游离小针刀，游离股薄肌后壁和两侧壁及前壁，一般两刀操作后股薄肌，再用小针刀游离配合

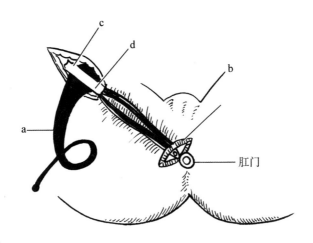

图 8-7　建立隧道

a. 股薄肌；b 和 c. 隧道；d. 隧道板

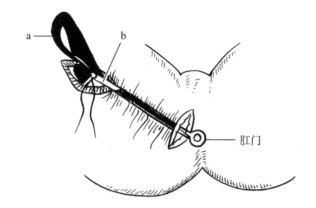

图 8-8　插入引线用小针刀

a. 股薄肌；b. 引线用小针刀

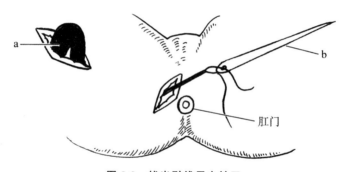

图 8-9　拔出引线用小针刀

a. 股薄肌；b. 引线用小针刀

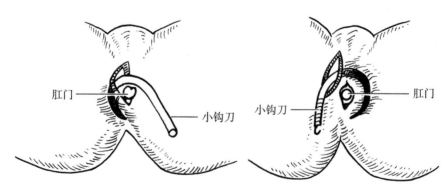

图 8-10　隧道探道小钩刀（顺时针、逆时针各 1 把）

隧道探道小钩刀起探道和通开瘢痕的作用

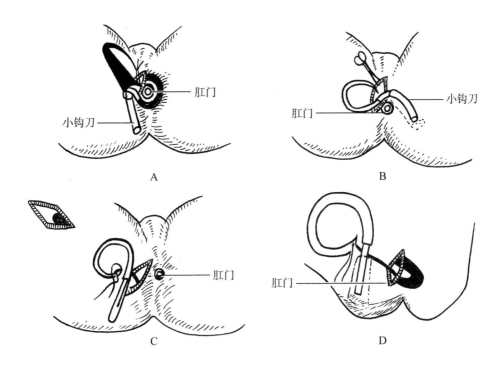

图 8-11　小钩刀在建立隧道中的应用

A. 小钩刀通开隧道;B. 拔出小钩刀;C. 隧道器、小钩刀(顺时针、逆时针各 1 把),如用右大腿的股薄肌;D. 逆时针隧道器小钩刀可顺利地把股薄肌引入肛门肛管周围

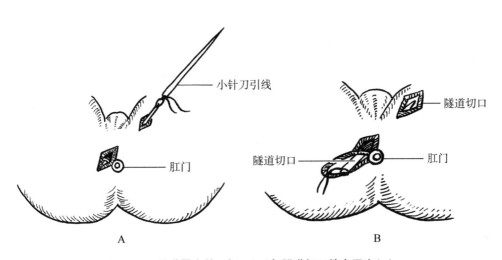

图 8-12　隧道器小针刀切口(A)与隧道切口缝合固定(B)

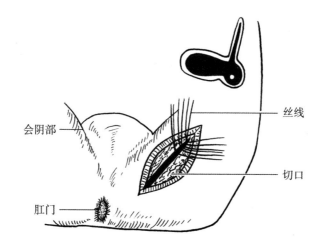

丝线

会阴部

切口

肛门

图 8-13　止腱固定缝合

灌肠来调节排便,不用带垫。

　　(3)较好:因有稀粪污染衣裤,需要经常带垫。

　　(4)无效:无排便感觉,完全失禁。

第9章 肛肠肿瘤

第一节 良性肿瘤

一、直肠息肉

息肉是肠道常见良性肿瘤,多发生于结肠和直肠,为球形或卵圆形肿物,由蒂与黏膜附着。可以有许多个集聚于一段或全部结膜或直肠(称为结肠息肉病),也可单发,或有数个分散于直肠内(称为直肠息肉)。大者直径可达数厘米,小者呈小结节样隆起于黏膜上。直肠息肉也有恶性变的可能,但远较结肠息肉病少见,以儿童多见。

【病因】

发生原因目前还不太清楚,多发息肉病似与家族遗传有关;直肠息肉并无家族遗传因素。有学者认为,可能由于胚胎发育异常,或因为慢性刺激所致。

【临床表现】

最常见便后肛门出血,色鲜红,且与粪便不相混杂,或便后可见息肉脱出,其他无特别感觉。

【诊断】

指检时可以摸到单个或数个质软而有弹力的小球状肿物(小者如豆,大者如核桃)。用窥肛器检查,可见到有蒂的卵圆形肿物吊挂在肠壁上,色红或紫赤,表面光滑,有光泽,质脆,易出血(图9-1)。若便后能脱出肛外者,则更易诊断。但是,如果见到多发息肉,则应想到结肠息肉病的可能,应进一步确定发病部位和广泛程度。如在结肠息肉病患者的口腔黏膜及口旁皮肤处,可见到多数黑斑,或常有腹痛、腹泻症状,且大便多混有黏液。最好进行光导纤维结肠镜检查,以肯定诊断。因为息肉病的治疗和预后与直肠息肉不同,必须引起注意。

此外,直肠或乙状结肠另一种较少见息肉为乳头状或绒毛状瘤,多为单个且比较大(图9-2),基底广阔,表面平滑,很易出血。

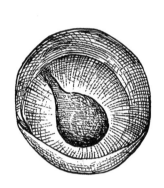

图9-1 带蒂直肠息肉

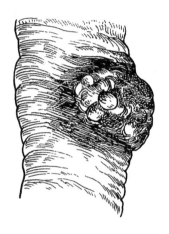

图9-2 直肠广基良性息肉

【治疗】

1. 息肉套扎 用弯头负压吸力套扎枪套扎小息肉。在胶圈套扎前注入亚甲蓝长效止痛药,肛内挤入九华膏。

2. 结扎法或钝剥法 对长蒂直肠息肉可用结扎法。方法是将息肉自根部单纯结扎,或以缝针贯穿结扎。术后于肛管内注入九华膏。一般3～5d息肉即可脱落。钝剥法是用手指自息肉根部钝性剥离,使息肉与蒂脱离(或捏断),不可用暴力扯掉,以防出血。

3. 小针刀切除 息肉基底广阔者宜行小针刀手术切除。

二、肛门乳头状纤维组织瘤

乳头状纤维组织瘤,又称乳头瘤,是指肛门乳头肥大。

【病因】

多由于排便时创伤或肛门乳头附近组织炎症的影响而发炎,加之反复发作,日久逐渐肥大,在排便时可以脱出肛门外。

【临床表现】

经常感觉肛门部瘙痒(似蚁走感),有时排便后乳头脱出肛门外,如有内痔脱出时更易将其带出。发炎时可有里急后重感。

【诊断】

根据特有症状，或便后脱出肛外时可看到如锥体形的小肿瘤，色淡，质稍硬，即可确诊。如不能脱出者，用窥肛器检查，可发现在齿线附近有灰白色肥大乳头（图 9-3），指诊可摸到细长锥体形较硬的肿物。

【治疗】

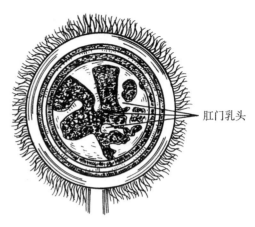

肛门乳头

图 9-3　乳头瘤

窥肛器下观察可见肥大乳头

1. **结扎法**　用窥肛器扩开肛门，找到乳头瘤根部（在齿线上），用丝线从根部结扎，以断绝血流。如有脱出肛门外者，可直接采用上法结扎（图 9-4）。

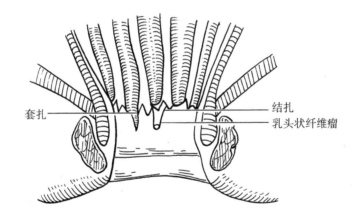

套扎

结扎

乳头状纤维瘤

图 9-4　乳头状纤维瘤

2. **套扎枪治疗**　小乳头状纤维瘤合并有内痔者，分别用套扎枪套扎（图 9-4）。

3. **小针刀切除**　乳头瘤基底宽者采用小针刀切除治疗，创面敷痔瘘散。

第二节　肛门、直肠癌

肛门、直肠癌在《外科大成》一书已有记载,如"锁肛痔、肛门内外如竹节锁紧,形如海蜇"。

一、肛　门　癌

肛门直肠癌之病因目前还不清楚。

肛门瘢痕、白斑、湿疹、痔瘘等均可能发生癌变,形成肛管癌(此多属于鳞状细胞癌)。

【临床表现】

肛门或肛管癌,初起在肛门旁皮肤上出现硬的结节,逐渐长大,而表面出现破溃,形成特殊的边缘凸起,并向外翻、溃疡,常有血性分泌物,有疼痛感;如合并继发感染时,可出现红肿和剧烈疼痛;如侵犯到括约肌时,可有里急后重、大便失禁(严重者)或排便困难、粪便形状变细等症状。

【诊断】

根据上述病史和临床表现,应首先考虑到癌症的可能。因为这种癌瘤可以在肛门瘘管的基础上发生;也有由于癌的存在而继发感染形成肛瘘者,而两者在治疗和预后上则相差很远。因此,应早期做出诊断,遇有可疑时,最好做活检。

二、直　肠　癌

【病因】

直肠癌也有一部分是由息肉转变而来。另外,持久性肛瘘亦可能转变为癌(此多属腺癌)。

【临床表现】

直肠癌早期除直肠黏膜上触及较硬结节外,当出现症状时多已进入较晚期。其症状主要是由于癌体增大,粪便中混有新鲜血液和黏液,并染有脓性物,出现粪便少而形状细扁,癌肿侵犯骶神经丛时,则在直肠内或骶部出现剧烈的持续性疼痛,且向腹、腰及下肢放射。如侵犯至膀胱及尿道时,则会出现排尿困难或尿频及尿痛感。晚期表现明显消瘦、食欲缺乏、贫血、水肿等。

【诊断】

1. **指检** 是十分重要的简易检查。在直肠黏膜上可以摸到有结节凸起,凹凸不平,质硬底宽,与下层组织粘连,固定不动。同时,周围黏膜糜烂,常有脓血粘于指套上。如多在癌的中央形成溃疡,边缘凸起不平。如位于肠壁周围,可触及环形狭窄。

2. **窥肛器检查** 将窥肛器插入直肠后,可见癌的位置、形状、溃疡大小、有无脓血;可见底部宽广、边缘不整、色红紫、质脆、溃疡边缘凸起外翻、基底有坏死(图 9-5)。在插入窥肛器前,须指诊了解肛门有无狭窄,无狭窄时才能用窥肛器徐徐插入,不得勉强插入,否则因肿瘤质脆,会引起大出血。

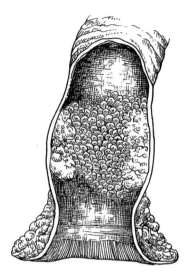

图 9-5　直肠癌

3. **活检** 可疑癌瘤均应做活检。方法是用窥肛器扩开肛门,于癌瘤边缘(不要选坏死组织和离癌远的组织)用刮匙小针刀旋切取一块组织,做病理检查。

【治疗】

肛门直肠癌目前较有效的治疗办法是争取早期做彻底切除,以达到根治。如晚期不能根治,只好采用中西医药物疗法,以减轻症状。

1. **配合用双面小针刀手术** 在 Miles 手术基础上进行。将乙状结肠游离后提起,直视下剪开分离直肠上段的骶前筋膜和直肠固有筋膜之间的网状疏松结缔组织后进入该间隙。右手持小针刀仔细寻找前述延伸的间隙或薄弱处,边探边进,逐步扩大其孔隙。用力点尽可能靠近肿瘤直肠壁一侧,切勿伤及骶前静脉,以免引起大出血。在左手示指辅导下从另一端拔出小针刀后,在小针刀柄孔系上丝线留挂在该间隙中。一旦发生大出血,则将该丝线立即结扎紧,可以起到止血作用。一般进展顺利则以线代刀,将丝线均匀地用力结扎(不打结),借其力勒割开该间隙。或小针刀将粘连在间隙中的癌肿块分别切开,或用线挂勒割开,或于相应的部位注射抗癌液以扩大其间隙,再从注射针眼处插入小针刀探切,分别穿过丝线勒割该间隙。以点带面,逐渐扩大范围,逐步将直肠后壁癌肿从骶前筋膜间隙至尾骨尖完全分割切除。照此法,从直肠两侧壁分离至肛提肌水平,男性从直肠前壁分离至前列腺的后方,勿伤及精囊;对残留在骶前筋膜或输尿管上的癌肿,采用电刀烧灼和抗癌药物封闭给予配合治疗;勿再钝性分离或切除造成骶前大出血,之后酌情再做腹部人造瘘口或保留肛管,或行肛门重建术(图 9-6)。

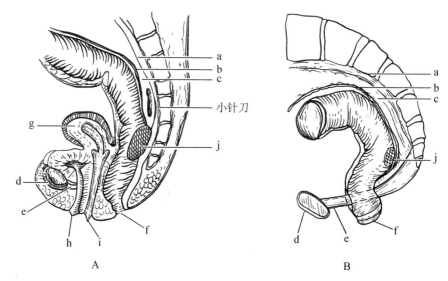

图 9-6 直肠后壁肿瘤双面小针刀配合手术

A. 直肠后壁处理;B. 骶前间隙处理

a. 骶前筋膜;b. 直肠固有筋膜;c. 骶前间隙;d. 耻骨联合;e. 耻骨直肠肌;f. 肛门;g. 子宫;h. 尿道;i. 阴道;j. 肿瘤

2. 小钩针配合螺旋管支架肠吻合术 按 Miles 手术游离乙状结肠及直肠并松解结脾曲,采用 GF-Ⅰ型(34mm)吻合器进行吻合。完成后用两叶肛门镜插入肛门内检查吻合口,如有钽钉脱落或吻合裂再给缝合。然后将螺旋塑料管于肛门口用小钩针置入吻合口及上端,起支撑吻合口,引流吻合口上端粪液作用。流出肛门外,防治吻合口漏。螺旋管下端再接肛管外引流瓶中(图 9-7)。

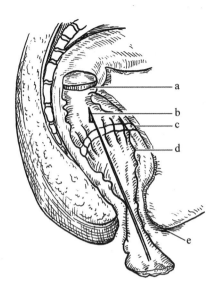

图 9-7　小钩针配合螺旋管支架肠吻合术
a. 直肠上段；b. 小钩针；c. 吻合口；d. 螺旋管；e. 肛门

第10章　肛门直肠少见病

一、肛门会阴坏死性筋膜炎

【病因】

肛门会阴坏死性筋膜炎,可继发会阴部各种损伤,如肛周脓肿等,可采取肛门硬化剂注射治疗。肛门或会阴手术后,常合并有慢性消耗疾病,如糖尿病、肿瘤、肝硬化及长期使用免疫抑制药等。坏死性筋膜炎是一种少见的坏死性软组织感染,如不及时治疗,往往死于败血症和毒血症。

致病菌多为溶血性链球菌、大肠埃希菌,伴有厌氧菌感染多为混合感染。

【临床表现】

感染主要侵犯皮肤、皮下脂肪和浅筋膜,可出现广泛坏死,但不累及肌肉。表现主要为突然寒战高热,肛门会阴部皮肤开始红肿,类似蜂窝织炎或丹毒,进而引起浅筋膜广泛坏死。

【治疗】

硬膜外麻醉。肛门或会阴部脓肿可触及捻发感或波动感。在脓肿上下缘和内外缘分别用刮匙小针刀插入脓肿下缘,并在脓肿壁旋转切割多个圆洞,再在脓肿相对应的上缘与下缘各刺破并穿出脓肿壁,旋转切割成另2个圆洞,使脓肿上缘与下缘有两个对口。然后用粗丝线系在刮匙小针刀颈部,从脓肿下缘切口退出刮匙小针刀,使粗丝线留挂在脓腔作为引流丝线。照此方法,将脓肿内缘与外缘做第2个对口挂线引流。再将脓肿中部做第3个对口挂线引流。将坏死的筋膜同时刮出脓腔。最后用过氧化氢冲洗脓腔,外敷中药消脓膏,黏膏固定(图10-1)。

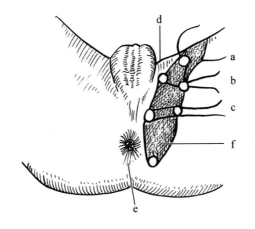

图 10-1　坏死性筋膜炎小针刀洞式对口挂线引流

a. 上下缘口引流线；b. 内外缘口引流线；c. 中部口
引流线；d. 会阴；e. 肛门；f. 坏死筋膜

二、肛门海绵状血管瘤

病因不清。根据病史、粪便有鲜血、坠胀感及肛门镜检查可确诊。

1. 小针刀疗法　取侧卧位，消毒，局麻。术者先用左手示指插入肛管内约 1.5cm，确定括约肌间沟的上缘即为内括约肌，按压固定。右手持斜面小针刀从肛门外缘右侧点状局麻针眼插入。在肛管内左手示指引导下，隔着肛管左手示指尖摸到小针刀顶端，随着右手持斜面小针刀，两手指同时上下配合，纵行切开内括约肌 1.3～1.8cm。切忌横切，以免刺穿肛管腔。拔出小针刀，术毕（图 10-2）。

2. 套扎式和注射　在圆头缺口电池灯肛门镜下，使海绵状血管瘤凸入镜中，再用弯头负压吸引套扎枪扣入，使胶圈套扎在基底部，并于胶圈套扎后上端注入消痔灵 1ml 充盈，使呈水泡状。同法治疗另外血管瘤或内痔（图 10-2）。

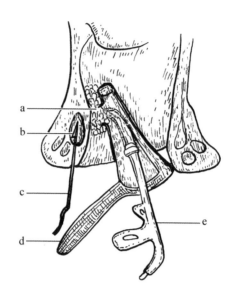

图 10-2　海绵状血管瘤套扎式注射,配合小针刀疗法
a. 海绵状血管瘤;b. 内括约肌;c. 小针刀;d. 肛门镜;e. 套扎枪

三、大肠肛门放线菌病

　　大肠肛门放线菌病多为慢性化脓性肉芽肿性炎症,有时伴脓肿和溃疡形成。肛周肿物没有明显的疼痛,只有坠胀感或坠痛,肿物质硬,一般2cm大小没有波动感。

　　在超声波检查时也可用穿刺法吸出肿物内液体。如液体有臭味,呈硫黄色,内有颗粒,病检一般为放线菌。应与肛门脓肿、肿瘤、结核鉴别。鉴别依据为分泌物病检,也可用钩状小针刀,刺入肿物内钩取一些组织送病检确诊。

　　采用骶裂孔阻滞麻醉或局麻。手术前用亚甲蓝液画出肿物边界,用小针刀从肿物基底部刺入,连同皮肤、皮下整块,清除。如伤口有污染,可开放引流,外敷中药外痔贴;如伤口清洁,也可缝合。切除肿物,送病理检查。

四、闭孔肌肥厚致肛门抽动痛

　　病因不清,病史间断,不明原因肛门内抽动痛。无肛门裂、肛窦炎,肛门外观无异常。肛门镜、盆腔 CT、B 超均无异常。肛指检查在肛管直肠两侧或一侧检查可触及约 2cm×4cm 大小、质软、条索样、肥厚闭孔内肌，上端入坐骨小孔，下端止于坐骨结节内侧。

　　取截石位，消毒，局麻。术者左手示指伸入肛管，隔着肛管壁触及条索状肥厚的闭孔内肌止于坐骨结节，其间隙为坐骨直肠窝。右手持斜面小针刀于肛门缘与坐骨结节、皮肤中点、经局麻针眼插入坐骨直肠窝。在肛管内的左手示指引导下隔着肛管，摸到小针刀顶端，随着右手持斜面小针刀两手指同时上下配合纵行切开条索状肥厚闭孔内肌 1.5～3cm，切忌

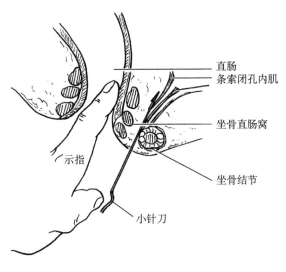

图 10-3　闭孔内肌纵切术

横切，勿刺穿肛管腔，拔出小针刀，术毕（图 10-3，图 10-4）。对侧同法治疗。

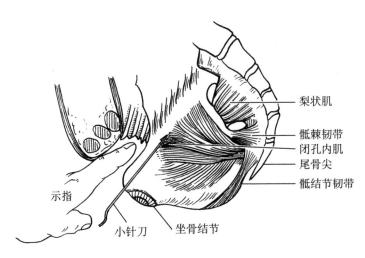

图 10-4　闭孔内肌肥厚纵切术

五、骶尾部脊索瘤疼痛

病因不清,排便后仍感排不尽,伴下腰骶臀部疼痛。尿频、排尿困难,无脓血便。腰骶 X 线未见异常,CT 和切除病检诊断"骶尾部脊索瘤"。肛门指检可扪及骶前肿块约 2cm×2cm,质硬、光滑,移动差。指套无血染。

取侧卧位,骶管阻滞麻醉,术者先用左手示指插入肛管内摸到尾骨尖,向上触及骶前肿块。右手持肛肠斜面小针刀,经尾骨尖前至肛门缘中点的点状局麻针眼插入。在肛管内的左手指引导下隔着肛管直肠左手指摸到小针刀顶端,随着右手持斜面小针刀,两手指同时上下配合纵行切割骶前肿块 1 圈,切忌横切,勿刺伤骶前静脉丛,以免出血。拔出小针刀,再用直血管钳插入针眼扩大间隙,将骶前肿物钳夹,拉出肛管外,针眼外敷创可贴(图 10-5)。

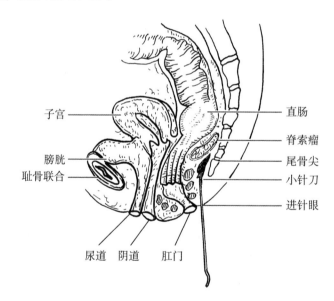

子宫 —— 直肠

脊索瘤

膀胱 —— 尾骨尖

耻骨联合 —— 小针刀

进针眼

尿道 阴道 肛门

图 10-5　骶尾部脊索瘤切除术

六、肛门直肠子宫内膜异位症

子宫内膜异位于小肠、大肠;好发于直肠;也可见于肛周或会阴皮下,引起周期性并与月经周期相关的便血。1860 年,Roktansky 首次发现子宫内膜异位症。Farinonam 认为,结肠或直肠子宫内膜异位好发于育龄妇女,占 15%～40%。

【病因】

子宫内膜种植。内膜异位为月经逆流所致,即子宫内膜碎片随月经倒流发生异位症,或与遗传基因、免疫因素等有关。

【病理】

直肠子宫内膜异位症初期可见紫蓝色小点,并向阴道直肠隔发展,形成包块压迫直肠,向直肠壁浸润。肠道子宫内膜异位症,严重者可形成肿块导致肠梗阻。

【临床表现】

有肠道症状与妇科子宫内膜异位的症状。如出现与月经有关的周期性腹泻、下腹痛、恶心、呕吐或肠梗阻,并有与月经有关的肛门出血,尤其是经期便血,严重者可出现贫血;伴有腹胀、周期性肠绞痛,可波及直肠,肛指检查可触及肿块或狭窄。

【诊断】

主要依靠病史、临床表现及相应的辅助检查。对周期性肛门便血,尤其与月经有关的便血,伴有腹痛或有不孕史、痛经史,均要进行妇科检查。肛门直肠检查发现有结节、肿块、狭窄的病灶,要进行活检,要与直肠癌或炎症疼痛便血鉴别。

【治疗】

1. **药物**

(1)假孕法:应用孕激素造成类似人工闭经。甲孕酮(安宫黄体酮)加服炔雌醇。

(2)假绝经法:应用药物诱导假绝经,以减少卵巢激素的分泌,使子宫内膜萎缩。口服达那唑。

2. **激光小针刀治疗** 在病灶部位进行激光,小针刀全切,汽化治疗,也可用高频小针刀电灼治疗。

3. **手术治疗** 切除卵巢内膜异位囊肿、肠道病灶(图 10-6)。

【预后】

本病预后良好。目前未见有肠道子宫内膜异位症癌变的报道。

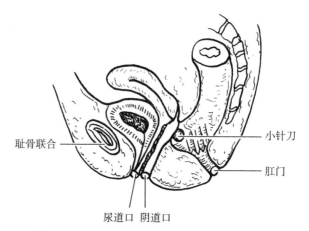

耻骨联合 —

— 小针刀

— 肛门

尿道口 阴道口

图 10-6　肛门直肠子宫内膜异位症小针刀疗法

七、肛尾肠囊肿

　　肛尾肠囊肿,即直肠发育期囊肿,主要是压迫直肠引起排便困难。常有排便困难、便秘、排便次数多或伴尿频、坐骨神经痛,女性患者伴会阴下坠。肛指检查可触及直肠前壁外肿块或囊肿,有波动者可以穿刺取囊液病检(图 10-7)。

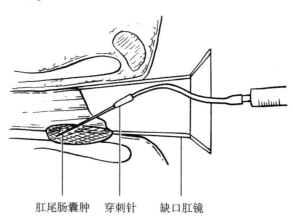

肛尾肠囊肿　穿刺针　缺口肛镜

图 10-7　肛尾肠囊肿穿刺术

　　采用双面小针刀手术完整切除囊肿,并送病理检查(图 10-8)。身体衰弱不宜手术者,可以用刮匙小针刀行囊肿单纯引流术,以缓解压迫症状。

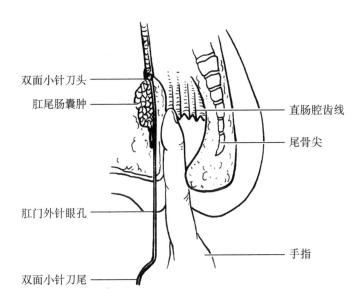

双面小针刀头

肛尾肠囊肿

直肠腔齿线

尾骨尖

肛门外针眼孔

手指

双面小针刀尾

图 10-8　双面小针刀囊肿切除术

八、肛旁藏毛窦

肛旁藏毛窦是肛门旁皮肤上藏有毛发的窦道,多发生在肛门后方骶尾部。其发病常与肛旁皮肤损伤、感染等,致毛发侵入所致。局部检查常见肛门旁或骶尾部皮肤隆起、硬结、发炎或脓液,窦道内有毛发钻出。肛指、肛门镜检查均无异常。

化脓性藏毛窦用刮匙小针刀刮切窦道后引流,外敷消脓膏纱布条。硬结性藏毛窦用钩状小针刀完全切除后外敷痔瘘粉。

附:典型病例

1. 肛门旁子宫内膜异位症

例 1　患者因月经期间肛旁肿胀 1 年半,伴疼痛 4 个月,患者分娩时曾行会阴侧切,伤口愈合良好。于月经期出现肛旁坠胀,并可触及一鸽蛋大小肿块,月经过后坠胀缓解,肿块缩小。每逢月经来潮时肿块增大,伴剧烈疼痛,行走、坐位时更加明显。月经后肿块缩小,疼痛减轻。肛门检查:膝胸位肛门旁开处见 4cm×4cm 大小肿块,位于会阴切口处,质硬,有压痛。小针刀手术见肿物呈灰褐色,与皮下组织粘连,有多个囊腔,腔内有陈旧积血。病理检查示纤维组织中见子宫内膜组织、腺体及间质细胞,部分囊腔内见片状红细胞。诊断为子宫内膜异位症(图 10-9)。

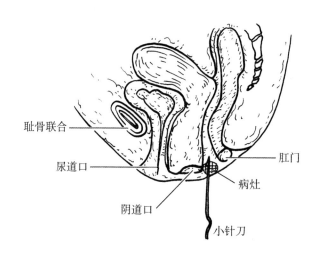

耻骨联合

尿道口

阴道口

肛门

病灶

小针刀

图 10-9　肛旁子宫内膜异位症小针刀疗法

　　例 2　患者因月经期间肛旁肿痛 1 年多,近 2 个月加重。患者分娩时曾行会阴侧切,伤口愈合良好。3 年前发现肛门右前方有一肿块。月经来潮时增大,伴疼痛;月经过后肿块缩小,疼痛减轻,近 4 个月来症状加剧。肛门检查膝胸位旁开见 3cm×3cm 大小隆起肿物,位于原会阴侧切口上,质硬,轻压痛。小针刀手术中见肿块呈灰褐色,与周围组织粘连,改用刮匙小针刀切除。病理检查报告:子宫内膜组织,诊断子宫内膜异位症(图 10-9)。

　　2. 直肠异物

　　例 1　患者,女,16 岁,学生。肛门坠胀,粪便带血,指检直肠可触及金属异物。自述 3d 前将“发卡”吞入胃中。肛门镜下发现“发卡”嵌入齿线上 2cm 的直肠黏膜下,用钩状小针刀取出发卡,给予中药痔瘘粉外敷,治愈(图 10-10)。

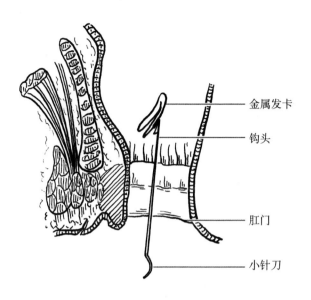

金属发卡

钩头

肛门

小针刀

图 10-10　异物嵌入直肠

例2　男,58 岁,工人。肛门肿胀持续跳痛,粪便带血伴发热,体温 39℃,指检直肠内可触及较硬异物。自述发病前 4d 不慎将"义齿"吞入胃中。肛门镜下发现"义齿"嵌顿在齿线上 2cm 黏膜下,隆起 3cm×3cm 脓肿,用钩状小针刀取出。有脓液流出,改换探针小弯刀,将齿线以下脓肿切开,齿线以上脓肿挂橡皮筋同步治疗。外敷痔瘘粉治愈。

例3　患者,男,45 岁,工人。肛门剧痛,大便带血,指检直肠触及锐利异物,自述发病前暴食"猪排骨"。治疗经过:肛门镜下发现"骨片"卡在齿线以上黏膜层,用血管钳配合刮匙小针刀取出,给予中药痔瘘粉外敷治愈。

例4　患者,男,62 岁。肛门针刺样痛,排便带血。指检触及类似"铁丝"样异物,自述发病前吃火锅暴饮史。肛门镜下发现铁丝嵌入直肠黏膜层内,血管钳、钩状小针刀取出。术后敷痔瘘粉治愈。

例5　患者,男,45 岁,农民。肛门持续跳痛,粪便带血。指检直肠触及枣核异物,发病前有吞食大量"大枣"。肛门镜下发现一枚枣核尖部嵌入齿线上黏膜层,用刮匙小针刀取出,溃疡面敷中药痔瘘粉治愈。

3. 骶尾外伤后肌纤维粘连肛门直肠疼痛

例1 患者,女,42岁,肛周疼痛坠胀不适半年住院。经纤维结肠镜检查无异常,经追问病史有骶尾外伤史。X线检查为尾骨陈旧骨折。肛指检查见肛门直肠后侧至尾骨尖有压痛,耻骨直肠肌紧张痉挛触痛。肛门直肠内示指和肛门外拇指双合诊检查尾骨尖成角屈曲,前后移位,疼痛加重。考虑陈旧尾骨骨折,至耻骨直肠肌粘连痉挛。入院诊断:骶尾外伤,肛门直肠疼痛综合征。

例2 患者,男48岁,肛门直肠疼痛8个月住院。经纤维直肠镜检查无异常,询问病史有骑车摔伤骶尾外伤史。X线检查见尾骨向前错位。肛指检查肛门直肠内示指和肛门外拇指双合诊检查,尾骨尖前后移位,肛门直肠疼痛加重,考虑尾骨尖移位、粘连、痉挛。

上述两例均取侧卧位,消毒,在肛门与尾骨尖之间的中点做点状局麻。术者先用左手指插入肛管直肠腔约3cm,隔着肛管直肠后壁摸到尾骨尖上触及括约肌纤维粘连结节,按压固定。右手持钩状小针刀,从肛门外点状局麻的针眼插进。在直肠腔内左手指的引导下隔着直肠后壁,左手指尖先摸到钩状小针刀顶端导引,随着右手持钩状小针刀在两手指同时上下配合,纵行钩割开尾骨前的耻骨直肠肌纤维粘连结节。切忌横行钩割,勿刺穿直肠腔,拔除小针刀,术毕(图10-11)。两例全部治愈,无并发症。

4. 椎管内肿瘤 患者,男,37岁。肛门下坠,排便困难,每天排便3~5次,每次排便伴有肛门下坠、疼痛、排便不尽感。有腰痛史,外院曾诊断为腰肌劳损,骨质增生。指诊:耻骨直肠肌痉挛,舒张障碍,触痛明显。直肠排便造影显示盆底失弛缓综合征。肌电图检查:耻骨直肠肌和肛门内括约肌均有静息压力反常收缩现象。腰椎X线片仅骨质增生。行小针刀闭合性耻骨直肠肌全束切开和内括约

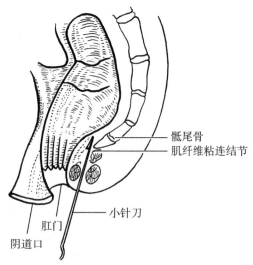

骶尾骨
肌纤维粘连结节
小针刀
肛门
阴道口

图10-11 例1患者骶尾肌粘连小针刀疗法

肌切开术,术后排便困难缓解,但仍有肛门下坠、疼痛和排便不尽感,腰痛加重,再进行腰椎 MRI 检查发现第 4～5 腰椎椎管内占位性病变是椎管内肿瘤,转骨科手术。病检为椎管神经纤维瘤,术后腰痛缓解,排便困难缓解,肛门下坠、排便不尽感均消失。

第11章　肛肠病治疗后并发症

一、内痔注射并发症

内痔注射是治疗内痔的方法之一。虽然操作简单,但操作不当,也会引起多种并发症,如感染、出血、疼痛、内痔脱出、前列腺炎和肛管狭窄、肠穿孔等。

(一)感染

【临床表现】

局部感染多见,大多发生在注射后2～3d。表现肛门坠胀疼痛,有灼痛感、便血、黏液便、大便次数增多、便意不净感、肛门分泌物增多等。低热,周身不适。肛指检查触及注射区轻压痛、硬结、肿胀感,指套有脓血。肛门镜:痔注射后可见点或片状黏膜溃疡直径0.5～1cm,中心有紫色血凝块,有少量渗血,周围黏膜水肿高起。继续发展可引起肛门脓肿,其肛门脓性分泌物,局部红肿、疼痛、畏寒、发热,甚至引起静脉炎、肝脓肿,患者往往伴有黄疸。B超检查可确诊。

【防治措施】

1. 注射前选择病例。如有慢性肠炎或腹泻,尤其近期伴黏液血便,应先治疗肠炎,当症状好转,再选择注射疗法治疗内痔。注射前要排除直肠结肠炎或怀疑直肠癌,应做肛指检查,肛镜检查可以了解直肠内情况。注射前,伴发热、感冒、肺结核、肝炎活动期等,应等病情控制后再进行注射疗法。

2. 注射时要严格无菌、消毒措施;选择注射点尽量一次定针,不要反复多次、多针眼注射,以减少感染面。注射后,用无菌干棉签或苯扎溴铵棉球压迫针眼,待数日再排便,排便后塞入痔疮栓,或九华膏。一旦出现脓肿,则配合小针刀挑割引流术。

3. 注射后口服甲硝唑(厌氧菌)、百炎净片(广谱杀菌药)预防,必要时用抗生素。

(二)出血

【临床表现】

多数为伴发感染后出现便血。主要是注射后,黏膜层创面渗血,量少。如溃疡糜烂面大、腐蚀到痔动脉则引起大出血。

【防治措施】

1. 必须在麻醉下用细羊肠线,以出血点为中心进行,置一海绵一同缝合。然后再用止血海绵蘸痔瘘粉或酌情安全套气囊压迫止血。

2. 操作应轻柔准确,进针适当,药液不能外溢积留在痔核表面。

(三)疼痛

【临床表现】

内痔注射后肛门轻度坠胀感,一般 6h 消失。如操作不当,进针过深可损伤括约肌层,或波及齿线,药液弥散至齿线以下则引起肛门剧痛。继发感染也可伴疼痛加重。

【防治措施】

进针勿过深,勿达肌肉(尤其是括约肌),只限黏膜层、黏膜下层。进针勿过低,应在齿线以上 0.5cm 处进针。注入药液勿过量,以痔黏膜下层变色、隆起为度。为了减轻注射疼痛及肛管水肿,降低肛门直肠角度压力,可配合小针刀闭合性切断内括约肌。

(四)内痔脱出

【临床表现】

多发生痔注射后 1～2d。排便久蹲时,可见被注射的痔核完全或部分脱出于肛门外。继发感染者肛管水肿、剧痛。

【防治措施】

切勿仅注射痔核,应在痔核上部,在黏膜下层一边注射,一边进行封闭各痔核,即对黏膜固有层注射,呈网状封闭,使产生无菌粘连固定。对较大、较多的痔核应采用分次注射法。对注射后已脱出的痔核,应轻轻复位,外敷中药,外痔贴;送回肛门。严重者则配合小针刀,闭合切割外括约肌皮下部及内括约肌,以松解嵌顿环,利于脱出痔核送回肛管内。

(五)前列腺炎或直肠阴道瘘

【临床表现】

多发生注射前位内痔。因进针穿进前列腺、膀胱、尿道注射后表现尿痛、尿急、尿血、尿常规发现红细胞或脓细胞。发生尿潴留、前列腺炎。进针穿进阴道可引起直肠阴道瘘。

【防治措施】

注射前嘱患者先排尿、排便;注射时勿过深,回抽无尿液。注射时必须直视下见痔核明显隆起,一旦发生隆起不明显,应回抽观察回吸液中有无尿液、前列腺液样浑浊物,一旦发生,则按泌尿系统感染或前列腺炎综合治疗。未婚女性可以配合肛管指检防止刺入阴道。

二、直肠硬结症

【病因】

有内痔注射史,如注射消痔灵或其他硬化剂药量过多引起。内痔注射后引起内痔基底部肠壁广泛性变硬,弹性下降尤其注射过深,累及肠内壁肌肉层更易发生直肠硬结症。

【临床表现】

肛门直肠内有坠胀感,便意不尽,排便次数多,有异物堵塞感或大便变细。肛指检查触及直肠齿线附近孤立或盘曲、边缘清晰、表面光滑、质中度的硬结,移动差,无压痛和触痛。肛镜检查见隆起肿块,用刮匙小针刀旋转切除部分送病检为炎症。注意与直肠肿瘤鉴别。

【治疗】

1. **口服中药** 行气活血,消肿散结。如散结汤,一煎口服,二煎保留灌肠。

2. **刮匙小针刀治疗** 排便后取侧卧位。用两叶肛门镜或斜缺口电池肛门镜,将其直肠硬结显露,亚甲蓝、利多卡因点状麻醉,用苯扎溴铵或碘伏消毒后,右手持刮匙小针刀,将硬结由底部从右向左旋转并切除,创面用敷有"痔瘘散中药粉"的棉球压迫。治疗后24h再排便,以后每日肛内注入九华膏,疗程约3周。如没有痛苦,可照常饮食、排便活动(图11-1)。

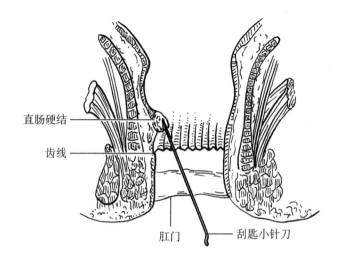

图 11-1　直肠硬结症小针刀疗法

三、破 伤 风

破伤风在痔瘘的并发症中虽然极为少见,但是由于病情严重,病死率高,处理比较困难,因此,应提高警惕。

【感染途径】

破伤风杆菌生存在动物及人的肠道中,随粪便排出体外,可形成芽胞,抵抗力较强,并能在土壤中长久生存,随灰尘飞散而沾染在衣物和皮肤上,因此,创伤总有被破伤风菌感染的可能。在治疗痔瘘的过程中,不论是"明矾压缩""简单开刀""枯痔法"等都会造成新鲜创口和溃疡,因而有发生破伤风的可能。另外,如在伤口内存有坏死组织及异物,组织因炎症引起氧化作用降低,或脓汁引流不畅及某些微生物同时存在等,均有利于破伤风杆菌的繁殖,而发病。

【临床表现】

前驱症状多表现四肢无力、多汗、头痛、腹肌疼痛、说话不便、吞咽困难或伤口处肌肉阵挛等。发病后最早出现最常见的症状是咀嚼肌痉挛,开口困难;以后便发生下颌痉挛、牙关紧闭,因表情肌痉挛而表现一种特有的"苦笑"面貌;当颈部及背部肌肉发生痉挛时会出现躯体向后屈曲,呈角弓反张。对外界任何刺激(如光、声、震动)均可诱发痉挛发作或加剧。

【诊断】

当出现上述症状时,一般容易诊断。但对早期症状不明显容易误诊。如吞咽困难,开口不便,常被诊为咽峡炎、颈部淋巴结炎等;当出现神经系统症状时,有被误诊为脑膜炎者,应注意鉴别。因此,凡发现疑似破伤风症状者,均应仔细询问病史,注意近日来有无外伤或手术史等,严密观察,直至排除此病为止。当然,在伤口检出破伤风杆菌更有助于诊断。

【治疗】

目前由于采用中西医结合的综合疗法,疗效已大大提高。治疗方法主要是消灭感染病灶内的病原体,解除破伤风毒素的毒性,增加机体的抵抗力,预防及治疗并发症。

1. **长期治疗**　进行系统全面的治疗,采取措施如下。

(1)氯丙嗪 25mg,每 6 小时 1 次,肌内注射(或口服)。

(2)水合氯醛合剂 10～20ml,每天 3 次,口服或保留灌肠。

(3)混悬青霉素 40 万 U,每日 1 次,肌内注射(皮试阴性)。

(4)肾囊封闭,隔日 1 次,每次用 0.25% 普鲁卡因 60～100ml。

(5)玉真汤:每日 1 剂。

(6)针刺:每日 1～2 次。常用穴位:人中、风府、大杼、合谷、少商、曲池、涌泉、哑门、百会、三阴交。

(7)饮食,给流质或半流质食物。

(8)B 族维生素、维生素 C:肌内注射。

2. **对症治疗**

(1)中和毒素,于入院后的第 1、2 天,每日用破伤风抗毒素 10 万 U,行肌内或静脉注射(以后可根据情况酌情应用)。

(2)痉挛严重时,用硫喷妥钠 0.5g,行一次肌内或静脉注射。

(3)处理伤口,如适当扩创(并做细菌涂片及培养检查),并用过氧化氢冲洗或玉真散外敷。

3. **特别处理**　如痰涎较多有窒息危险时,应以吸引器吸净。必要时宜及时做气管切开术。

重症患者在行针灸疗法时可诱发痉挛发作,但在行针后有全身肌肉松弛感。此法与止痉药配合使用,可加强治疗效果,故应在注射止痉药物后行针。

【预防】

除了在手术时注意无菌操作,应用器械、敷料也要求严格无菌外,对一些开放伤口(如肛瘘切开,外痔切除术后),应注意引流通畅,最好用痔瘘粉,以抑制破伤风杆菌。对有些伤口,如明矾压缩法、枯痔法、手术后留的伤口,深长的复杂瘘管配合高位挂线疗法者应及时换药。如多存有坏死组织或引流不畅者,除尽可能用痔瘘粉、消脓膏外敷,必要时可考虑给予破伤风抗毒血清(1500U)注射。

四、肛门疼痛

【病因】

肛门周围神经末梢颇丰富,肛管直肠括约肌结构特殊。因肛门皮肤及括约肌受到刺激,加上括约肌痉挛性收缩,致术后剧痛。患者因怕痛而拒绝手术或治疗。有的因疼痛而排尿困难。因尿道与肛门属同一神经分支,相互影响,也可引起排便困难,并形成恶性循环。

【治疗】

1. **长效止痛药**　肛门术后应用。即在手术后注射于肛门术后的伤口,如封闭止痛药,疗效好,无不良反应。止痛药封闭后可缓解疼痛和括约肌痉挛,改善肛周血液循环、淋巴回流及肛门缘水肿,促进伤口愈合。

2. **长效止痛药组成**

(1)1 号液:0.25％布比卡因 4ml,1％亚甲蓝 1ml,肾上腺素 2 滴(高血压心脏病患者不用)。混合后伤口周围封闭。

(2)2 号液:0.5％利多卡因 10ml,1％亚甲蓝 1ml 混合加入肾上腺素 2 滴。混合后伤口周围封闭。

(3)3 号液:1％普鲁卡因 5ml,1％亚甲蓝 1 支(2ml),肾上腺素 2 滴。混合后伤口周围封闭。

(4)4 号液:复方利多卡因(曾用名,复方薄荷脑注射液)10ml,肾上腺素 2 滴。混合后伤口周围封闭。

3. **长效止痛药穴位注射**

(1)适应证:肛门手术后患者,如肛瘘、肛裂、混合瘘、肛门乳头瘤、肛门脓肿术后。

(2)选用穴位：会阴穴、长强穴(图 11-2)。

(3)止痛药：1%亚甲蓝 2ml,0.5%利多卡因 10ml 混合。

(4)操作方法：用 6 号针头,分别注入会阴、长强穴位,进针角度 45°,深 1.5～3.0cm,针进入穴位,回抽无回血无尿液,每个穴位注入 2～4ml 即可。

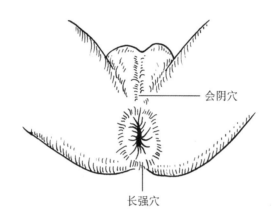

会阴穴

长强穴

图 11-2　长效止痛药穴位注射

4. 效果　会阴、长强两穴具有通络行气活血的作用,再加上长效止痛药的穴封,不但起到针灸的止痛作用,又有药理长效止痛的双重作用。不但止痛效果好,而且缓解了肛门括约肌痉挛,可治疗因膀胱会阴尿道内括约肌的痉挛并发的尿潴留。但应注意,会阴穴勿过深以免损伤尿道。

五、肛 门 坠 胀

肛门手术后机械或炎症刺激,可引起肛门内坠胀不适感或胀满感,合称坠胀。

【病因】

1. **机械刺激**　内痔结扎、直肠黏膜结扎、肛门瘘挂线等刺激均可以出现肛门坠胀感。

2. **换药刺激**　伤口换药、填塞纱条引起坠胀。

3. **炎症刺激**　术后伤口充血、水肿、炎症刺激出现坠胀。内痔手术后因排便,内脱或外脱嵌顿引起坠胀。

【临床表现】

术后感觉肛门下坠、不适感或胀满感,往往引起便意或排便次数增多,也有欲便不解或里急后重感,重者频频如厕,但便后坠胀感并不缓解,十分痛苦。

【治疗】

1. **解除刺激病因**　消炎、消肿治疗或重新换药。

2. **药物治疗**　口服中药秦艽苍术丸。外洗药、祛毒汤、坐浴、肛门内注入九华膏中药。

3. **针灸封闭**　取气冲、长强、承山穴位。

4. **其他**　如合并肠炎应及时治疗。

六、肛肠术后尿潴留

尿潴留是肛肠术后常见并发症,以膀胱充盈,但排尿不行或不能排出为特征。确切机制尚不明确,但各种迹象表明,肛肠术后尿潴留与麻醉引起膀胱张力敏感性下降,或膀胱颈挛缩及尿道括约肌的痉挛有关。

【病因】

1. 肛门局部水肿,压迫尿道。

2. 麻醉后膀胱功能失调。

3. 有前列腺肥大病史或泌尿系统感染。

4. 肛肠术后影响尿道或膀胱位置受牵连。

5. 肛肠术中牵拉或损伤,尿道膀胱神经或因疼痛引起括约肌功能失调。

6. 局部感染累及尿道。

7. 填塞纱布过多压迫尿道。

8. 年迈体弱膀胱无力。

9. 精神过度紧张或肛肠术后伤口疼痛波及影响尿道或不习惯床上排尿。

【治疗】

1. **针灸**　穴位:右侧足三里、三阴交、阴陵泉穴,进针深 1.5～2 寸,中强刺激,得气后留针 30min,每 5 分钟行针 1 次。

2. **穴位封闭** 关元、水道、气海、足三里穴位注射新斯的明封闭。

3. **口服中药** 利尿汤:木通 30g,车前子 30g,通草 15g,黄连 20g,黄柏 20g。

4. **口服西药** 如硝苯地平片。

5. **导尿** 伴男性前列腺肥大者保留尿管。

七、内痔术后出血

对早期内痔采用注射疗法,对较重的后期内痔或混合痔、脱肛,采用内痔结扎法,或贯穿缝扎法。并发手术后出血占 1%～2%。

【病因】

1. 感染

(1)内痔注射局部感染,导致痔蒂内动脉壁软化、分解、破裂出血,或引起肌层组织坏死脱落,血栓形成缓慢而出血。

(2)结扎的内痔脱掉后继发创面感染引起渗血。

2. 缝扎不适合

(1)结扎不牢或仅结扎痔核下部,没有结扎在痔衬垫痔核的基底部。

(2)内痔缝合针贯穿过深,直接伤及痔上动脉。当痔核坏死脱落时,致深部创面血管出血。

(3)痔核过大,根部面积过大,单纯大块的一次结扎致痔核脱落后引起创面大出血。

(4)花冠痔:结扎每个痔核后的间隙过小、过密,导致痔核脱落后创面扩大而渗血。

(5)内痔缝合针贯穿过浅或血管钳钳夹痔核过浅或因未钳夹于痔核的基底部而伤及血管,痔核脱落后引起出血。

(6)结扎痔核后,剪除结扎线以上的痔核,组织过多,以致线滑脱引起出血。

3. 粪便干燥,排便过于用力 使痔核过早、过快脱落,因坏死的痔核中血管闭锁不牢,凝血不牢而出血。

【治疗】

1. 非手术治疗

(1)轻度渗血:凡士林纱布条蘸痔瘘粉压迫即可。也可用 1%明矾水 20ml,保留灌肠,以收敛出血,或 5%～10% 明矾水 50ml 保留直肠灌肠;或消痔灵 10ml,肛内注入保留肛管,直腔内。

(2)中度出血:①用消痔灵,创面封闭注射,再于痔上动脉区封闭。②用橡胶肛管外包裹痔瘘粉插入肛门直肠腔中;注意要超过齿线以压迫创面。将橡胶肛管引出肛外,接盐水瓶,观察直肠腔有无再出血。③口服中药,凉血地黄汤＋黑地榆＋黑槐花＋紫珠草,水煎口服。④静脉输入酚磺乙胺、卡巴克络等。

2. 重度出血安全套气囊治疗

(1)安全套气囊疗法

①安全套气囊制作:用 50ml 注射器将连接的粗针头插入细硬塑料管中,此后置入安全套中,将套口用丝线结扎紧。

②肛指检查并除去积血,将安全套气囊送入肛门,通过直肠环,放入直肠腔内。用 50ml 注射器吸入 150～250ml 空气并推入,使安全套气囊加大,然后用火柴将塑料管烧断封堵即可(图 11-3)。

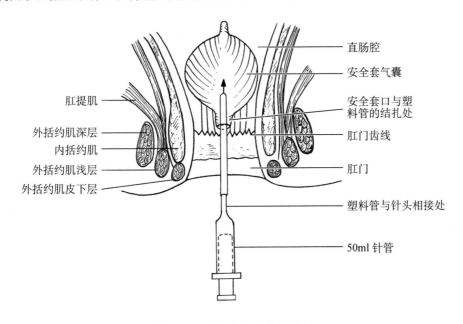

图 11-3　安全套气囊止血疗法

(2)手术治疗:结扎出血创面和痔上动脉手术关键是了解影响寻找出血点的因素,掌握寻找方法。

①影响寻找出血点因素：a. 对肛肠术后、病情、手术方法应了解。不可慌张，不可盲目找出血点，应有的放矢，要心中有数，仔细进行寻找。b. 正常肛管直径为 3cm，麻醉下扩张至 4.5cm。因管腔狭窄，影响视野，因此，光源要充足。c. 用肛门镜易刺激肛门括约肌，引起括约肌痉挛，反而压迫出血点而不易找到。有的肛门镜直接压迫出血点而不能发现出血点。d. 直肠腔内瘀血没清净时出血点也不易找到。

②寻找出血点的方法：a. 麻醉要使肛管充分松弛。术前注入地西泮，消除紧张，利于术中配合；开通静脉输液，以利调整血压及血液循环，以利显露出血点；用两叶肛门镜或电池灯圆头缺口肛门镜，先清除积血，并用纱布块堵塞直肠上腔，控制污物下流，使创面充分显露。b. 参照手术记录，从左至右，从上至下，依次对手术部位及创面逐一寻找出血点，重点是母痔区。c. 全面了解手术部位后，先从截石位 12 点钟位查起，从上至下观察内痔结扎线是否脱落，外痔延伸的切口有无渗血，缝合部位是否对合，有无出血。如结扎线已脱落，创面有无出血；是否还有残存的痔块。如没发现明显的出血点，应行全层贯穿缝合于痔块，使以前的结扎线在痔基底部。因组织脆弱，勿钳夹。也可于痔核块上敷止血海绵一块，并一同线扎。d. 由于麻醉或肛镜压迫，当发现创面只是渗血或充血，无明显出血点时，渗血点就是出血点。因出血的血管断端全部封闭，直视下未见出血点，也不见渗血点创面上的充血点也应按出血点缝扎止血处理。e. 用肛镜观察创面，如无出血点、无渗血点或充血点，只寻见瘀血点，也应按出血点处理。全层缝合，深达肌肉层。f. 如查找不到出血点、渗血点、充血点和瘀血点时，观察到创面坏死组织、水肿糜烂或创面张裂，也应按出血点缝扎；如发现创面组织表面生长良好，伤口已修复，则应按新老创面的颜色、光泽进行比较，对已愈合与刚愈合的创面进行比较，尤其对创面黏膜鲜红而嫩的创面也应按出血点进行处理。g. 如按上述方法仍没找到出血点，出血已停止，也不可以结束检查。此时应取出肛门镜。输液中升血压观察 30min 后再次插入肛门镜查寻，如肛门镜下仍未发现出血点，但直肠上端有鲜血或血块流出，应改换纤维结肠镜检查，以了解直肠上部或乙状结肠其他病变有无诱发的出血点，例如溃疡、血管瘤、肿瘤等出血病灶。

(3)手术方法：腰俞麻醉。在两叶肛门镜下观察，先清除积血，寻找出血病灶。首先将痔创面上方的痔动脉用丝线贯穿缝扎一针。痔创面小的病灶,可用消痔灵于基底部封闭注射,大的痔创面有明显出血点时置上海绵块用细肠线全层贯穿缝合。肛管留置,外裹中药痔瘘粉、云南白药。插入直肠腔内肛管引出肛门外,止血完成或再压迫止血。

【预防措施】

1. 感染

(1)内痔注射后,应用苯扎溴铵棉球压堵注射针孔,24h 后再排便,口服甲硝唑(厌氧的细菌)。

(2)结扎内痔术后,肛门挤入中药九华膏或痔瘘粉。

2. 注意缝扎技术

(1)内痔结扎必须将痔核全部在基底部结扎牢。痔核基底部酌情注射消痔灵封闭。

(2)结扎的内痔不宜超过齿线上 1.5cm,以免将痔上动脉也结扎在内。痔上动脉周围酌情注射消痔灵封闭。

(3)对多发痔或花冠痔,不要集团结扎,要逐个结扎;对较大痔核,可以分段单独结扎,以防痔核脱落后创面过大。结扎痔蒂注入消痔灵。

(4)每个痔核之间留有黏膜桥(0.3～0.5cm),防止痔核被结扎后间隙小,掉线后溶成大的创面而渗血。

(5)对较大的痔核,要单个痔核上先用手指触及按到痔上动脉搏动后,再在痔动脉下贯穿缝扎或配合消痔灵注射封闭。

3. 小针刀切断内括约肌,降低肛管内压力 因内痔形成与肛管内压力升高有关,尤其是肛管静息压增高,导致痔衬垫充血,痔核堵塞肛管出口,使排便时压力大增,造成排便费力,阻力加大,易引起痔术后出血。肛管内压力增加与内括约痉挛有关,也是导致被结扎痔核血管压力升高的原因。一旦结扎线脱落,创面容易继发出血,因此应用小针刀将痉挛的内括约肌切断,以降低肛管内压力。

八、肛门直肠瘘术后复发

肛门直肠瘘,是由于肛门直肠脓肿破溃而形成的。手术治疗后复发多见为高位、低位的复杂肛瘘。

【病因】

1. 术前误诊　肛瘘虽然是局部病变，但与全身疾病有关系，故不能忽视全身情况，如伴有肺结核，应考虑是否为结核性肛瘘；如骶尾部囊肿或畸胎瘤，有破溃史引起的肛门直肠瘘；如肛门直肠癌引起肛瘘，以及直肠阴道瘘、会阴尿道瘘等误诊为肛门直肠瘘，治疗时只是按一般肛瘘手术或方法处理。

2. 术前分类不清　因术前未对肛瘘进行正确的分类，未确定瘘管的深度，内外口的部位与数量，以及病变范围与肛门直肠环的关系，如盲目手术可造成手术失败，因为未将瘘管全部切开或遗留瘘管。

3. 未找到真正内口　肛瘘内口，是肛瘘发生的主要病灶。手术中应准确找到内口的数量、部位，要防止因探查造成假道或假内口而致手术失败。如果未找到可信的内口而盲目手术，虽然肛瘘切开暂时会愈合，但肛瘘感染没有去除，仍难免复发。正确判定内口的位置是手术成败的关键，因此，寻找内口首先应仔细探查瘘管走行，除触诊外，应循瘘管弯曲度轻柔地探查，勿用力过猛。探针需多次弯成顺瘘管走行，探针能无阻力通过。肛指检查内口往往呈凹陷的硬结，这可能是内口部位，但探针往往需往上往前稍深入些，即从内口窝的顶上后端探出，勿在内口的中部或下部探出，以防遗留内口窝上部的死腔隙而复发。术前用肛门镜检查内口，可发现、了解齿线附近肛窦及其邻近区组织有无充血、水肿、隆凸、起凹、陷窝、糜烂及溢脓的孔隙、配合肛瘘外口探针进入瘘管中，顺其弯度检查清楚。尤其是复杂肛瘘管道往往纵横交错，支管丛生，因此边探边切开前管壁，使探针顺肛瘘的后壁弯曲走行自然探查，较易找到真正内口。因此有时需用多根探针分别通过多个瘘管才能找到共同的内口。有的内口通向肛内，或为多发内口，或仅一个内口而为多发外口，因此探查弯曲瘘管须分别切开弯曲的肛瘘前管壁，才使探针顺利探行，不存留残余、盲端或腔隙。对敞开的肛瘘支管壁仍需用刮匙、小针刀搔刮，发现有发黑的坏死点均要用探针再次探查，以防遗留下层支瘘管。对通过顺利的内口，也要将内口周围或感染的肛隐窝、肛门腺剪开、敞开瘘管，充分扩创、搔刮。切开、清除炎性腐败组织，以防遗留死腔。

4. 瘘管清除不彻底　肛瘘支瘘管或窦道清除不彻底，尤其是复杂肛瘘，管道多弯曲，且伴有支瘘或死腔，一旦遗留必将会复发。因此术中用多个探针均需一一切开,搔刮,利于通畅引流。不宜过多切除管壁,损伤肛管,以防术后肛门溢液,延长愈合时间。

5. **肛瘘挂线位置不对**　没有弄清内口位置与肛瘘走向的关系即挂线,使挂线不在内口的顶端或瘘管的上端,以至未真正勒割开内口及肛瘘,造成病灶清除不彻底,引流不充分。

6. **引流不畅**　虽然诊断明确,手术操作严谨,内口寻找正确,但忽视术后创口处理,如上皮组织内翻、内陷,造成对边粘连假愈合,也可引起肛瘘复发。因肛门直肠周围肌肉纵横交错,解剖复杂,术后创面清洁不彻底,引流不通畅。肉芽组织只有平行生长才能被上皮覆盖,过低或过高,如没有处理,上皮组织不能顺利生长也影响愈合。因此,换药时要剪修过高的肉芽组织,或引流低凹的肉芽伤口,使肉芽组织从伤口最底部往上生长,当肉芽组织与两边的皮肤平行时,两边的上皮组织才会生长,覆盖其上而愈合。术中要仔细检查瘘管与肛门直肠环和括约肌的关系,决定一期或二期手术,或是否用挂线疗法。特别注意不能切断肛管直肠环或耻骨直肠肌,以免发生肛门失禁。术后保持伤口引流,中药换药处理。伤口每隔数日须做直肠指检,扩张肛管,避免形成瘢痕性狭窄。

7. **正确处理内口及原发病灶**　肛腺感染是肛瘘形成的主要原因,因此,正确处理内口,彻底清除感染肛窦、肛门腺及其导管,是手术成败及防止复发的关键。借助钩针、小弯刀,必要时借助肛镜、指诊、染色和造影等,均可正确地寻找肛瘘内口。切开内口后,充分扩创、搔刮周围坏死组织,彻底清除感染的肛隐窝、肛门导管和肛门腺;彻底清除支管和死腔窦道内的感染物质,保证创口引流通畅和清洁。术后创口和支瘘管内滞留粪便等感染物质,如引流不畅,可剪开创口、支瘘管愈合延迟。在支瘘管或窦腔内挂入橡皮筋,应使橡皮筋松弛,才可持续发挥引流作用,使支管及窦腔彻底引流。换药时牵拉转动橡皮筋,并用过氧化氢液冲洗,促使创面及支管内清洁。主瘘管挂线须扎紧。伤口对拢粘连需全部剖开管道,应视病情而定。引流线不需扎紧,拆除时间视病情而定,一般当主瘘管伤口闭合可予拆除支瘘管引流线。

【治疗】

综合上述 7 条,肛门直肠瘘术后复发虽然由多种因素引起,但只要术前正确诊断,术中按不同类型瘘管选择合适的手术,找到真正内口,敞开所有肛瘘管,注意术后换药,做到引流通畅,修整伤口,术后肛瘘复发是可以避免的。

九、术后肛缘水肿

【病因】

1. **混合痔** 只治疗内痔或外痔,不是内外痔及时综合治疗。

2. **内痔或直肠黏膜,结扎或套扎** 治疗后,因排粪便、虚恭,被结扎的内痔或直肠黏膜组织外脱。

3. **嵌顿痔** 治疗后没再做肛缘减压术。

4. **肛门手术牵拉、钳夹** 可损伤肛门缘皮肤。

5. **其他**

(1)单纯结扎外痔,肛缘血液循环障碍。

(2)内痔注射或套扎内痔接近齿线以下。

(3)肛门手术皮下止血不彻底,产生皮下血肿渗血。

(4)肛门病治疗后久蹲不起,排便用力过猛,使腹压、直肠腔内压升高,肛缘血流受阻。

【临床表现】

术后肛缘水肿,引起肛门疼痛、下坠、胀满感,排粪便受阻。

【治疗】

1. 口服中药通便,如润肠汤。

2. 排粪便后,中药祛毒汤坐浴。

3. 外敷中药外痔贴。

4. 肛缘血肿、水肿,应用钩状小针刀治疗[见第6章,第一节外痔局部治疗,(3)小针刀针孔法]。

第12章 肛肠疾病伤口的治疗

一、肛肠术后换药

1. 术后第 1 次换药　患者排便与否均要进行伤口检查和换药,以了解、处理、治疗术后伤口。例如,创面敷料血染程度,肛门缘水肿病灶脱出与否,切口皮瓣长合情况,长效麻药注射后组织情况等。对排便困难者口服液状石蜡 20～30ml,每晚饮用;排尿困难者可配合针灸治疗。伤口痛给予 0.5％丁卡因喷洒伤口;伤口渗血,便后滴血者可用痔瘘粉生皮膏纱布条用探针捅进肛门内与肛外伤口。换药时纱布条要拉齐,理顺引出伤口外,勿扭曲或堵塞伤口,使中药纱布条起引流作用,发挥药效。肛门外水肿,包括脱出痔、脱出肛管,均可用中药熏洗后外敷中药外痔贴,肛门内一般挤入九华膏,可慢慢消肿恢复。

2. 内痔注射后换药　了解有无发热,如有黄疸应排除门静脉炎。排便后有无出血并观察痔核坏死脱落情况。适当给予止血药,如维生素 K、酚磺乙胺(止血定)。如便后有血块给予痔瘘粉生皮膏纱布用探针捅入到肛管内伤口处,可起到消炎、止血作用。

3. 肛周脓肿及肛瘘术后　观察伤口引流是否通畅,以及肉芽生长情况。防止伤口两边缘粘连。肉芽过高应剪平。内陷纱布药条应置于伤口底部,超过上端伤口,往下引流超过下端伤口。生长肉芽可用中药生肌长皮膏纱布条平贴换药。肛周脓肿用消脓膏纱布引流换药,纱布条不可太紧、太严或过松,以平敞引流为适合。对挂线伤口,应于挂线的上前侧置 1 条,挂线伤口后下再置 1 条,将两条纱布条均引出、置平,并引出肛门外。

4. 结核性伤口换药　如伤口肉芽生长缓慢,引流物稀如米汤样,边缘高,中间凹陷,不规则,应考虑结核感染,可用抗结核药链霉素、异烟肼(雷米封)治疗和换药,中药消脓膏、外痔贴效果较佳。

5. 尖锐湿疣换药　应考虑抗感染、抗病毒,可用青霉素 80 万 U 肌内注射,口服吗啉胍。局部可用氟尿嘧啶浸纱布条外敷创面,不要用膏剂油剂,保持伤口清洁干燥。

6. 注意肛门外观 肛门变形,如肛门一侧移位,一侧凹陷,不规则,与手术不完善有关。如只注意治疗病灶,不重视肛门变形,可影响排便功能。因此,换药时应尽量矫正,如伤口一侧用粘膏布进行引拉性皮桥。但不要过早修剪,因为看似没生命的组织,可以起到一定的平衡和牵拉作用,可采取中药换药。可待恢复后,再进行处理。为防治肛门狭窄,在换药过程可扩肛,或配合小针刀治疗。

7. 内扎痔核外脱或肛门水肿外翻 不要立即送回,可用外痔贴中药外敷治疗。因外脱痔送回易过早松动,且排便时仍会外脱,换药即可消肿回位。伤口粘连应分开,防止假道、窦道形成。酌情应用过氧化氢,但只限肛外伤口,勿滴入肛内,以利分泌物清除。如合并感染的脓肿坏死组织出现窦道、凹陷,应用刮匙小针刀修整,以保证引流通畅。

8. 伤口感染 注意疾病和药剂对切口的影响,降低污染性手术切口与感染率的方法。

(1)术前酌情用抗生素。

(2)切口加垫,伤口平衡。

(3)橡皮条双片引流。

(4)细菌培养和药敏试验后应用抗生素。

(5)对污染性手术切口,应冲洗,以降低切口感染率。处理好切口感染的基本问题及术后感染因素,加速感染切口愈合。

(6)切口表浅感染的处理:如深及浅筋膜以外的皮肤感染或蜂窝织炎应及早清创、搔刮。

(7)对深筋膜以下的严重切口感染,应及早扩创,如采用小针刀及时行切口引流减压,再用刮匙小针刀清除坏死组织,引流通畅,过氧化氢冲洗。

(8)对大而浅的创面,如汗腺炎切除术后,应严格无菌操作、器械消毒,防止铜绿假单胞菌感染,及时清除坏死组织。

(9)如有窦道形成,应用刮匙小针刀,切口引流,同时清除管壁腐肉或增生的肉芽组织。

(10)对少见的特异性感染切口可针对病因处理,扩创、清创要彻底,重视伤口的观察及处理。

由于致病细菌和感染情况不同,脓液性质也不同,一般根据脓液的颜色、气味和稠度,可以鉴别细菌的种类,以利对伤口的处理和治疗。也要配合中药熏洗,应用痔瘘粉消脓膏、外痔贴等可防治感染,提高愈合效果。

二、肛肠术后伤口愈合延迟

【病因】

1. 伤口愈合分期

(1)凝血期:防止血液进一步流失,保证伤口处的机械强度。

(2)炎症反应期:使伤口与静脉回流分开,起到吞噬系统作用消灭异物、细菌,控制感染。

(3)肉芽组织形成期:包括胶原纤维及细胞重新组合,提高机械强度。

以上其中一项受影响,均引起伤口愈合迟缓。

2. 全身因素

(1)年龄:伤口愈合延缓多发生于老年人。

(2)营养:蛋白质缺乏可引起纤维增生和胶原合成不足,血浆胶体渗透压改变则可加重组织水肿,氨基酸和糖分不足可以直接影响胶原和多糖合成,营养不良时对伤口愈合有多种作用的血浆纤维蛋白值下降。

(3)维生素 C 对中性粒细胞产生过氧化物杀灭细菌,可促进胶原合成,影响巨噬细胞的游走和吞噬功能。

(4)维生素 A 可促进胶原聚合上皮再生,使受皮质类固醇抑制的创口恢复生长。

(5)维生素 E 的抗氧化作用可保护伤口,不为中性粒细胞释出的氧自由基破坏。

(6)维生素 B_1 维持神经正常功能,促进糖类的代谢。

(7)微量元素:锌是多酶系统,包括 DNA 和 RNA 聚合酶的辅助因子,缺乏时可影响细胞增殖和蛋白的合成。

(8)温度:过热或过冷能明显延迟愈合,因两者都能引起组织损伤和血管栓塞。

(9)贫血:可伴发低血容量,出现组织缺氧,引起伤口愈合不良。

(10)糖尿病、高血糖可抑制中性粒细胞的功能,故减弱抗炎症作用。特别是对巨噬细胞的抑制,可影响成纤维细胞生长和胶原合成。糖尿病性动脉粥样硬化及小血管分布状态也可影响愈合。

(11)恶性肿瘤扩散和转移及蛋白质缺乏,可影响伤口愈合。

(12)尿毒症:伤口低血容量和供氧减少,营养不良,均影响肉芽组织形成,延长伤口愈合。

(13)黄疸:影响维生素 K 吸收,使凝血因子减少,增加伤口血肿的发生、肝功能失调,也妨碍蛋白代谢。

(14)药物:外源性皮质类固醇可影响炎症期伤口愈合,阿霉素对伤口愈合也有明显抑制作用。

3. 局部因素

(1)感染:伤口感染则影响愈合,尤其是妨碍血供,不利于细胞生长,出现组织广泛坏死,异物、死腔、血管栓塞、低氧状态等均影响伤口愈合。

(2)缺血:伤口局部压迫及血管本身病变,特别是动脉粥样硬化的影响。

(3)血肿:伤口血肿形成,压力加大,阻碍皮肤血液循环,甚至出现坏死、血肿,还可为细菌感染提供条件。

(4)机械刺激:外科手术、换药、大便干燥等均影响伤口愈合;坏死组织清除不彻底、死腔、结扎、线头、异物残留也影响伤口愈合;因肿瘤或伤口切除过多,组织缺损等也影响伤口愈合。

(5)其他:合并有溃疡结肠炎、克罗恩病、肠瘘、滴虫、湿疹均影响伤口愈合。

【治疗】

1. 全身治疗

(1)抗感染:术前预防性应用抗生素。

(2)抗生素补充。

(3)生物生长因子对伤口促进愈合。

(4)诱导单核细胞、吞噬细胞、上皮细胞合成纤维细胞的伤口运动,可促进吞噬系统清除细菌碎片净化伤口,促进细胞生长活性。

(5)中医治疗:口服益气活血药,增强机体免疫力。

(6)支持疗法:补液注射丙种球蛋白、胎盘球蛋白。

2. 局部治疗

(1)生长因子应用外源透明质点状植皮。

(2)激光照射。

(3)应用生物蛋白胶。

(4)刮匙小针刀去除腐败组织。

(5)斜面小针刀治疗,使伤口引流通畅。

(6)采用中药膏换药,去腐生肌长皮。

第 13 章　肛肠病的预防

一、医源性肛肠病预防

1. **肛指检查**　要综合考虑,尤其肛管与邻近组织器官的关系。如直肠前壁肿,此后会诊是子宫后倾直肠综合征。

2. **肛镜造成肛管撕裂伤**　肛镜插入肛管 2～3cm,即肛镜通过肛管直肠环,要拔出肛镜内栓,再见腔进镜。

3. **乙状结肠镜盲目插入造成肠穿孔**　要见腔进镜,尤其是直肠与乙状结肠交界狭窄处。

(1)长期服用缓泻药:如引起结肠黑变病,直肠镜下见直肠黏膜黑色小斑点(蛇皮斑)。可酌情用中药,口服润肠汤治疗。

(2)肠道菌群失调症:长期应用抗生素,应配合中药治疗。

(3)外用药:引起淤血、水疱,可改用外痔贴中药。

(4)普鲁卡因、布比卡因过敏,用药前试验,可选用利多卡因。

4. **肛管直肠溃疡**　应用治疗机造成热灼伤,形成溃疡糜烂。应用中药消脓膏。

5. **污染肛门,尖锐湿疣**　应用胸腺喷丁皮下浸润封闭注射。

6. **肛周注射引起感染脓肿**　刮匙小针刀治疗,外敷消脓膏中药。

7. **前列腺出血、血尿**　因直肠前壁注射药液过深引起。输入等渗利尿液。

8. **肛管直肠硬化症**　注射用药量过大或刺入过深引起肛管直肠硬化。口服中药治疗,刮匙小针刀治疗。

9. **人造假肛门瘘**　探针误伤形成假道。应用探针小弯刀,检查、切开、挂线同步完成,可预防误伤。

10. **肛管直肠狭窄**　内外痔手术切除过多,形成瘢痕狭窄。应用弯头负压吸力式套扎枪治疗和探针小弯刀配合斜面小针刀。

11. **肛门失禁**　手术伤及肛门直肠环。给予直肠环修补。可采用挂线疗法预防。

12. 肛管皮肤缺损　直肠黏膜外脱:因肛门手术损伤。采用小针刀治疗皮条游离修补。弯头负压套扎枪治疗直肠黏膜外脱。

13. 肛管手术后大出血　给予安全套气囊压迫治疗。

二、肛肠病预防

早在 2000 年前《黄帝内经·四气调神大论》中就有记载:"是故圣人不治已病治未病,不治已乱治未乱。"从机体和外界环境统一的观点出发,预防疾病的原则应当是:既重视整体,也注意局部;要承认外因,更要考虑到内因。《黄帝内经·上古天真论》就提出"虚邪贼风,避之有时。"即指预防外在致病因素的侵袭时,更强调人体的内在因素。又说:"恬淡虚无,真气从之,精神内守,病安从来。"说明疾病的发生,固然与外界刺激有着密切的关系,而发病的关键是由机体内在情况决定。因此,在肛肠病预防上,不仅要注意和防御一切与发病有关的诱因,而更重视如何保持精神愉快,通过锻炼保养正气,增强体质,提高抗病能力。只有内因与外因并防,整体与局部兼顾,使机体与变化着的环境经常处于平衡状态,才能达到有效地预防发病。主要预防措施如下。

1. 保持精神愉快　人的精神状态,与疾病的发生有密切关系。精神受到不良刺激,情绪发生波动,可影响正常生理活动,如刺激过大,或持续时间过久,就会引发疾病。《素问·阴阳应象大论》曾说:"喜伤心,怒伤肝,忧伤肺,思伤脾,恐伤肾";在《素问·疏五过论》又说:"暴乐暴苦,始乐后苦,皆伤精气,精气竭绝,形体毁沮",都是中医学所说的七情内伤;如果有失节制,则可造成阴阳失调,气血虚损,引起疾病。因此应防止七情内伤,以增强防病能力。纵然有外邪侵袭,可不引起发病。说明避免情绪过度波动,保持心情舒畅,对预防疾病的重要性。

2. 经常锻炼身体　中医学很早就提倡锻炼身体,预防疾病。例如,早在公元 220 年以前,华佗创造了类似体操运动的"五禽戏"来锻炼身体,以调和内在平衡,促进气血循行通畅,达到预防疾病的目的。久坐久站容易妨碍肛门直肠静脉血回流,使肠管运动迟缓,有诱发痔瘘的可能。因此,如经常锻炼身体,调和、促进血液循环,提高抗病能力,是非常必要的。坚持练太极拳和练习气功,除能治疗疾病外,对预防肛肠病也会发挥更积极的作用。

3. **注意节制饮食**　中医学在《素问·上古天真论》中就有"饮食有节，起居有常，不妄作劳。故能形与神俱，而尽终其天年，度百岁乃去"。说明生活、饮食节制对健康的重要作用。关于饮食不节与发病的关系，《疮疡经验全书》中更有具体的阐述："……脏腑所发，多由饮食不节，醉饱无明，恣食肥腻，胡椒辛辣，炙煿酽酒，禽兽异物，任情醉饮……遂致阴阳不和，关格壅塞，湿热下冲，乃生五痔。"

(1)每餐不要吃得过饱：否则除会引起胃肠功能紊乱（消化不良等）外，还可增高腹腔内压力，影响痔静脉血回流，为痔形成创造有利的条件。

(2)少吃或不吃刺激性食物：如饮酒，过多地吃胡椒、芥末、辣椒等，以免刺激引起盆腔内充血导致便秘。

(3)其他：如吞下鱼刺、碎骨片等异物，也可刺伤直肠，引起感染。

4. **保持排便正常**　经常大便干结或泻痢既是肛肠病的结果，也可是肛肠病的重要诱因。要保持大便正常除节制饮食外，更应养成定时排便的习惯，最好每天1次，排便时间以晨起或睡前为佳。这样可使胃肠蠕动正常，粪便水分不至于被过多吸收而干硬。假如应该晨起排便而推迟到晚上或第2天，粪便水分就被过多吸收引起粪便干硬；干硬的粪便定会压迫直肠、阻碍血液回流，容易诱痔。用力排便易损伤肛门，形成肛裂，或损伤肛窦，甚至引起脓肿。如排便运动长期被有意识地控制、延长，则养成不良排便习惯，出现习惯性便秘。因此，如排便不正常时，必须及时调理，便干时可酌情服用缓泻药，如麻仁滋脾丸、槐角丸、脏连丸、液状石蜡等。或喝少许香油或蜂蜜，至排便恢复正常为止。如患腹泻或痢疾时，应及时给予适当治疗。

5. **保持肛门周围清洁**　肛门部不洁，可直接刺激局部引起发病，如妇女白带过多者常发生肛裂、感染或肛门直肠周围脓肿。因此，要经常保持肛门部清洁，尤其肛门或阴道分泌物较多者更应注意。如经常用温水洗肛门，不用不洁的便纸或土块、柴禾叶等擦拭肛门，应经常换内裤。

6. **孕期注意促进静脉血回流**　妊娠后，由于子宫逐渐膨大，压迫下腔静脉，使肛门直肠静脉的血液回流受到影响；尤其当胎位不正时，更容易造成明显压迫。因此，要及时矫正胎位，并应适当休息，更应注意避免便秘及久站久坐等。

　　总之,除前面所说外,习惯性便秘、腹泻、痢疾、蛲虫病、白带过多等均可诱发肛肠病。因此,应注意及早适当治疗这些诱发病。如已发生痔、瘘、肛裂、湿疹等,也应该及时治疗,以免日久病情加重,给自己造成痛苦,增加治疗困难。

第14章 肛肠科常用中药方剂

一、内服中药方剂

(一)痔瘘汤

【处方】 生地炭、赤芍、大黄、炒槐花、黄连、生槐角、防风各10g,当归、黄芩、地榆炭、红花、生栀子、升麻、金银花、枳壳、侧柏炭、荆芥穗、桃仁、麻仁、陈皮各9g,白芷、生阿胶各6g,乌梅5个,生白芍15g,甘草3g。

【功能】 清热、除湿、止血、润便、消肿。

【主治】 湿热型痔疮、肛瘘或肛门肿痛、大便出血、大便干燥。

【用法及用量】 每天服1剂。

(二)痔疮止血汤

【处方】 大蓟、小蓟、侧柏叶、荷叶、茅根、茜草根、栀子、棕榈皮、槐花、麻仁各10g,陈皮、黄连、地榆、黄芩、荆芥穗、桃仁、生地黄各9g,大黄、牡丹皮各6g,甘草2g。

【制法】 将以上各药用600ml水煎至200ml。

【功能】 止血、祛瘀、生新、润便、消肿。

【主治】 便血。适用于内痔出血或手术后渗血。

【用法及用量】 口服,每天服1剂。

(三)润肠汤

【处方】 生地黄、桃仁、火麻仁、郁李仁、杏仁、柏子仁、肉苁蓉(酒蒸)、广皮、熟军、当归、松子仁、枳实(麸炒)各10g,生白芍15g,厚朴(姜制)6g。

【功能】 滋润大肠、健胃通便。

【主治】 肠热燥结、大便不通、腹胀胸满、产后及病后肠液不足的便秘。

【用法及用量】 每晚服1剂。

【禁忌】　孕妇忌服。

(四)通便粉

【处方】　芦荟面 15g,大黄面 20g,朱砂面、芒硝面各 5g。

【制法】　将以上四药研细和匀,以白酒泛为小丸 15 袋装,每袋 3g。

【功能】　润肠、通便。

【主治】　习惯性便秘、大便燥结或数日大便不通而引起腹部胀痛、头晕胸闷。

【用法及用量】　每晚服 1 袋,米汤水送下。

【禁忌】　孕妇忌服。

(五)利湿止痒汤

【处方】　苍术、藁本、防风、黄柏、泽泻、紫花地丁、蒲公英各 9g,花粉、羌活、牛蒡、独活、苦参、川黄连各 6g。

【制法】　将以上各药用 600ml 水煎至 200ml。

【功能】　利湿、止痒、解毒。

【主治】　肛门周围湿疹及肛门瘙痒症、阴囊瘙痒等症。

【用法及用量】　早、晚各服 100ml。

(六)汤剂组方

1. 清热解毒汤　太子参 6g,连翘、蒲公英、白头翁、红藤各 30g,白术、茯苓、当归、陈皮各 15g,白芷、皂角刺各 10g,生甘草 3g,炒白芍 20g,银花 60g,黄芪 5g,穿山甲(代)9g。

2. 升举汤　白术、当归各 15g,柴胡、桔梗各 5g,陈皮、枳壳各 10g,延胡索 9g,甘草 3g,知母 9g,炙黄芪 50g,党参 25g,升麻 20g。

(1)气阴虚加生地黄 30g,玄参 15g,山药 10g,扁豆、莲子肉各 6g,大枣 5 个,谷芽 9g。

(2)脾肾阳虚加陈皮、吴茱萸各 9g,白芍 15g,防风、川芎、补骨脂各 6g。

3. 健脾清热汤　白头翁 20g,黄连 6g,秦皮、黄柏各 10g,赤芍、银花各 15g,当归、枳壳、川芎、茯苓各 9g。

4. 健脾疏肝汤　白术、陈皮各 9g,白芍 15g,防风、升麻、黄芪、川芎各 6g,乌梅 5 枚,五倍子 2g。

5. 健脾和胃汤　党参、茯苓、炒白术、山药、扁豆、莲子肉、黄芪、升麻各 9g,太子参、谷芽各 6g,炙甘草 3g,大枣 5 枚,诃子肉、肉豆蔻各 2g。

6. 健脾补肾汤 补骨脂、肉豆蔻各 3g,陈皮、党参、白术、川芎各 9g,五味子 2g,吴茱萸 6g,大枣 5 枚,生姜 3 片。

7. 健脾化瘀汤 当归、香附、枳壳、乌药、五灵脂、木香、桃仁、没药、丹皮、红化、川芎、甘草、延胡索各 6g,茯苓 9g。

8. 散结汤 木香、桃仁、红花、秦艽、秦皮、川楝子各 9g,延胡索、防风、柴胡、炙大黄各 6g,当归、夏枯草、乌药各 10g,白芍 15g。

9. 玉真汤 天南星、白附子、防风、白芷、羌活各 9g,明天麻 6g。

(1)若病在半表半里者,在原方基础上加大黄、柴胡、细辛、僵蚕、蝉蜕、朱砂、钩藤、甘草等。

(2)病情重而入里者,在原方基础上加大黄、钩藤、僵蚕、全蝎、蝉蜕、蜈蚣、橘红、橘络、苏梗、生石膏、粉草、羚羊粉(冲服)。

(3)病情急重危者,在病情重而入里之处方基础上去石膏、大黄、羚羊粉;加川乌、草乌、雄黄、干姜。

(4)煎法:用水 600ml 煎成 300ml。

(5)服法:每日 1 剂,3 次分服,病人清醒能吞咽者口服,不能口服者采用保留灌肠法。

10. 通便汤 火麻仁、柏子仁、肉苁蓉各 20g,起润肠通便作用;枳壳 10g 消积止痛;大黄 6~15g 软坚攻下,增强胃肠蠕动而促使排便;玄参、煅牡蛎各 9g,滋阴生津,潜阳补阴,软坚散结,止血收口;黄芪、白术各 10g,补中益气健脾和胃;甘草 4g 调和诸药。全方组合,共奏润肠通便、行气活血、通络止血、健脾和胃、驱风散热之功效。

二、外敷中药制剂

(一)痔瘘粉

【处方】 冰片、狗胆、乳香、没药、血竭、儿茶、鹿茸各 5g,驴皮、海巴、龙骨、猫骨、赤石脂各 10g,炉甘石、石膏、海螵蛸、花蕊石各 15g,珠子 3g,三七 7g。

【制法】 先将珠子、海巴、花蕊石、石膏、猫骨煅制,驴皮(炙)、乳香、没药去油,然后把上述各药共研细末,越细越好。本药敷在新鲜伤口处微有刺痛感,因药内有腐蚀及杀菌药物。一般经过 7～10min 就可消失。如在此药内加 10％的苯唑卡因或普鲁卡因,疼痛即可减轻或消失。

【功能】　止血、消炎、杀菌、去腐、生肌、收口。

【用法】　于肛瘘、肛裂、外痔等手术后,敷于伤口。

(二)外痔贴

【处方】　珍珠、红粉各 3g,冰片、生乳香、海螵蛸(去壳)、官粉各 5g,生白石脂、煅海巴、煅龙骨、煅炉甘石各 30g,儿茶 4g,煅石膏 17g。

【制法】　将以上各药研成细粉,混合调匀即可。取散 30g,凡士林 70g,成 30％的外痔贴(冬天或较浓时,可加些液状石蜡或麻油)。

【功能】　消肿、止痛、生肌、收口。

【用法】　用于各型痔瘘感染发炎、肿胀、疼痛等,敷之有卓效,可立即止痛、消肿。

(三)消脓膏

【处方】　当归、白脂各 60g,甘草、麻油各 30g,白芷、血竭各 5g,紫草 3g。

【用法】　用于一切感染之伤口。

(四)痔裂膏

【处方】　氧化锌 60g,凡士林 30g,硼酸、驴皮各 10g,冰片、银朱各 5g,乳香、没药各 9g。

【制法】　将各药研成细粉,用凡士林调匀成软膏,冬天可加些麻油。

【功能】　去腐、生肌、收口、止痛。

【用法】　用于初期单纯或复杂性肛裂,将此膏注入肛内可治愈;对肛门湿疹及瘙痒症涂敷此膏也很有效。

(五)生皮散

【处方】　熟石膏、炉甘石、赤石脂各 30g,驴皮(炙)5g。

【制法】　将以上各药研成细粉,混合调匀即可。

【功能】　生皮、收口、去湿。

【用法】　用于一切将愈合的伤口,敷之可促进增长上皮,提早愈合。

附:取生皮散 30g,凡士林 70g,混合调匀,即为 30％的生皮膏。敷用于一切将愈之伤口,其功能与生皮散相同。

(六)收湿散及收湿膏

【处方】 枯矾 30g,樟丹、炉甘石、白芷、冰片、驴皮、乳香、没药、儿茶各 2g。

【制法】 将以上各药研细,混合调匀即得收湿散。取收湿散 30g,凡士林 70g,混合调匀即得收湿膏。

【功能】 去湿、止痒、消肿、生皮、杀菌。

【用法】 用于肛门周围湿疹、肛门瘙痒症及伤口分泌物过多等症,敷之颇效。

三、熏 洗 中 药

(一)祛毒汤

【处方】 瓦松、马齿苋、川文蛤、苍术、防风、枳壳、侧柏叶各 15g,朴硝 30g,甘草、川椒、葱白各 5g。

【制法】 每剂可用水 1000ml,煮沸后放于坐盆内。

【功能】 消肿、解毒、止痛。

【用法】 用于发炎感染之痔瘘,患者先坐于盆上,借热汽熏之,待水温后再洗。用后将药放于阴凉处,可于次日加热再用,每剂可用 1～2d。

(二)止痒汤

【处方】 皮胶 120g,白矾(研末)、硫黄、蛤蟆草各 30g。

【制法】 将以上各药放入砂锅内,加水 1000ml(约 5 茶碗)在火上煮沸后,放入熏洗盆内即可。

【功能】 止痒、收敛、消毒、杀菌。

【用法】 用于肛门瘙痒症或肛门周围湿疹。要先熏后洗,至凉时用净布蘸药汤擦洗,每日 1～2 次,每次 20～30min。

(三)去肿汤

【处方】 川乌、草乌、马齿苋、蛤蟆草各 15g,葱白 2 根。

【制法】 将以上各药放在砂锅内,加水 1000ml(约 5 茶碗),煎 0.5h

将汤滤出,放在洗盆内即可。

【功能】　消肿、止痒、止痛。

【用法】　用于一切感染发炎时期之内外痔及肛门瘘等;对肛门瘙痒症也有效。每日熏洗 1～2 次,每次半小时。

第15章　肛肠科器械及发明专利证书

一、肛肠科器械

（一）探针小弯刀

【适应证】

肛门瘘、肛门直肠狭窄、肛门脓肿一期手术等。

【操作方法】

先用探针小弯刀前端的探针（图 15-1），插入肛门瘘外口。肛指触及内口，探针从内口探出。内口在直肠环以下（齿线为界），则将探针弯叠钩出肛门外，并顺弯刀将肛门瘘管切割开；如内口在直肠环以上，则需用探针头部挂线于肛门直肠环部，以防损伤括约肌。但直肠环以下部分的肛瘘则应用弯刀切割开。

【功能】

探针小弯刀可使术中的探查、切开、挂线同步完成。

（二）钩状小针刀

【适应证】

肛窦炎、肛门裂、耻骨直肠肌痉挛、外括约肌皮下部伤病。

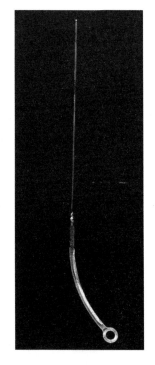

图 15-1　探针小弯刀

【操作方法】

1. **肛窦炎**　在肛门镜下，用钩状小针刀（图 15-2），从肛窦上缘往下钩开肛窦瓣，因肛窦敞开引流，故解除炎症。

2. **肛门裂**　将肛窦肛裂溃面及哨兵痔从上内至下外纵行钩割开。

3. 耻骨直肠肌痉挛　用示指先伸入肛管内,触及痉挛耻骨直肠肌后缘(搁板征)。右手持钩状小针刀从肛门缘与尾骨尖之中间的皮肤插入并潜行纵深伸入,在肛管内手指导引下,将其痉挛耻骨直肌后缘往下钩割开,达松解仍原路退出钩状小针刀完成治疗。

【功能】

钩状小针刀尖顶为探针头,侧面为钩刀,因此可使探查、钩割、切开同步完成。

(三)斜面小针刀

【适应证】

闭合切断内括约肌、切开肛门内脓肿、切开肛门内瘘、肛门瘙痒症。

【操作方法】

1. 切断内括约肌　先用斜面小针刀(图 15-3)的前端的探针头,插入尾骨尖与肛门缘连线的中点(即点状局麻的针眼)在肛指的导引下,将内括约肌纵行闭合切开、松解,即可从原路退出。

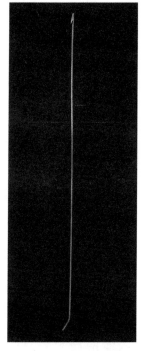

图 15-2　钩状小针刀

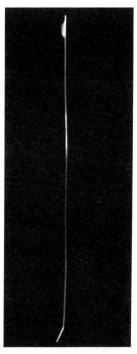

图 15-3　斜面小针刀

2. **切开肛门内脓肿**　在肛门镜下将脓肿纵行由下往上切开引流。

3. **切开肛门内瘘**　在肛门镜下,将内瘘用斜面小针刀由瘘口插入、切开即可。

4. **肛门瘙痒症**　将斜面小针刀插入皮下组织,割断神经末梢,用斜面小针刀呈扇形扫切。

【功能】

斜面小针刀可使探查与切开同步完成。

(四)刮匙小针刀

【适应证】

肛门周围脓肿、肛门直肠硬结症和直肠内活检。

【操作方法】

1. **肛门脓肿**　先用刮匙小针刀(图 15-4)由脓肿下缘垂直插入,旋转一圈,使切口呈圆洞形,继之在深插后在脓肿上缘穿出再旋转一圈,完成第 2 个洞形开口。将粗线系在刮匙小针刀颈部,并由原路退出刮匙小针刀,剪断系在刮匙小针刀颈部粗线,并打成线圈,起(两个洞或切口)挂线、引流作用。

2. **硬结症**　在肛门镜下,由刮匙小针刀顺时针旋转,直接切割直肠硬结症。

3. **直肠内活检**　在肛门镜下将需活检组织先用刮匙小针刀前端探针头部插入,随之顺时针旋转切入刮匙中活检组织。退出肛门,倒入甲醛液中,送病理检验。

【功能】

可洞式切口、挂线引流、取病检同步完成。

(五)探针双面小针刀

【适应证】

直肠后壁癌和肛门外多发窦道硬皮。

【操作方法】

1. **直肠后壁癌**　先将探针头(图 15-5)插入骶前筋膜与直肠固有筋膜间隙,双面刀深切,扩大间隙。探针头部从肿瘤下缘探出,在上探头针眼系上粗线,然后双面小针刀从原路退出,粗线留置间隙中打滑结扣,顺

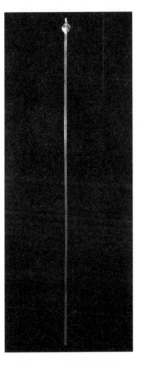

图 15-4　刮匙小针刀

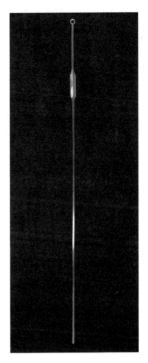

图 15-5　探针双面小针刀

粗线下滑勒割肿瘤自骶前筋膜并分离开而不要损伤骶前静脉丛。

2. **肛门外多发窦道**　先用探针从窦道或硬皮下缘探入,即用双面刀切开。

【功能】

可探查、切开、挂线与分离同步完成。

(六)挑穴小针刀

适用于内痔、外痔、肛瘘等。挑治腰背部穴位(图 15-6)。只是对症治疗便血、疼痛等。

(七)钩头小针

【适应证】

肛门松弛症和肛门术后溢液。

【操作方法】

于尾骨尖与肛门中点距肛门缘约 1.5cm 处先点状局麻,将钩头小针(图15-7)从点状局麻针眼插入肛门缘皮肤,从肛门外括约肌皮下环钩挑

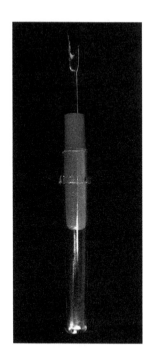

图 15-6　挑穴小针刀

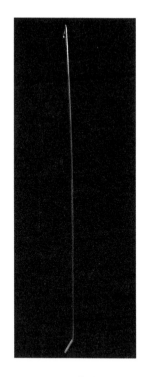

图 15-7　钩头小针

出肛门外。用羊肠线对拢结扎,缩小肛门环。再原针眼送回,外敷创可贴。

【功能】

针眼微创,可将肛门口缩紧。

(八)钩针埋线

【适应证】

结肠炎、肛门病等。

【操作方法】

将结肠炎或肛门病相对应的体表穴位消毒、涂搽,丁卡因表皮麻醉。用钩针(图 15-8)从穴位一端插入,再由另一端穿出,用羊肠线结扎钩针头部,然后原路退回钩针,羊肠线留置穴位内。

【功能】

通过针眼,埋入羊肠线治疗结肠炎、肛门病。

(九)双挂线探针

用于肛肠病,尤其肛瘘探查挂双线。将探针(图 15-9)插入肛门瘘或肛门脓肿腔内,探查或引流,探针头与探针尾端可各挂线引流。

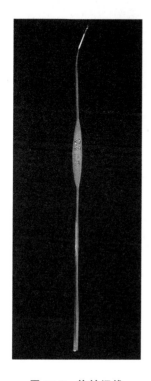

图 15-8　钩针埋线

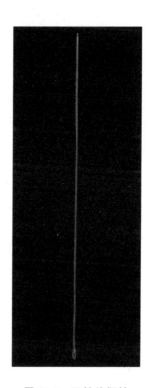

图 15-9　双挂线探针

(十)弯头负压吸力式套扎枪

见图 15-10。

1. 使用前后,枪头用乙醇碘伏棉球消毒,用 50ml 注射器吸入消毒液,自枪尾胶管入端将消毒液由枪口推出。一则消毒,二则通畅。

2. 检查枪口凹处与"顶针"应纠正或检查。在同一纵沟中,胶圈应置枪口凹,顶针前侧,可同时套入 2 个胶圈。其优点是没创伤、安全、有效。

3. 在肛门镜下,将被套入的内痔、息肉、乳头瘤,或直肠黏膜脱垂。一定要将弯枪头口稍加压扣入基底层(肛垫)组织。勿只扣一半,因不完全扣入可引起术后出血或复发。当完全扣入枪口中,助手再用 50ml 注

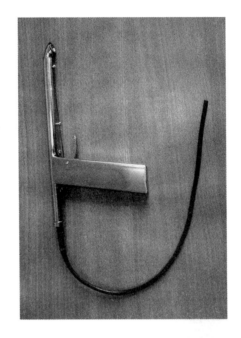

图 15-10 弯头负压吸力式套扎枪（专利号：第 469197 号）

射器一次性"外吸"，并固定枪头。再扣动扳机，胶圈即套扎入基底部。如发出"喳喳"的声音，则说明漏气，勿再套扎。应检查枪尾管紧否，应纠正枪口是否往下，加压使之完全扣入。

4. 治疗可以重复进行，1 个月内最好分 3～4 次完成多个痔核的治疗。套扎后，组织 5～7d 干枯脱落，自行随粪便排出。

5. 用枪套扎"内痔"后，再往套扎住的内痔上端注入消痔灵液（用蓝芯针管，消痔灵加入 1% 利多卡因，共计 1ml）使痔核隆起。一则套扎胶圈更紧；二则痔核产生无菌纤维化粘连，可防止术后出血和感染。

（十一）圆头缺口电池灯肛门镜

见图 15-11。

1. 将肛门镜芯的横针拔出，插头部固定。

2. 圆头缺口肛门镜头部对准需治疗内痔的一侧，以利痔核突入肛门镜缺口处和暴露。

3. 往后按肛门镜电池灯的红色开关。

4. 使用后,肛门镜常规消毒,但电池灯把先顺时针往后、往下,朝前抠出卡片框,灯泡头顺其自然一同退出(勿用手拨动灯泡头,以防扭断电线),再行消毒。

5. 往上拔电灯泡头的基底部金属盖,以更换新的电池灯泡。

6. 将电池灯把上盖向上拔,以更换电池。

7. 使用前,电池灯把应用碘伏擦拭,或雄黄蒸熏消毒。

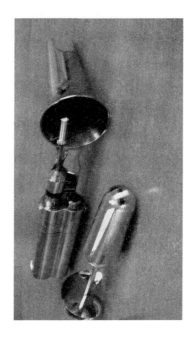

图 15-11　圆头缺口电池灯肛门镜(专利号:第 468052 号)

(十二)肛肠多功能检查手术床

用于肛肠手术或换药,也可用于妇科或外科手术。取半坐位下躺,骶尾部板可以手摇顶起,利于肛肠病变术中显露,此后下降为凹陷,便于冲洗。手术器械盘可置于床下,医师坐凳操作,可自选合适位置,方便快捷。腿架可自由外展,并可加大外旋角度,利于显露肛门疾病患处(图15-12,图 15-13)。

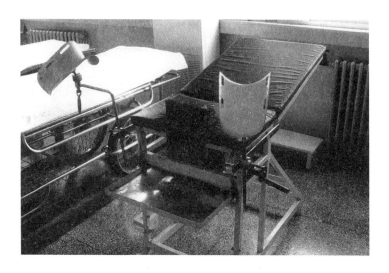

图 15-12　肛肠多功能检查手术床(1)

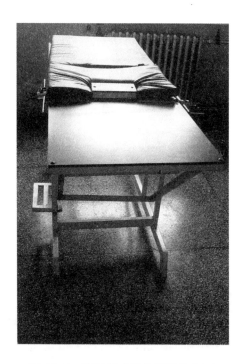

图 15-13　肛肠多功能检查手术床(2)

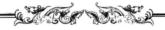

二、专利证书

证书号第 1586451 号

实用新型专利证书

实用新型名称：自带冷光源的肛肠腔内多功能小针刀

发　明　人：田淇第

专　利　号：ZL 2010 2 0139503.4

专利申请日：2010 年 03 月 24 日

专　利　权　人：田淇第

授权公告日：2010 年 11 月 17 日

　　本实用新型经过本局依照中华人民共和国专利法进行初步审查，决定授予专利权、颁发本证书并在专利登记簿上予以登记。专利权自授权公告之日起生效。

　　本专利的专利权期限为十年，自申请日起算。专利权人应当依照专利法及其实施细则规定缴纳年费。本专利的年费应当在每年 03 月 24 日前缴纳。未按照规定缴纳年费的，专利权自应当缴纳年费期满之日起终止。

　　专利证书记载专利权登记时的法律状况、专利权的转移、质押、无效、终止、恢复和专利权人的姓名或名称、国籍、地址变更等事项记载在专利登记簿上。

局长　田力普

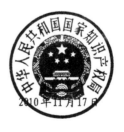

第 1 页（共 1 页）

证书号 第 1586449 号

实用新型专利证书

实用新型名称：卡带冷光源的腔内注射器

发 明 人：田淇第

专 利 号：ZL 2010 2 0139501.5

专利申请日：2010 年 03 月 24 日

专 利 权 人：田淇第

授权公告日：2010 年 11 月 17 日

　　本实用新型经过本局依照中华人民共和国专利法进行初步审查，决定授予专利权，颁发本证书并在专利登记簿上予以登记。专利权自授权公告之日起生效。

　　本专利的专利权期限为十年，自申请日起算。专利权人应当依照专利法及其实施细则规定缴纳年费。本专利的年费应当在每年 03 月 24 日前缴纳。未按照规定缴纳年费的，专利权自应当缴纳年费期满之日起终止。

　　专利证书记载专利权登记时的法律状况。专利权的转移、质押、无效、终止、恢复和专利权人的姓名或名称、国籍、地址变更等事项记载在专利登记簿上。

局长　田力普

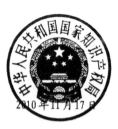

2010 年 11 月 17 日

第 1 页 （共 1 页）

证书号第 1859429 号

实用新型专利证书

实用新型名称：用于治疗肛肠疾患的弯头式负压吸扎注射枪

发　明　人：田淇第

专　利　号：ZL 2010 2 0642350.5

专利申请日：2010 年 12 月 03 日

专利权人：田淇第

授权公告日：2011 年 07 月 13 日

　　本实用新型经过本局依照中华人民共和国专利法进行初步审查，决定授予专利权，颁发本证书并在专利登记簿上予以登记。专利权自授权公告之日起生效。

　　本专利的专利权期限为十年，自申请日起算。专利权人应当依照专利法及其实施细则规定缴纳年费。本专利的年费应当在每年 12 月 03 日前缴纳。未按照规定缴纳年费的，专利权自应当缴纳年费期满之日起终止。

　　专利证书记载专利权登记时的法律状况。专利权的转移、质押、无效、终止、恢复和专利权人的姓名或名称、国籍、地址变更等事项记载在专利登记簿上。

局长　田力普

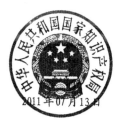

2011 年 07 月 13 日

第 1 页 （共 1 页）

证书号 第862883号

实用新型专利证书

实用新型名称：多功能检查手术治疗床

设　计　人：田淇第

专　利　号：ZL 2005 2 0027317.0

专利申请日：2005 年 9 月 12 日

专 利 权 人：田淇第

授权公告日：2007 年 1 月 24 日

　　本实用新型经过本局依照中华人民共和国专利法进行初步审查，决定授予专利权，颁发本证书并在专利登记簿上予以登记。专利权自授权公告之日起生效。

　　本专利的专利权期限为十年，自申请日起算。专利权人应当依照专利法及其实施细则规定缴纳年费。缴纳本专利年费的期限是每年 9 月 12 日前一个月内。未按照规定缴纳年费的，专利权自应当缴纳年费期满之日起终止。

　　专利证书记载专利权登记时的法律状况。专利权的转移、质押、无效、终止、恢复和专利权人的姓名或名称、国籍、地址变更等事项记载在专利登记簿上。

局长　田力普

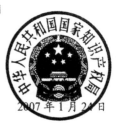

2007 年 1 月 24 日

第 1 页（共 1 页）

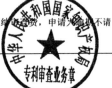

中华人民共和国国家知识产权局

地址：北京市海淀区蓟门桥西上城路6号　　国家知识产权局专利局受理处　　邮政编码：100088

邮政编码：300192 天津市南开区科研西路2号（科技园区）金辉大厦5楼　2G **天津市专利事务所** **卢枫** 申请号：01109666.7 ‖‖‖‖‖‖‖‖‖‖‖‖‖	发文日期： 2001年7月27日

申请号：01109666.7	申请人：　田淇第
发明创造名称：外痔贴	

发明专利申请初步审查合格通知书

1. 上述专利申请经初步审查，符合专利法及其实施细则的规定。

2. 根据专利法第三十四条规定，上述专利申请自申请日起满十八个月即行公布。

提示：

　　发明专利申请人可以自申请日起三年内提出实审请求，并同时缴纳审查费，申请人不请求实质审查的或逾期不缴纳审查费的，该申请即被视为撤回。

审查员：	审查部门： 初审及流程管理部

2123 — 1

证书号 第884840号

实用新型专利证书

实用新型名称：自带电源 一体式组合肛门镜

设　计　人：田淇第

专　利　号：ZL 2005 2 0027316.6

专利申请日：2005 年 9 月 12 日

专 利 权 人：田淇第

授权公告日：2007 年 3 月 28 日

　　本实用新型经过本局依照中华人民共和国专利法进行初步审查，决定授予专利权，颁发本证书并在专利登记簿上予以登记。专利权自授权公告之日起生效。

　　本专利的专利权期限为十年，自申请日起算。专利权人应当依照专利法及其实施细则规定缴纳年费。缴纳本专利年费的期限是每年9月12日前一个月内。未按照规定缴纳年费的，专利权自应当缴纳年费期满之日起终止。

　　专利证书记载专利权登记时的法律状况。专利权的转移、质押、无效、终止、恢复和专利权人的姓名或名称、国籍、地址变更等事项记载在专利登记簿上。

局长 田力普

2007 年 3 月 28 日

第 1 页（共 1 页）

中华人民共和国国家知识产权局

地址：北京市海淀区蓟门桥西土城路6号　　国家知识产权局专利局受理处　　邮政编码：100088

邮政编码：300192 天津市南开区科研西路金辉大厦611室　　　　　2G **天津德赛律师事务所** **卢枫** 申请号：02148657.3　▌▌▌▌▌▌▌▌▌▌▌▌▌▌▌▌▌▌	发文日期： 2002年12月27日

申请号：02148657.3	申请人：　田淇第
发明创造名称：肛肠激光小针刀	

发明专利申请初步审查合格通知书

1. 上述专利申请经初步审查，符合专利法及其实施细则的规定。

2. 根据专利法第三十四条规定，上述专利申请自申请日起满十八个月即行公布。

提示：

　　发明专利申请人可以自申请日起三年内提出实审请求，并同时缴纳审查费，申请人逾期不请求实质审查的或逾期不缴纳审查费的，该申请即被视为撤回。

审查员：	审查部门： 　　初审及流程管理部

2123 — 1

实用新型专利证书

证书号 第 469197 号

实用新型名称：弯头负压吸力式套扎枪

设计人：田淇第

专利号：ZL 01 2 08298.8

专利申请日：2001 年 3 月 9 日

专利权人：田淇第

授权公告日：2001 年 12 月 19 日

本实用新型经过本局依照中华人民共和国专利法进行初步审查，决定授予专利权，颁发本证书并在专利登记薄上予以登记。专利权自授权公告之日起生效。

本专利的专利权期限为十年，自申请日起算。专利权人应当依照专利法及其实施细则规定缴纳年费。缴纳本专利年费的期限是每年 3 月 9 日前一个月内。未按照规定缴纳年费的，专利权自应当缴纳年费期满之日起终止。

专利证书记载专利权登记时的法律状况。专利权的转移、质押、无效、终止、恢复和专利权人的姓名或名称、国籍、地址变更等事项记载在专利登记薄上。

专利号 |||||||||||||||||||

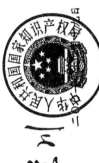

局长 王景川

第 1 页（共 1 页）

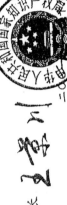

实用新型专利证书

证书号　第 468052 号

实用新型名称：肛肠手术用小针刀

设计人：田洪第

专利号：ZL 01 2 08300. 3

专利申请日：2001 年 3 月 9 日

专利权人：田洪第

授权公告日：2001 年 12 月 19 日

本实用新型经过本局依照中华人民共和国专利法进行初步审查，决定授予专利权，颁发本证书并在专利登记簿上予以登记，专利权自授权公告之日起生效。

本专利的专利权期限为十年，自申请日起算。专利权人应当依照专利法及其实施细则规定缴纳年费。缴纳本专利年费的期限是每年 3 月 9 日前一个月内。未按照规定缴纳年费的，专利权自应当缴纳年费期满之日起终止。

专利证书记载专利权登记时的法律状况。专利权的转移、质押、无效、终止、恢复和专利权人的姓名或名称、国籍、地址变更等事项记载在专利登记簿上。

专利号 ‖‖‖‖‖‖‖‖‖‖‖‖‖‖‖‖‖‖‖‖‖‖‖‖‖

局长 　王景川

中华人民共和国国家知识产权局

二〇〇一年

实用新型专利证书

实用新型名称：肛肠手术用多功能小针刀

设计人：田洪喆

专利号：ZL 01 2 07802. 6

专利申请日：2001 年 3 月 9 日

专利权人：田淇源

授权公告日：2002 年 1 月 2 日

证书号 第 471228 号

本实用新型经过本局依照中华人民共和国专利法进行初步审查，决定授予专利权，颁发本证书并在专利登记簿上予以登记。专利权自授权公告之日起生效。

本专利的专利权期限为十年，自申请日起算。专利权人应当依照专利法及其实施细则规定缴纳年费。缴纳本专利年费的办限是每年 3 月 9 日前一个月内。未按规定缴纳年费的，专利权自应当缴纳年费期满之日起终止。

专利证书记载专利权登记时的法律状况。专利权的转移、质押、无效、终止、恢复及专利权人的姓名或名称、国籍、地址变更等事项记载在专利登记簿上。

专利号 ‖‖‖‖‖‖‖‖‖‖‖‖‖‖‖‖‖‖‖‖‖‖‖‖‖‖‖‖‖‖‖

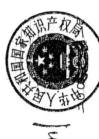

局长 王景川

第 1 页（共 1 页）

附录 A　肛肠病小针刀综合疗法培训授课讲义(摘编)

长效镇痛药在肛门术后的应用

肛门周围神经末梢颇丰富,肛管直肠括约肌结构特殊。因肛门皮肤及括约肌受到刺激加上括约肌痉挛性收缩,致术后剧痛。患者因怕痛而会拒绝手术或治疗。而且常见有因疼痛而致排尿困难。因尿道与肛门的神经同属一个分支,相互影响,也可造成排便困难并形成恶性循环。故肛门术后镇痛是临床及患者的需要。长效镇痛药可在术后注射于肛门伤口,用于封闭镇痛,疗效好。镇痛药封闭后可缓解疼痛和括约肌痉挛,改善肛周血液循环和淋巴回流及肛门缘的水肿,促进伤口愈合。

1. 药剂组成

(1)1 号液:汉防己甲素 3mg,布比卡因 2mg,亚甲蓝 2mg。

方法:伤口周围注射 1 次量为 5ml,最多不超过 8ml(1 支)。

(2)2 号液:0.25%布比卡因 4ml,1%亚甲蓝 1ml,肾上腺素几滴。

方法:混合,伤口周围封闭。

(3)3 号液:0.5%利多卡因 10ml,1%亚甲蓝 1ml。

方法:伤口周围封闭。

(4)4 号液:1%普鲁卡因 5ml,1%亚甲蓝 1 支(2ml),肾上腺素几滴。

方法:混合,伤口周围封闭。

2. 说明

(1)布比卡因、利多卡因或普鲁卡因局麻药为长效镇痛药的配方用药,镇痛作用显效快。注射后可立即显效。

(2)选用亚甲蓝,起效缓慢,但维持时间长。亚甲蓝镇痛机制如下。①亚甲蓝有亲神经性,直接阻碍神经纤维的电传导。②亚甲蓝能参与糖代谢,促进酸的继续氨化,改变神经末梢内外酸碱平衡和膜电位,从而影响其兴奋性和神经冲动的传导。据临床体会,术后 20d 伤口即愈合,但局部仍有麻木感,约 1 个月才消失。其原因是亚甲蓝损害末梢神经,其新生的髓质约 30d 后才能修复完毕,感觉才能恢复。故有较长的镇痛时间。③有可逆性神经脱髓作用,临床使用仅限于肛门伤口周围,尤其是伤口基底的封闭注射应用。尽量不要注射于括约肌中,虽然目前临床没发现引起括约肌失禁的案例,但从药理作用角度,尚需慎重考虑。

3. 穴位注射

(1)适应证:肛门手术后的患者,如肛瘘、肛裂、混合瘘、肛门乳头瘤、肛门脓肿等术后患者。

(2)方法

①选用穴位:会阴穴、长强穴。

②镇痛药:1%亚甲蓝2ml,0.5%利多卡因10ml,混合。

③操作:用6号针头,分别注入会阴、长强穴位,进针角度45°,深度为1.5～3.0cm(0.5～1寸),针进入穴位,回抽无回血无尿液,分别2个穴位,注入2～4ml即可。

(3)效果:会阴、长强两个穴具有通络行气活血的作用,再加上长效镇痛药的穴封,不但起到针灸镇痛作用,而且还有药理长效镇痛的作用。不但镇痛效果好,而且缓解了肛门括约肌痉挛,可治疗因膀胱会阴尿道内括约肌的痉挛并发的尿潴留。但应注意,会阴穴进针勿过深以防损伤尿道。

痔手术中的有关问题

1. 嵌顿痔手术 及时手术,防治伴发症。主张外剥内扎术。同时切断内括约肌,解除痉挛。由于无菌术及抗生素的应用提高了安全性,1991年日本高野正博对200例嵌顿痔立即手术,证实术后创面治愈时间并无延长,其术后疼痛伴发出血反而少。所担心的术后感染如门静脉炎、败血症、脓肿,实际发生率低,而成为一种理论上的"假设"并发症。

2. 妊娠期和分娩后痔手术 日本高野正博认为,妊娠中期是安全的,可以手术。痔在妊娠中会造成血管压迫和排便障碍加重,以往认为由于激素变化,加之麻醉手术、药物使用会影响胎儿及孕妇,故多主张非手术治疗,一旦形成嵌顿才考虑手术,但需在妇科医生配合下进行。分娩后痔手术对全身、局部及妇科都无妨碍,故可手术。

3. 伴发肠炎的痔手术 在发作症状性痔核手术时,如伴有溃疡性大肠炎则可以,但伴有克罗恩病则禁忌。

4. 关于结扎痔上动脉问题 在痔切扎术时,同时结扎右前、右后和左侧的痔上动脉,可以阻断血流,降低远端压力,从而防治痔术后大出血的发生。

5. 关于肛门衬垫及Treitz韧带的保留问题 日本高野正博认为,肛门闭合的机制中不单是括约肌的功能,而内括约肌内面软组织,即肛垫也是不可缺少的。所以手术中不要完全切除而要尽可能保留。一旦闭合性切断造成损伤缺损,就会导致肛门硬化、狭窄、感觉功能低下、闭合不全等并发症。国内喻德洪亦认为,痔术中若保留Treitz韧带可减少手术创面,伤口愈合快,术后疼痛减轻,大多数患者排便无疼痛。

6. 肛管皮肤和黏膜的保留问题   痔手术时,切除过多肛管皮肤或黏膜,可致肛管狭窄。所以手术切除病灶,要注意与肛管口径变化的关系。故主张内痔切除一次勿超过 3 个,术时需保留肛管皮肤 3/4,即一次切除肛管皮肤不应超过肛门全周的 1/4,于切口之间留有 0.5cm 的皮桥。日本升森茂树根据痔切除范围与肛门口径变化的关系来预防肛门狭窄。术前肛管直径算出肛周长（2πr,cm）,如切除了一个部位痔核（以 3cm 计算）则术后肛周长就缩小到（2πr－3）cm,其肛门直径（cm）缩小到（2πr－3）/π 就可能出现肛门狭窄。所以术中要留皮桥及黏膜桥,以防止肛门狭窄。

内痔结扎法

结扎疗法已有千年历史,《太平圣惠方》中即有"用蜘蛛丝,缠丝系痔鼠乳头,不觉自落"的记载。在明代已普遍采用,如"治外痔有关者以药线系之"。所用物品有蜘蛛丝、马尾、蚕丝、药线等,现以丝线或胶圈结扎,结扎方法很多,现分如下两种。

1. 单纯结扎法   仅以线进行单纯结扎,因操作不同又可分以下两种。

(1)非贯穿结扎:只将痔单纯结扎即可。

(2)贯穿结扎:将痔基底部,穿针引线结扎。

2. 套扎法   内痔胶圈套扎法起于 1954 年,于 1963 年 Barron 首先使用。Mcgivney 在其套扎器的基础上又给予改进。1964 年我国黄乃健设计了不同类型的内痔套扎器,并使用胶圈套扎内痔。此后各种不同套器问世,其机制是将胶圈套扎于痔基底部,通过胶圈的紧缩来绞勒阻断痔的血供,产生缺血坏死。痔逐渐脱落,创面组织修复而愈。目前套扎器分为两种,即牵拉套扎器和吸引套扎器。而吸引套扎器因不损伤痔核更易应用,尤其是弯头负压吸引套扎器获国家专利。应用治疗内、外痔,疗效更好,因弯头套扎枪可使胶圈套扎在痔的基底部,即肛垫,故术后愈合顺利,并发症少。因痔核是无创伤的套扎,故可以重复应用,安全可靠。

3. 内痔单纯结扎法

(1)适应证:脱出的内痔。

(2)手术方法

①于内痔基底部,用中弯止血钳夹住后提起（附图 A-1）。

②剪开齿线处黏膜（减轻水肿及疼痛）。

③用粗丝线在剪开处结扎整个内痔（附图 A-1）。

④较大内痔于痔上动脉予以贯穿缝合一针。

⑤顺序逐个结扎全部内痔。

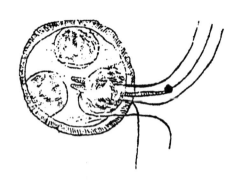

附图 A-1　内痔单纯结扎

⑥术后肛门挤入九华膏。

（3）注意事项

①内痔单纯结扎时丝线一定要在痔核基底部系紧,痔核不剪掉,以防脱落后造成出血。

②花冠痔因其痔与痔相连,所以要将两痔中间的黏膜剪开再分别予以结扎,以防结扎不紧。

③术后嘱患者排尿排便时不要久蹲和用力过猛。小便困难予以针灸、耳针;大便干燥给予中药调理,以防痔核过早脱落,造成出血。

④如发现内痔术后有较多出血和陈旧血块,应及早丁伤面出血点行8字缝合（或内痔创面基底部注入消痔灵液）,术后敷生肌散棉球（或痔瘘粉止血海绵）。

混合痔切除结扎方法

1. 适应证　各种类型的混合痔。

2. 手术方法

（1）用中弯止血钳将外痔及内痔一同夹住后提起。

（2）剪除外痔达内痔齿线处,掀起来,在其基底部用粗丝线结扎（附图 A-2）。

（3）肛内挤入九华膏,肛外伤口敷生肌痔瘘粉膏纱布条。

外痔切除疗法和肛门裂疮

肛门裂疮（肛裂）中医学文献上早有记载。《医宗金鉴》所载:"肛门围绕,折纹破裂,便结者火爆也,初服止痛如神汤消解之。"这就是指肛裂而言。此病是由于某些原因造成肛管皮肤损伤而形成溃疡（附图 A-3）。在括约肌紧缩状态下,此溃疡显现裂隙状,但当排便时肛管扩张,又呈椭圆形之创面。初看此病不大,但其疼痛

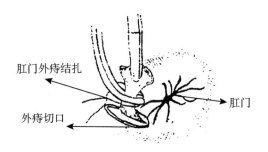

附图 A-2　混合痔切除结扎

程度,却远比痔、瘘为剧烈。此病多发生于 24－40 岁。根据我们临床统计,男性多于女性(但也可能是由于妇女患此病不愿医治)。男性患者病变多在肛门后部,女性患者多在肛门前部。此症多是单发,若为多发,则应考虑可能与结核病、梅毒病有关。一般的由于干硬的粪便通过肛管,造成暂时的表面损伤,不应算作肛裂。

1. 手术方法　同混合痔的外痔部分切除疗法(附图 A-2)。

2. 适应证　各种肛裂。

3. 手术操作

(1)用中弯止血钳将前哨痔及肛裂一同夹住后提起(附图 A-3)。

(2)将前哨痔及肛裂呈扇形切除,然后掀起来在其上端用粗丝线结扎(附图 A-3)。

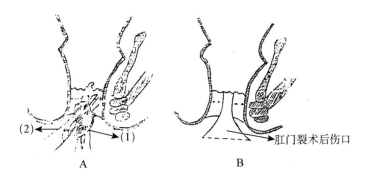

附图 A-3　前哨痔肛裂切除

(3)切断外括约肌皮下部(利于伤口愈合,减少疼痛)或改用钩状小针,于肛门缘皮下闭合钩断。

(4)术后敷痔瘘粉棉球。

肛门周围脓肿

1. 肛门周围皮下脓肿　以肛周浅表软组织的化脓性感染为主要病变,其特点是持续跳痛而全身症状不明显,故肛门皮下脓肿波动明显。

治疗:应用刮匙小针刀,配合挂线治疗。

2. 坐骨肛管间隙脓肿　位于坐骨直肠窝早期的全身感染、恶寒、发热明显,局部持续胀痛,早期局部体征不明显。肛指检查可发现肛管直肠内壁有压痛、触痛。

治疗:切开引流,直肠肛管冲洗切开引流后留置尿管。

3. 坐骨直肠窝间隙脓肿　位于坐骨直肠环以上骨盆直肠间隙当中的脓肿。全身中毒感染明显,但局部体征不明显,病人感觉坠胀感。肛指检查超过肛管直肠环以上深部的压痛,隆起和波动可做B超下穿刺。

治疗:切开引流配合挂线治疗。术后敷外痔贴上药。

肛门脓肿洞式切开

1. 距肛门缘脓肿波动明显处做约 0.5cm 直径的洞式切口(附图 A-4)。

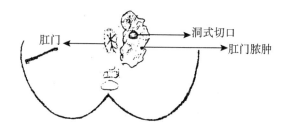

附图 A-4　肛门脓肿洞式切开

2. 自洞式切口往内插入红升丹纸捻,外敷拔毒膏。

3. 每日便后,用祛毒汤熏洗换药。

4.3d 后改用五五丹捻上药,直到炎症消退。

肛门脓肿洞式切开挂线引流术

1. 距肛门缘脓肿波动明显处(用刮匙小针刀)做约 0.5cm 直径的洞式切口。于脓肿顶端穿出,在其刮匙小针刀颈部系粗线,再原路找出刮匙小针刀,其粗丝线即留置脓肿腔中,起引流排脓作用(附图 A-5)。

2. 在洞式切口外敷拔毒膏。

3. 每日便后,祛毒汤熏洗换药。

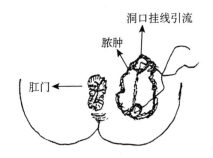

附图 A-5 肛门脓肿洞式切开挂线引流术

4.3d 后改用消肿膏上药,直到炎症消退。

索罗门定律配合肛钩小针刀寻找肛瘘内口

应用索罗门定律(Salmon's law)可以帮助诊断瘘管的内外口位置。其方法是:在肛门画一横线,如外口在此横线之前,离肛门不超过 5cm,其内口多在齿线附近,与外口相对;如在此横线之后,瘘管多半弯曲,内口常在肛门后部正中,肛门齿线附近(附图 A-6)。

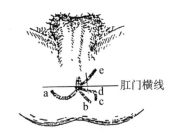

附图 A-6 索罗门定律

a、b、c、d 为肛门后;e 为肛门前(会阴)

1. 肛钩小针刀检查 目的是检查瘘管内口位置,便于手术时找到正确内口。其方法是:常规消毒后,用鸭嘴窥肛器扩开肛门,然后用肛钩小针刀探钩肛窦。肛窦深度一般约为 0.3cm,如超过这个深度,即可能是瘘管的内口。

2. 局部麻醉检查 凡用各种检查方法仍诊断不清,或病人精神恐惧,过度紧张,以及复杂性肛瘘、大型肛裂等,都适宜局部麻醉检查。其方法是:病人侧卧床上,常规消毒后,于病变区及肛门周围进行局部浸润麻醉。如为肛瘘患者,可用软型银质探针,探索瘘管形状;如角度太大不能顺利探入,可将其肛瘘切开部分再探查。

挂线方法应用与效果

1. 挂线种类　分为药线、橡皮筋、丝线三种。

(1)药线：始于明代，在明代徐春甫著的《古今医统》有介绍："……药线日下，肠肌随长，辟处即补，水逐线流……七日间肤金如归……线即过肛，如锤落地，以药生肌，百治百中。"这段话包括了挂线疗法的全过程。药线种类很多，但均为利用机械的及药理的侵蚀作用割裂开肛门瘘管，但药线隔2～3d则松弛，所以需要进行时时紧线。其治疗时间长、病人痛苦大，挂线时间及掉线不易掌握。

(2)橡皮筋：单纯利用橡皮筋，回缩弹性的机械作用，将其肛门瘘勒割开，拉紧橡皮筋再回缩3cm再勒紧，再结扎丝线。在治疗中不需要紧线，可待其自行勒割开肛门瘘，此后自行脱落，而随粪便排出体外，其治疗时间短，病人痛苦减少，其掉线时间以人为拉紧橡皮筋松紧为度，拉橡皮筋过紧者则掉线快，3～5d，但易损伤括约肌。拉橡皮筋回送3cm让其稍松则掉线慢些，7～10d是正常的。故其拉橡皮筋线与掉线时间可人为掌握控制。

(3)丝线：利用结扎丝线的机械作用，使其挂起的肛瘘组织发生机械无菌坏死，但隔2～3d丝线松弛，故必须再次紧线，才可保持其作用。故挂线时间长，病人有痛苦，但对其组织肌肉勒割伤小，伤口呈丝线条状，故伤口愈合快，平均7～14d，其挂线后掉线慢与快，时间长短，均可以人为掌握。

2. 挂线疗法的发展　关于挂线法治疗肛门瘘经过两次改动，一是将药线或丝线改为有弹力的橡皮筋，而解决了频繁紧线，并使挂线时间变得可以随意控制；二是采用低位切开、高位挂线的中西医结合方法，可以缩短疗程，减轻患者痛苦。

3. 挂线部位　随着医学发展，尤其西医学解剖学、生理学与中医学的结合，挂线部位有了定位，即肛门复杂瘘的肛门直肠环以下，给予切开，不会造成大便失禁。其挂线只挂在肛门直肠环上或其深部肛门括约肌。这样不但减轻了病人痛苦，缩短疗程，也提高了中西医结合的疗效。

4. 挂线的机制　挂线的作用，是以线代刀，慢慢勒割开肛门瘘而起到治疗作用。肛门括约肌被挂线后利用线的机械或药性的缓慢勒割开的作用和异物刺激作用，使肛门括约肌内一边勒割开一边再生长、粘连，不会像用手术刀那样，使括约肌立即被切断而回缩，造成大便失禁。因挂线是机械的缓慢的勒割开，使肛门括约肌中间慢慢形成线状断开的"豁口"。另外，括约肌断开肌组织在异物刺激下形成粘连的纤维组织，使其与周围组织产生粘连固定，不会造成突然的肌肉回缩，引起大便失禁，亦减少了断缩的距离，避免了"大割口"的形成，因而不会发生肛门失禁。但这些作用要达到，就必须有充分的挂线后掉线时间，所以挂线后掉线的时间不能少于2周。

5. 挂线时间控制

(1)挂橡皮筋,挂线时间应为 7～9d,故不要过度拉紧橡皮筋而结扎,因越紧掉的时间越快。通常以一横指(即 3cm)为度,再来结扎紧橡皮筋。

(2)挂的单纯丝线,挂线时间应为 8～12d。用 10 号粗丝线,防止线过细或过粗,在挂线后 5～6d 再紧一次线即可。

(3)药线:药线 6～15d,挂线后不宜频繁紧线,多则 5～6d 紧一次,线紧 3 次为度。如挂线后掉线时间太短,同样也会造成大便失禁。

6. 挂线的引流作用　挂线在括约肌不但起勒割作用,还有引流脓液作用。如单纯作为引流,则被挂的线不能拉紧,松松结扎作为"线环"做引流挂线。如在肛门直肠环上,一同需挂几个线,但只能紧一根线,待挂的第一根线掉后再紧第二根或第三根线。因在此前第二根或第三根仅做引流线用。又如,多个瘘管的肛门直肠支瘘管仅做引流挂线作用,只单纯引流。再如,肛门脓肿则采用"松弛"型挂线引流作用。婴幼儿因括约肌不发达,手术易造成大便失禁,又不易配合,换药又困难,但婴儿愈合快,故应采用单纯挂线但不勒紧结扎来治疗肛瘘,可代替了以往的手术疗法。

探针小弯刀配合挂双线治疗肛门复杂瘘

1. 治疗方法　局麻或腰俞麻醉,肛门常规消毒。右手持探针小弯刀从肛瘘的外口按其肛瘘走行徐徐插入,左手示指伸入肛门内导引并寻找肛瘘的内口;当左手示指尖端触到探针头又可以自然通过之口即为内口。其内口往往通过或超过肛门直肠环深部括约肌即为复杂瘘,再将探针小弯刀前段探针部分给予从内口经肛门内折弯后牵出肛门外。用探针头挂 2 根粗丝线和橡皮筋备用,继用探针小弯刀后段刀锋锯开肛门直肠环以下的瘘管。但包括内口在内的肛门直肠环深部括约肌均不能锯开,以免造成肛门失禁;需采用前述挂双线治疗。然后再徐徐退回探针小弯刀,其双线即挂在包括内口在内的肛门直肠环深部括约肌上。但只将第一个单线挂的粗丝线给予一次性勒紧结扎,挂的第二个单线橡皮筋暂不要扎紧只容其宽松引流,当挂的第一个粗丝线于术后 7～9d 脱落或松弛时,这时才将第二个单线橡皮筋勒紧结扎,再于 8～10d 后即与挂的丝线一同自行脱落,以上即完成肛门复杂瘘的低位单纯切开与高位括约肌双挂线的治疗。然后将肛瘘已敞开的外口修整呈 V 形伤口,其瘘管及瘢痕均不要剪,引流通畅即可。用痔瘘粉纱布条敷盖并引流伤口,再用丁字布带兜住伤口。

2. 讨论

(1)挂线目的:复杂肛瘘是指内口通过或超过肛门直肠环深部括约肌,处理不当会引起肛门失禁;采用挂线治疗可以防止肛门失禁。

(2)挂线种类:有 3 种,传统挂线疗法是利用药线的腐蚀作用或丝线、橡皮筋机械作用勒割剖开全瘘管。故病人痛苦大,疗程长。

(3)挂线部位:采用中西医结合方法,将复杂瘘低位切开而高位挂线。即仅挂在包括内口在内的肛门直肠环深部括约肌,故减轻了病人的痛苦又缩短了疗程。

(4)挂线方法:采用探针小弯刀挂双线,即挂丝线和橡皮筋治疗。寻找内口、低位切开、高位挂线可同步完成,避免了挂线的错位和挂丝线需要紧线才可脱落。

(5)挂线作用:挂丝线和橡皮筋是利用慢性勒割及异物刺激使用,使括约肌呈缓慢地边勒开边生长,并与其周围组织粘连固定。不仅防止了肛门失禁而且又起到引流及止血作用。

(6)掉线时间:要充分发挥挂线作用,掉线时间平均 14d 为妥,否则掉线过快,括约肌同样也会造成损害引起大便失禁。

(7)挂线比较

①单纯挂丝线:复杂瘘只用粗丝线将括约肌勒紧结扎,勒割缓慢平均 15d 脱线;豁口细窄。但需频频紧线而且最后被勒割处剩余的肌纤维往往需要在麻醉下再进行原位切开,其丝线环才可以取掉;平均 26d 伤口愈合。

②单纯挂橡皮筋:复杂瘘只用橡皮筋将括约肌一次勒紧结扎,但松紧度要适宜。为了延长橡皮筋勒掉的时间,在结扎前要容其 2 横指宽松的距离再扎紧口,因结扎过紧、使用不慎、勒掉过快也同样引起肛门失禁。即使如此,勒掉时间平均 12d 仍比丝线组提前 2~3d 掉线,其豁口比丝线组加宽加深 0.2~0.4mm。但也有其优点,因橡皮筋有回缩弹性作用,故不用紧线不需再去原位切断残留肌纤维,可以自行完整脱掉橡皮筋环。平均 27d 伤口愈合。

③挂双线:是先用丝线勒割缓慢,豁口细窄。因丝线术后 1 周呈松弛状,才将橡皮筋勒紧结扎可以代替丝线紧线及原位勒割开残留肌纤维而自行掉线作用。并避免了伤口粘连形成假性管状愈合而使其伤口呈线状瘢痕愈合,故防治了手术后肛门外溢。平均掉线时间是 14d,伤口 25d 愈合。

肛门及直肠狭窄切开及挂线上药疗法

1. 适应证 肛管及直肠狭窄。

2. 方法

(1)左手示指伸进肛门或直肠内,摸到狭窄处。

(2)将 12 点、3 点及 9 点三处行纵行切开,其深度使狭窄舒张即可。超过直肠环狭窄部,则要配合挂橡皮筋。

(3)较重狭窄可以再纵行切除 0.2cm 宽的瘢痕组织。

(4)术后将枣核棉球涂上九华膏,再蘸上痔瘘粉填入肛门内的伤口中。

(5)每日便后,祛毒汤熏洗,注入九华膏扩肛。

3. 注意事项

(1)只切开瘢痕狭窄处,不要损伤直肠黏膜及内痔。

(2)不要切除组织过多,以防过度损伤括约肌,造成排便功能欠佳。

半导体激光小针刀治疗肛肠病

1. 4 种激光对比

(1)CO_2 激光不具备凝固作用,其非接触式,不宜使用光纤。其激光纤不能折弯。

(2)Nd:YAG 激光其汽化效果欠佳,而且对周围组织有损伤。

(3)KTP 激光大功率,高电压凝固效果欠佳,但汽化好。

(4)半导体激光,接电即用。其凝固汽化效果佳。在 20～60W 输出功率,自然冷却,高密度,集成电路设置,于低功率 10～14W 开始,后再升高,可达到凝固作用。

2. 半导体激光　半导体激光的波长为 810nm 与传导 1064nm 的 Nd:YAG 激光相比,可产生更有效的汽化和炭化效应,在非接触模式下采用 810nm 半导体激光,组织吸收较强,因而减弱了激光的穿透深度。可在局部组织产生更多的热量,结果带来了更好的组织汽化效果,故在减少术后水肿中得到重视。而采用 Nd:YAG 激光治疗,在术后,前几天常因水肿导致梗阻而病情恶化。

3. 讨论

(1)半导体激光器的能量,由低电流激发高功率激光二极管产生。二极管芯片由砷化镓铝（GaAl-As）半导体材料形成,与传统激光发射机制不同,其波长为 805nm,易被组织色素吸收,对组织凝固汽化均有很好的效果。故手术时所需功率低(一般功率不超过 13W)。半导体激光能量经过可屈光纤传输到激光探头。一部分能量被特制探头吸收用于汽化切割组织,另一部分能量从探头透出起凝固止血作用,汽化和凝固同时进行,从而避免出血。一旦有出血,其止血效果好。

(2)半导体激光器的能量,由低电流激发高功率激光,其光电转换率较高,而其功率消耗和废热产生少。故可采用普通 220V 电源,而不需冷却水装置,机器小巧。激光头可使接触的组织表面温度达 150℃,能量集中,故汽化切割与其凝固速度快。在低功率红色激光指引下定位手术烧灼部位准确。

4. 半导体激光在肛肠疾病中的应用　半导体激光小针刀是由套管针构成的。其外为套管,内为空芯管,使光纤通过,然后,再连接半导体激光发射器,其开关为脚踏式。小针刀尖端为圆钝探头,在中间有孔即激光孔头。头侧面为一斜面刀刃。激光小针刀可探查、切开和发射激光同步完成。

（1）直肠癌

①对直肠后壁癌，为防治骶前静脉大出血有独特的作用。即将激光小针刀前端探针部探查，于骶前筋膜与直肠固有筋膜之间的间隙用中部刀刃扩大其距离，同步给予激光，使直肠后壁固有筋膜与骶前筋膜分离，得以切除。

②对晚期直肠癌，由于直肠不存在蠕动收缩现象，所以一旦发生直肠癌引起直肠梗阻，需立即疏通。故采用接触式，即插入肛门镜，将激光小针刀直接插入直肠癌肿之中，使探切及激光汽化打通癌症病灶，使癌症病灶之中间呈间隙通道，而解除梗阻。对巨型绒毛腺瘤进行激光汽化治疗，因有 X 线监测，可防治直肠穿孔。

（2）肛门直肠狭窄：于肛门镜下应用激光小针刀通过狭窄处，即探切与激光汽化，疏通治疗。

（3）内痔：在肛门镜下，将激光小针刀插入内痔基底部进行汽化与炭化，而起到止血的治疗效果。

（4）肛门瘘：对简单肛门瘘应用激光小针刀，由肛管的外口插入至内口，给予肛瘘管壁进行激光汽化治疗。而复杂瘘即内口超过肛门直肠环，则配合挂线治疗以防损伤肛门括约肌。

（5）肛门裂：将激光小针刀插入肛门外，哨兵痔外缘基底部。探切汽化与凝固止血，同步进行。肛裂基底部与哨兵痔基底部在其前述治疗中也同步进行。

（6）肛门乳头或息肉病：在肛门镜下，应用激光小针刀插入肛门乳头或息肉基底部，探切范围应汽化与凝固同步完成手术。

（7）肛门瘙痒症：将其范围用甲紫画出标界。用激光小针刀于皮肤外缘插入，顺皮下给予边探切边边激光推进，使皮下神经末梢破坏达到止痒目的，按其范围治疗后，拔出激光小针刀，针眼处给棉球压迫即可。

（8）肛门脓肿：于肛门脓肿下缘，将激光小针刀插入，进行探切，并用激光汽化与凝固作用行洞式切口，继由肛门脓肿的上缘穿出也呈洞式切口，完成肛门脓肿上与下的 2 个洞式对口引流术。

（9）肛门大汗腺治疗：应用激光小针刀于其肛门大汗腺皮下边插入边给予激光的汽化与凝固。破坏其大汗腺达到治愈。

小针刀内括约肌和外括约肌皮下部切断术

1. 内括约肌切断术的意义　可以治疗因内括约肌痉挛引起肛门的疼痛，尤其可缓解肛门术后伤口的疼痛，使肛门静脉淋巴回流顺利，从而解除直肠颈高压和相对狭窄，缓解内括约肌张力引起的肛门水肿，也可解除内痔因直肠颈高压而淤滞的病因，改善排便状态，解除内括约肌不弛缓导致的粪便滞留直肠腔内。排便即可以通畅。由于内括约肌切断，使咳嗽、行走震动等刺激而产生内括约肌强烈收缩而产生肛门的剧烈疼痛消失。因小针刀切断内括约肌为闭合性、潜行性的，可不影响内括约肌的功能，故不会发生并发症和后遗症，但要掌握其病种的适应证和治疗中应注意的事项，做到心领神会，心悟手巧，有的放矢，稳准快，其效果立竿见影。即便一次疗效不满意可再次治疗，故对医生与患者均有回旋余地。

2. **小针刀切断外括约肌皮下部的方法** 点状局麻，于肛门缘后与尾骨尖之间进针。右手持小针刀于局麻针眼处再刺入，左手手指伸入肛管腔内做导引，先于肛门口下缘下将外括约肌的皮下部（呈皮索条状），用小针刀闭合性切断。

3. **小针刀内括约肌切断的方法** 在左手示指肛管内导引下即白线、肌间沟中间，也即齿线下内括约肌椭圆切断。内括约肌切断术，采用小针刀上下纵行切开1～2cm，禁忌横行切开，以肛管腔内左手示指为导引达可容2～3指为宽度，以感觉有松弛感、内陷感为内括约肌切开的指标，禁忌超过齿线切断肛门直肠环，故在用小针刀切断内括约肌时，随时让患者收缩肛门，以表明左手示指肛管内有环状收缩感觉，说明没损伤肛门直肠环。如内括约肌松弛感觉不理想，可以重复再切断一次，此后小针刀仍原路退针至肛门后缘与尾骨尖之间处。退出针眼，用塔形纱布加压固定。

4. **小针刀切断内括约肌可治疗的病种** 内痔、直肠黏膜内脱垂、肛门裂、排便困难、肛门术后疼痛、肛门狭窄和直肠狭窄等。

5. **注意事项**

(1)禁忌将小针刀刺破肛管直肠腔而造成感染。

(2)勿伤及肛门直肠环、肛提肌、外括约肌深部而造成大便失禁。

(3)必须左手示指先伸入肛管内寻找并固定，而且确定为内括约肌后再进行小针刀切断术。

(4)小针刀要纵行切断内括约肌，范围在1～2cm。勿超过2cm，并且禁忌横行切内括约肌。

小针刀痉挛耻骨直肠肌切断术

耻骨直肠肌痉挛是一种以耻骨直肠肌肥大造成的功能与器质性出口梗阻的排便障碍性疾病，常与慢性炎症、滥用泻药等因素有关，组织学改变为耻骨直肠肌肌纤维肥大。其症状为严重的粪便细窄，排便频繁，但仍有排便不畅感，伴肛门或骶尾部坠胀疼痛。

1. **诊断** 肛门直肠指诊，手指通过肛管有狭窄感，肛管明显延长，伴触痛，直肠环后部显现锐利边缘，直肠后方呈束袋状，耻骨直肠呈搁板状，亦称"搁架征"，即可确诊该病，排便造影检查X线片见肛直角变小，肛管延长。

2. **治疗** 手术切断痉挛的耻骨直肠肌，过去认为耻骨直肠是组成肛门直肠环的重要部分,其功能是括约肌以控制排便,一旦切断将造成大便失禁。但耻骨直肠肌一旦发生痉挛性肥大等病理改变时,其肌纤维往往呈纤维化,与周围肌组织产生粘连,故手术切断后不会发生肛门失禁。

3. 小针刀治疗操作方法 常规消毒,腰俞麻醉或局麻,以肛门缘与尾骨尖的中点作为小针刀进口。右手持小针刀,于此进针点垂直刺入,左手手指先伸入肛管直肠做导诊,触及尾骨尖为耻骨直肠肌上缘标志,用示指伸入直肠腔向上顶起并扣住耻骨直肠肌,右手操作小针刀给予纵行切断1～2cm,并用左手示指触及加压,对已凹陷的已被切断的耻骨直肠肌进行按摩以加大其间隙,防止术后直肠肌断端的肌纤维粘连,并可钝性扩大切断面。以手指触及并感到耻骨直肠肌变得有些松弛凹陷感为度。如不理想可以再纵行重切,但勿横切,勿刺破肠腔引起感染。以在示指尖与右手小针刀头部相吻合相触及为标准原则。做到左手示指触摸到右手小针刀头,才可切断痉挛的耻骨直肠肌,心领神会,相互配合,协同手术,禁忌单使用小针刀盲目切割,以防伤害肛提肌及外括约肌深部而造成大便失禁。此法可以将以往复杂的开放性的耻骨直肠肌切开缝合术变成简单的闭合性微创手术,手术简单,效果好,无并发症。

小针刀治疗耻骨直肠肌肥厚痉挛性梗阻便秘

应用小针刀,从肛门外尾骨尖前刺入,闭合性地将肥厚的痉挛耻骨直肠肌切断来治疗梗阻便秘,其治疗方法简单,没有并发症。

1. 病例资料 男7例,女7例,年龄21—62岁,病程0.5～20年,全部病例符合1992年第7次全国肛肠学术会议的诊断标准,即耻骨直肠肌肥厚的诊断标准。

2. 治疗方法 右侧卧位,常规消毒,局麻,右手持小针刀选择尾骨尖前距肛门缘1.5cm中点的皮肤为刺入点,沿肛管直肠后侧闭合性纵深插入,然后左手手指伸入肛管直肠腔中引导,首先触及尾骨尖确定是耻骨直肠肌上缘的标志,顺之将其肥厚的呈搁硬板的耻骨直肠肌全束再向上撬顶,加强固定在直肠后壁,右手持的小针刀,从直肠后壁处,给予闭合性纵行切开,肥厚的耻骨直肠肌1.5cm,但勿切破肛管或直肠腔。此时依据左手指诊有松解宽敞感为度,随之用力向后加压直肠后壁进行钝性扩,切断肌肉分离扩大已切断的耻骨直肠肌的范围。随之再向左向右进行扩肛。肛门外用塔形纱布固定压迫针眼,术后照常饮食、排便,但需每天扩肛1～2次,不仅可避免耻骨直肠肌再粘连,还可以训练患者排便反射功能。根据1992年第7次全国肛肠学术会议的疗效标准,术后0.5～2年,痊愈10例,显效2例,有效2例,无术后后遗症及并发症。

小针刀配合治疗直肠型出口梗阻便秘

提出持续型便秘发生的原因及治疗方法,总结了小针刀配合单纯结扎治疗直肠黏膜内脱垂、直肠前突及经小针刀治疗直肠型出口梗阻便秘而缓解耻骨、直肠肌痉挛,共计 80 例,没有并发症。有效率 100%。

1. 临床资料

(1)慢性顽固性便秘 85 例,男 40 例,女 45 例,年龄 40－82 岁,病程 1～40 年。

(2)术前均常规灌肠,常规检查,了解粪便嵌顿位置,排除肿瘤、炎症等。行 X 线造影证实直肠型出口便秘病因及直肠黏膜内脱垂有无合并直肠前突及耻骨直肠肌痉挛。

2. 综合检查　1964 年 Wasserman 首次提出,耻骨直肠肌综合征的临床表现为排便困难、肛门出口困难、肛门梗阻感、排便不尽或滞留感,可伴有肛门坠痛,直肠指检时,令患者做排便动作,其耻骨直肠肌不松弛,反而痉挛。

3. 治疗方法

(1)小针刀配合单纯多点结扎,治疗直肠黏膜内脱垂及直肠前突的治疗方法,同前述章节。

(2)排便不通畅且嵌顿在肠瓣上方患者因其直肠腔中的直肠瓣,显著过宽过大而影响粪便下移者,可以采用小针刀将其直肠腔的下瓣膜呈 S 形挑割开。

(3)再用小针刀将其内括约肌切断,或将痉挛的耻骨直肠肌切断,其方法同前述章节。

4. 结果　治疗效果按中华医学会"便秘诊断治疗暂时标准"评价,85 例中痊愈 70 例,显效 8 例,好转 2 例,总有效率 94.1%。显效病例中有 2 例还合并乙状结肠过长,故另行乙状结肠开腹切除术。

5. 讨论　直肠型出口梗阻便秘的病人,直肠瓣均较常人过宽过大,有的患者个数还很多,如果粪便阻塞在耻骨直肠肌平面以上,有直肠黏膜内脱垂并伴有过宽直肠瓣,会增加堵塞发生的概率,再加内括约肌肥厚痉挛更易造成直肠型出口梗阻便秘。此法是未切断耻骨直肠肌而采用内括约肌切断术加直肠黏膜单纯多点结扎、S 形纵切肠瓣的综合治疗,其术后便秘困难有明显好转。也属于"直肠内黏膜脱垂"综合概念或范围的一种小针刀治疗方法。如合并耻骨直肠肌痉挛,则应给予小针刀闭合性切断。

小针刀外剥内扎治疗混合痔

1. 治疗方法　取侧卧位、消毒,局麻或腰俞麻醉。选择外痔最远端用有齿钳提起,在外痔突起中的两侧用小针刀由外向内做一外宽里窄的 V 形切口。尖端朝向内,上至齿线。再用小针刀从外痔的 V 形切口最远端刺入,沿外痔的皮下部朝向肛内做潜行外剥,同时将其皮下部的痔静脉丛或结缔组织也切剥上至齿线。小针刀剥离术只在肛门外括约肌皮下部和内括约肌表层进行,而不会损伤括约肌。最后将有齿钳提起,其外痔已是 V 形的游离皮瓣。其皮瓣内侧面向肛门内掀,与提起内痔的直角血管钳合拢,共同于内痔基底部连同外痔游离皮瓣的近端一起用粗线围绕结扎;外痔也即悬吊在结扎的内痔线上。原则上游离外痔皮瓣不剪掉,以防术后过早脱线引起出血;潜行性切剥切口两侧皮肤下的静脉丛或结缔组织;其外形即可平塌,同法治疗下一个混合痔,术后用塔形纱布压迫或丁字布袋包扎。

2. 讨论

(1)伤口小,愈合快,重建了肛门皱襞。小针刀外剥混合痔外痔的皮瓣是很窄的皮条,并悬吊在内痔结扎线上。可以保持外痔 V 形切口与肛门呈放射状而不移位。伤口愈合后形成人造的肛门皱襞结构,平时其像收紧的袋口一样,口内黏液不易外溢。伤口小,小针刀外剥外痔又不损伤肛门括约肌,手术后周围皮肤与皮下组织很快发生粘连,平均13d愈合。

(2)手术简单,患者痛苦小,小针刀外剥混合痔外痔上至齿线,其周围分布的疼痛神经也均给予切剥。手术后每天照常饮食,排便坐浴后,伤口外敷生皮止痛膏。原则上可不使用长效镇痛药。

(3)手术后不会发生肛门狭窄。小针刀外剥在其外痔之间要留一定间隙的皮桥。内扎的内痔之间也要留有黏膜桥。结扎时不宜在同一水平线上,要上下交错,所以本法也适宜环状混合痔。

小针刀治疗急性嵌顿痔

1. 病因　急性嵌顿痔多为三期内痔或混合痔,因排便用力过猛或腹泻使脱出的痔核不能还纳而刺激肛门括约肌引起痉挛,致脱出痔核水肿,充血加重不能还纳,形成恶性循环,病人疼痛加剧,嵌顿痔核肛门缘水肿加重,而且血栓形成,发生痔核坏死,如不及时治疗,则会引起并发症,引起痔核坏死、毒素吸收,重者发生门静脉炎、中毒性休克、败血症而危及生命。

2. 分期　①水肿期;②渗出期;③糜烂坏死期。

3. 讨论

(1)嵌顿痔发生不超过24h时,因其水肿轻,血栓刚刚形成或形成小血栓,可以先手法复位送回肛管,待手术治疗。

(2)嵌顿痔超过24h时,则应手术治疗。因其肛门缘出现水肿,嵌顿痔核血栓形成较大,痔核发生糜烂,进而产生坏死,故应立即手术治疗以消除病灶,防治并发症的发生。二期、三期嵌顿应立即手术。

（3）目前对嵌顿痔的治疗,国内外大多数学者的主张,仍趋非手术治疗,待炎症消退后再手术。笔者认为此法疗程长,要经过 1 个月治疗,病人非手术治疗期痛苦大,而且会伴发感染中毒休克的危险。而急症手术,只需半个月即可治愈,而且防止了并发症的产生。可采用无菌的微创小针刀治疗。

（4）非急症手术的道理:原认为嵌顿痔是一种感染病灶,如手术治疗不慎会引起门静脉炎中毒休克而危及生命,轻者局部伤口也可能感染,且易发生继发性出血,故主张先将嵌顿复位,消炎后再待手术。

（5）急症手术的理由:①嵌顿痔的形成是内痔反复脱出,不能回纳,受外界机械刺激引起组织水肿,影响血液及淋巴液回流,使局部组织坏死、出血,继发感染,痔核呈被环状绞窄的病理改变,由此可见,痔核的炎症与绞窄同时存在,但以"绞窄为主",故只有采用手术才可以解除绞窄,才有利于血液和淋巴液的回流,从而为局部组织的修复创造了条件。②笔者进行了 48 例嵌顿的急症手术,没有发生 1 例感染、中毒休克、术后大出血、术后肛管狭窄的并发症,均顺利愈合。关键是手术时机的选择和采用小针刀解除"狭窄环的微创手术"。③嵌顿痔多是三期内痔脱出,更主要是内括约肌持续痉挛,使脱出的痔核不能还纳而引起的。而三期内痔脱出的机制与其 Parks 韧带松弛有关。因痔核发展到脱出肛门外已是肛管周围结缔组织变性破碎断裂,静脉丛增大肥厚受损导致肛管外翻的一种表现,所以需急症手术给予治疗。

4. 小针刀治疗

（1）治则:嵌顿痔的发生与不能回纳,两种因素并存,其关键是以内括约肌痉挛为主,形成"狭窄环"。故应用小针刀给予闭合切断是其治疗的重点。

（2）嵌顿痔发生不超过 24h 时,尚未发生病理的损坏,故可以采用手法复位,等待手术。

治疗方法:①麻药应用 0.5% 利多卡因 5～10ml,加入 1:1000 的肾上腺 2～3 滴(血压高不用),局麻。②点状局麻的部位:于尾骨尖与肛门水肿的边缘之间外括约肌的皮下部,进行点状局麻。③小针刀的操作应用钩状小针刀,将针端仍按点状局麻的针眼处刺入外括约肌皮下部,然后稍向上即可钩住外括约肌皮下部,给予钩割切开。点状局麻皮肤,酒精棉球压迫。④应用液状石蜡涂抹嵌顿痔核,然后先将小的痔核送入,再送入大的痔核。医生用右手指尖全程抓握住肛管和痔核,轻柔加压,促使嵌顿痔的血液、淋巴回流,使痔核变小,5～10min 后再复位,操作过程再令患者往外"吐气"利于腹压上提,此时右手的指尖同时将嵌顿痔按摩,送入肛管内再用右手指顺势插入肛管中,再进行肛管内按摩。肛门外敷中药,贴外痔贴,用塔形纱布加压固定。

(3)嵌顿痔发生已超过 24h,痔核发生坏死损伤,应立即手术,以消除病灶,防治合并症发生。

治疗方法:①麻药,应用 0.5% 利多卡因 8～10ml,于尾骨尖前与肛门水肿嵌顿的外缘之间给予皮肤、皮下外括约肌、内括约肌点状纵深局麻,勿污染针头。②利用嵌顿痔暴露于肛门外的特点,要分清其解剖界限,要抓住齿线、内外括约肌的肌间沟,要清楚其倒向,肛管呈外翻外脱状,是手术依据指标。③先将暴露嵌顿痔的内痔的部位于齿线上用套扎枪,给予套扎治疗。④应用钩状小针刀,先将其外括约肌的皮下部切断,再深入内外括约肌间沟,将其内括约肌再切割开,由于在肛门外操作解剖界线清楚,小针刀切割是在直视下手摸进行的,故要严格控制污染,防止小针刀刺切损坏肛管。于内括约肌与外括约肌的皮下部应用钩状小针刀切断,可立即解除绞窄环,使其嵌顿痔得以回纳。因是微创手术,没有切割嵌顿痔,故没有手术创伤,也不会因手术切、扎、缝而造成感染、出血等并发症。治疗后待其嵌顿自回纳入肛管中,肛门内注入九华膏,肛门敷外痔贴以巩固疗效,2～3d 再排便。

一期切开挂线治疗肛周脓肿

笔者对 150 例肛门脓肿患者采用小针刀一期切开挂线治疗,疗效满意。

1. 临床资料 本组男 123 例,女 27 例,年龄 16－68 岁,疗程 5～18d,平均 11.5d。肛门括约肌间脓肿 118 例,皮下脓肿 21 例,坐骨直肠窝脓肿 7 例,直肠黏膜下脓肿 4 例。

2. 治疗方法 患者取截石位,在局麻或骶管阻滞麻醉下,将脓肿外缘以肛门为中心做放射状切口,用止血钳分开脓腔引出脓液,一手指伸入肛管,一手持探针小弯刀从切口深入,通过脓腔走向寻找内口。探针小弯刀从内口引出折弯拉出肛门外,再顺着探针走行,利用小弯刀切开皮肤至齿线。然后将消毒的带橡皮筋的丝线一端系在探针球头上,拉出探针,使橡皮筋的一端由内口拉出,勒紧橡皮筋结扎固定。挂线周围同时应用亚甲蓝及 1% 普鲁卡因 5ml 浸润注射,起到长效镇痛作用。术后应用中药防风 15g,白芷 15g,红花 15g,蒲公英 20g,紫草 15g,甘草 12g,每日 1 剂,水煎坐浴,每日 2～3 次,不再换。

3. 结果 本组一次治愈 145 例,2 次治愈 3 例,有 2 例形成肛瘘,疗程 15～25d,平均 20d。

4. 体会 长期以来,治疗肛周脓肿多采用脓肿切开引流,待脓肿缩小形成肛瘘后,再行第 2 次手术,这不但增加了病人的痛苦,还使疗程延长。笔者采用小针刀切开挂线术结合中药坐浴,既可治疗肛周脓肿,又可预防肛瘘。实践证明,本方法疗程短,可一次根治,易为患者接受。

小针刀配合挂线在直肠癌手术中的应用

在 Miles 手术基础上，应用小针刀配合挂线进行中下段直肠癌手术切除 27 例，效果理想。

1. 临床资料　本组男 19 例，女 8 例，年龄 35—65 岁。中段直肠癌肿后壁 21 例，后侧壁 4 例，前壁 2 例。分化型腺癌 21 例，未分化型癌 4 例，黏液腺癌 2 例。Dukes A 期 3 例，B 期 20 例，C 期 4 例。

2. 手术方法　在 Miles 手术基础上进行，将乙状结肠游离后提起，直视下剪开分离直肠上段的骶前筋膜和直肠固有筋膜之间的网状疏松结缔组织而进入该间隙。右手持小针刀仔细寻找前述延伸的间隙或薄弱处，边探边进，逐步扩大其孔隙。用力点要靠近肿瘤直肠壁一侧，切勿伤及骶前静脉丛而引起大出血。在左手手指辅导下从另一端拔出小针刀后，其小针刀柄孔系上的丝线则留挂在该间隙之中。如果一旦发生大出血，则将已通过的丝线立即结扎紧可起到止血的作用。一般进展顺利则以线代刀，将丝线均匀地用力结扎但不打结，借其力勒割开该间隙，或小针刀将粘连在间隙中的癌肿块化整分别切开或用线挂勒割开来治疗，或于相应的部位注射抗癌液来扩大其间隙，再顺从注射的针眼处插入小针刀，一小块、一小点、一小条地分别用小针刀探切后再分别穿过丝线来勒割开间隙。以点带面，逐渐扩大范围，逐步将直肠后壁癌肿从骶前筋膜的间隙中分离至尾骨尖，完成分割术。按照此法，从直肠两侧壁分离至肛提肌水平。继之，男性从直肠前壁分离至前列腺的后方，勿伤精囊。对残留在骶前筋膜或输尿管上的癌肿采用电刀烧灼和抗癌药物封闭给予配合治疗。勿再钝分或钝切，之后酌情再做腹部人造瘘口或保留肛管或重建一个有功能的肛门手术。

3. 疗效　本组 27 例均临床治愈出院，无死亡、无并发症、无后遗症。

小针刀配合单纯结扎治疗内痔

对 150 例内痔连同脱垂黏膜的患者采用小针刀配合单纯结扎治疗，方法简单，疗效满意。

1. 临床资料　男 62 例，女 88 例，年龄 21—68 岁。Ⅱ期内痔 65 例，Ⅲ期内痔 85 例。

2. 治疗方法　局麻或腰俞麻醉，取截石位常规消毒。左手示指伸入肛内，摸清肌间沟，右手持小针刀选择距肛门后缘 0.5cm 处进针，深达外括约肌皮下部予以切断。在左手示指引导下，于肛管直肠后壁继续潜行性插入小针刀，切割开内括约肌下端约 2cm，达齿线。以肛内左手示指有松解感为适度。将两叶肛门直肠镜插入肛管直肠腔。直视下在齿线上将内痔连同脱垂的黏膜一同用直角血管钳于基底部钳夹,用 10 号粗丝给予单纯结扎,再用 7 号丝线重复结扎。同法依次结扎其余内痔及连同脱垂的黏膜,每个结扎点之间要留有 0.2～0.3cm 的黏膜桥,结扎点不在同一水平,以防肛门狭窄。

3. **疗效** 术后随访 86 例,症状消失 80 例,6 例伴有轻度坠胀,均无复发。

小针刀配合挂线治疗肛门直肠狭窄

采用小针刀配合挂线治疗肛门直肠狭窄 30 例,男 22 例,女 8 例,年龄 8－60 岁;病史 2 个月至 8 年。肛门狭窄 15 例,直肠狭窄 15 例。

1. **治疗方法** 鞍麻或腰俞麻醉,取截石位。

(1)肛管狭窄:左手示指伸入肛管内做导引或用两叶肛门镜,左手持小针刀先从肛门后侧(6 点钟位)下部、浅部及内括约肌的下端,将小针刀锋对向肛管腔,边探查边刀切并穿过肛管狭窄后侧下缘,再刺破肛管而进入肛管腔中,顺其小针刀锋由肛管内向肛管外纵行割开狭窄处的肛管壁,并延长切口到肛缘外 1cm 完成弧形切开术,直肠指诊检查,若松解不理想,再选肛门两侧缘(3 点或 9 点钟位),按上法用小针刀割开,一般扩肛至可容 3～4 横指。

(2)直肠狭窄需配合挂线治疗,齿线以下肛管部分仍可用小针刀照前述方法进行,此后右手持小针刀继续向纵深边探查边插入,在其狭窄的直肠后壁的上缘绕过,再刺破直肠壁进入直肠腔中,此时小针刀不能切割,需配合挂线治疗,在两叶肛门镜观察下,用左手指或血管钳协助,将小针刀后缘后段折弯而拉出肛门外,在小针刀段的刀柄孔系上粗丝线,再将小针刀原路退回,使其粗丝线挂在直肠狭窄处(包括其深部括约肌或肛门直肠环),予以一次性勒紧结扎,直肠指诊检查如果松解不满意,选择肛门两侧(3 点或 9 点钟位),再按上法进行挂上第 2 根或第 3 根的引流丝线,但不要勒紧结扎,只引流挂线,待第 1 根线脱落后再依次勒紧第 2 根或第 3 根引流丝线。

2. **结果** 本组病例均一次性治愈,术后 1～2 年无复发。肛门功能正常。

螺旋管作支架在下段直肠癌手术中的应用

手术切除下段直肠癌 15 例,以螺旋管作支架配合直肠吻合,效果理想。

1. **临床资料** 15 例中,男 9 例,女 6 例,年龄 35－60 岁。(中段)直肠癌(9cm) 2 例,下段直肠癌(8cm)13 例。分化型腺癌 13 例,乳头状腺癌 2 例。分化Ⅰ～Ⅱ级 10 例,分化Ⅱ～Ⅲ级 5 例。

2. **螺旋管置入方法** 按 Miles 手术游离乙状结肠及直肠并松解结脾曲,采用

GF-Ⅰ型(34mm)吻合器进行吻合。完成后用两叶肛门镜插入肛门内检查吻合口，如有钽钉脱落或吻合裂再行缝合。然后将螺旋塑料管于肛门口插入吻合口上端，起支撑吻合口并引流吻合口上端的粪液、粪渣，防治吻合漏。其螺旋管下端，再接肛管引流肛门外。

3. 结果　15 例全部临床治愈。

痔全息注射配合小针刀治疗内外痔、息肉、肛裂

该疗法应用"痔全息"注射治疗各期内痔，各种外痔、环状痔、混合痔、肛裂、直肠息肉、乳头肥大、肛门裂。

1. 治疗具体病种

(1)内痔：①Ⅰ期内痔；②Ⅱ期内痔；③Ⅲ期内痔；④环状内痔。

(2)外痔：①慢性外痔；②血栓外痔；③纤维化外痔；④静脉曲张外痔。

(3)混合痔。

(4)肛门裂：①新鲜肛裂；②陈旧性肛裂；③哨兵痔的肛裂；④肛裂合并内痔。

(5)直肠低位息肉。

(6)肛乳头肥大。

2. 痔全息药液组成　①水化硫胺 80g；②冰片 1g；③薄荷片 1g；④氟化钠 0.3g；⑤苯甲醇 7g；⑥氯仿 1.5ml；⑦麻醉用乙醚 5ml；⑧甘油 5ml；⑨90％乙醇 30ml；⑩注射用水加至 100ml。以上各药经制剂包装，灭菌制成。

3. 治疗方法　首先用小针刀闭合性切断内括约肌及外括约肌皮下部。

(1)禁用病例：①肛门已感染的病种；②泌尿系统感染；③恶性肿瘤；④严重的心、脑、血管的循环系统病；⑤血液病、血友病；⑥妊娠妇女；⑦产褥期妇女。

(2)具体操作

①内痔：先从内痔上顶面进针，缓慢进针，回吸不能有回血，以防止误刺入血管中。将内痔核推入注射药液，使其由灰白色变为灰黑色，待痔核突出来的部分完全变色即可以逆纳肛管内。

②环形痔：每次可选 1～3 个较大的痔核进行注射，或首选出血痔核注射以治疗出血。

③混合痔：先内痔注射后再外痔注射，并于其外痔基底部用长效镇痛药封闭。

④外痔：在进针皮下时要保护正常组织，要避免药液注入造成伤害。只将药液注入静脉曲张性外痔、血栓性外痔、慢性外痔、纤维化外痔。此后再用长效镇痛药封闭外痔。

⑤肛裂：将针头斜刺入肛裂基底部，注入药液 1～2ml，呈 V 字形、扇面注药浸润。如伴哨兵痔可一同注入，但要再另用长效镇痛药封闭。

⑥肛乳头肥大的药液,注入其基底部及肛乳头之中。

⑦直肠息肉:将药液注入息肉蒂部和基底部。

(3)用药量:用药量要根据病灶决定,一般用药量 0.5～2ml,最多可用 8～10ml。

(4)注意事项:①长效镇痛药,要等待前药注射完 5min 后再封闭。要避开病灶,本药只封闭病灶,健康的基底和周围组织中使其长效止痛。②用上述痔全息注射后,禁忌涂抹龙胆、红汞,忌用高锰酸钾水坐浴。

(5)疗效:按 1975 年全国肛肠病会诊制定标准,本组共 96 例,均无感染,无药物过敏。伤口愈合平均 20～30d,没有发生肛门失禁和肛门狭窄等并发症。

(6)讨论:①痔全息治疗范围广,甚至肛门疣、痣也可以治疗。②痔全息注射治疗后,可使其组织蛋白变性、无菌性坏死,进而脱落。其创面平坦如刀剪,即以药代刀,药到病除。③痔全息用药具有极强烈的杀菌、枯痔、止血和麻醉作用。注射前后均无需特殊处理。

液体小针刀对痔的全息临床应用

液体小针刀为新型快速枯痔药物,具有枯痔快,镇痛与止血并举的效果。液体的小针刀在国内同类肛肠病治疗中,具有适应证广、作用强、易操作、疗程周期短等特点。经笔者十余年来对 3000 多例患者临床应用统计,总治愈率为 96.4%。

1. 适应证

(1)内痔Ⅰ～Ⅲ期。

(2)混合痔。

(3)外痔。

(4)肛裂。

(5)直肠息肉。

2. 使用方法 均为患处注射,常用量 0.5～2ml。

(1)内痔治疗:患者取侧卧位,常规消毒,铺无菌巾。Ⅰ期内痔需在局麻下注射,以便充分显露痔核。Ⅱ、Ⅲ期内痔无需麻醉,可在肛门镜下注射,嵌顿内痔可在自然显露下注射,选用 2ml 注射器,4～5 号针头,从痔核最突出部分刺入黏膜下层(切忌注入肌层,以防损伤大血管引起出血),总量一般不超过 4ml,严格掌握痔核变黑程度。女性截石位 12 点钟位注射尤慎重,部位要正确,以免造成直肠阴道瘘。

(2)混合痔注射:侧卧位局麻下进行,内外痔同时一次注射,内痔黏膜下,外痔皮下,对环状混合痔应分 1～3 次注射,每次选 1～3 个点。

(3)外痔治疗:注射针皮下,切不可过深。

(4)肛裂治疗:向两侧裂壁及基底浅刺,缓慢注入,病灶变黑为足量,药量一般不超过 0.5ml,伴有裂痔一次注射(同外痔),两者一次量控制在 1ml。

(5)直肠息肉:息肉顶部注射,一个息肉量控制在 0.2ml 之内。

3. 注意事项

(1)注射后,局部必须保持干净、干燥、结痂未形成前严禁坐浴。

(2)痂落前后 10d 内尽量减少活动,必要时卧床休息,以防感染或出血。

(3)个别患者注射后次日起,可口服抗生素,预防感染。

(4)肛门部渗出淡红色血水属正常,可勤换卫生巾。

(5)5d 后祛毒汤坐浴,涂生皮膏,促进伤口愈合,一般全疗程 10～14d 痊愈,必须坚持坐浴 1 个月。

(6)注射后不需住院,分别在 2～3d、8～9d 复查 2 次。

4. 禁忌证

(1)患有严重心脏病、血液病、脑血管病者忌用。

(2)肛门部严重感染及恶性肿瘤者忌用。

(3)孕妇慎用。

5. 优缺点

(1)优点

①药物最小用量 0.5～2ml,最大用量 4ml,痔核及局部组织水肿轻,症状轻。

②有较好的止血作用,特别是对炎症期,出血的痔和肛裂,有药到病除的效果。

③有镇痛作用,特别对陈旧性肛裂,周期曲线性疼痛,用药即有所缓解。

④操作简单方便,必须熟练清楚解剖层次,掌握容易,Ⅰ期内痔,肛裂在局麻下治疗,Ⅱ、Ⅲ期内痔无需麻醉,在肛门镜下治疗。

⑤周期短,愈合快,全病程需 10～14d。

⑥痛苦小,基本不影响正常工作(除重体力劳动和剧烈运动外)。

(2)缺点

①药品烈性强,必须严格掌握用量,解剖层次,过量过深易造成创面大、穿孔及漏道。

②注药 5d 内不能用水或消毒液坐浴,以免水肿、痔核及组织吸收水分药物减效,只能用温开水冲洗肛门,保持肛周清洁。

③药品过量,范围过宽,易造成肛管直肠狭窄。

配合小针刀肛门括约肌成形术

Pickiell 及其同事研究了因神经障碍括约肌失去控制的病人,应用股薄肌施行括约肌再造术。他们介绍了 4 例病人,因丧失神经而括约肌失去控制,用股薄肌转移的原理,重建了肛门括约肌,应用此法证实了括约肌功能部分复原的机制。

无论患者社会地位、年龄或经济情况如何,大便失禁都会造成痛苦,这就决定了肛门成形再造术的必要性。

有学者给 2 例病人做了股薄肌转移术,这 2 例病人是因外伤而致肛门括约肌失去控制的。第 1 例病人从柱子上掉下后,肛门括约肌功能不良,第 2 例病人则是在该部位进行多次手术以后,引起功能不良。重建后括约肌控制功能良好,使病人免受了原来的痛苦。对于成形大便或干燥大便,肛门括约肌的控制是良好的,对于腹泻者,肛门括约肌控制则不够理想。重建括约肌呈原来的状态是困难的。然而其好处还是可以提倡,对于因外伤所致肛门括约肌功能不良的患者,可施行此重建术。

股薄肌是大腿内侧表浅肌肉之一。其薄有腱膜,起于耻骨下方的内侧。它以一个长腱膜插入缝匠肌的表面,附于胫骨上端,胫骨内髁之下方。全肌是一薄片状肌肉。股薄肌主要作用是使小腿内旋,主要血液供应是来自闭孔动脉的前支,同时受闭孔神经支配。在股薄肌近侧 1/3 以上有神经血管束,它是容易辨认的,血管像树枝样继续发出横贯股薄肌,在这些分支前血管神经束走向外侧。这种独特的解剖结构使该肌从一处转移至另一处而不影响其整个功能和活力。

1. 手术过程 转流性结肠造口术是正式手术前主要的预备手术。病人取截石位,全麻,备皮还是从全部会阴至小腿中部,包括两大腿。切开皮下,配合小针刀找出股薄肌。如果没有禁忌证,通常采用右侧股薄肌。在它的远端,股薄肌附着处,从胫骨结节内侧处离断。通过皮下隧道,将股薄肌游离,带到近端,保持此血管束的完整性,在其近端 1/3 处进入肌肉组织。在肛门括约肌周围 12 点、3 点、6 点、9 点钟位做切口。切口互相联系于环绕肛门切口之皮下隧道。隧道大小必须与股薄肌大小相适应,使股薄肌在隧道内不受挤压。待环肛隧道做好,如果从右侧取的股薄肌以顺时针方向进入隧道,如果从左侧取的股薄肌则以逆时针方向进入隧道,然后转向对侧直达坐骨粗隆骨膜。肛门四个象限的切口引流之。所有切口缝合后,腿部加压包扎,禁止肛门区用抗生素软膏围绕包扎。套囊导尿管留置 3～5d。除有明显感染证据时,不用全身抗生素。在手术伤口愈合,肛门括约肌重建,经过物理治疗以后,可以考虑结肠造口术关闭。

2. 讨论

(1)外伤性肛门失禁可以是医源性或非医源性,经常的原因是肛瘘、痔或肛门脓肿、产科术后、以内脏和神经为主的先天性畸形、会阴撕脱伤。

(2)对于轻度失禁应用非手术治疗是成功的。低渣饮食,肛门清洁,药物的应用以减少不自主的收缩,周期性灌肠和适当物理治疗会阴部肌肉,会使病情有所改善。

(3)Sione 和 Mdanahen 已经描述了由于外伤或手术原因引起肛门失禁的多数

修补法。他们用筋膜线穿过隧道做荷包缝合。Wieden 用筋膜作为括约肌，配合臀部肌肉收缩。最终，这个方法受到一定限制。

(4)Sietunk 和 Hinechman 将肌肉两断端相接，直接修补。在病人损伤早期，偶有成功。Slade 报道了 37 个病人，在损伤后直接用两断端进行修补，其结果十分满意。Chittenden 和 Bistion 用臀肌，Knapp 用会阴浅横肌移植，充填因手术所致括约肌裂缝。耻骨直肠肌、耻骨尾骨肌、肛提肌、臀肌、外展长肌和股薄肌都被用过。股薄肌的血液供给，以一个独立的血管蒂，进入其近侧端，以使其成活。这些因素是形成股薄肌可适用的唯一条件。

(5)考虑用股薄肌移转是适当的，因为它的神经血供是完整的。通过其完整的神经支配和其在人体腿部位置的特点，维持其收缩力。肌电描记的结果已证实此点，应用股薄肌转移，无功能损害。在临床上未遇到过病人术后出现腿部或功能残疾。如果肛门区有感染，则不能保证结果。最常见的结果是粪便污染，因此在术前做转流性结肠造口术有助于减少这类问题。另一有利因素是两组工作同时进行，以减少手术时间。

(6)这种术式虽然在 25 年前已被采用，但此时仍可适用，大便失禁对患者影响很大，故即使术后括约肌功能有部分控制，手术还是值得的，因为本术式能成功地修补肛门外伤性缺损。伤口愈合后，进行理疗是患者恢复期治疗的一部分，推荐在结肠造口闭合前进行。

(7)总结：由于外伤损伤肛门括约肌导致肛门失禁，是一个严重问题。配合小针刀适当修补直接对合，不一定能使肛门括约肌适当存活和功能恢复。原来因神经功能障碍而做的以股薄肌转移术重建肛门括约肌，可用以修补外伤性肛门功能不良，2 例病人应用这种技术，他们是因外伤而致肛门失禁的，术后减轻了病人痛苦。在修补肛门括约肌前，先做转流性结肠造口术，以肌肉转移重建肛门括约肌，进行连续理疗，恢复下消化道的正常连续性和功能后，关闭结肠造口。

小针刀配合肛门股薄肌移植术

股薄肌移植肛门成形术的目的，主要是因各种原因引起的肛门失禁，肛门成形术后没有达到完全恢复或部分恢复肛门功能的患者。

我国肛肠外科的创始人，天津市的张庆荣教授于 1959 年国内首创引用股薄肌移植肛门成形术治疗直肠低位癌和肛管癌，并获得成功。

肛门失禁的原因：①神经源性失禁，儿童因先天性畸形如脊柱裂、脑脊膜膨出或成年人因脊髓外伤引起的肛门失禁；②外伤性失禁，因肛门直肠外伤、括约肌断裂、粉碎、感染、瘢痕形成等引起的肛门失禁；③医源性失禁，因手术不当损伤肛门括约肌、分娩撕裂伤、注射药物感染、瘢痕形成等引起的失禁；④肛门直肠先天性畸形引起的失禁;⑤直肠低位癌和肛管癌会阴人工肛门失禁;⑥其他失禁。

肛门失禁给患者的生活工作带来不便和痛苦。选择哪种手术方法来解决肛门失禁,一般有两种方法:第一种是修补肛门括约肌的方法;第二种是股薄肌移植的方法。凡是肛门括约肌无功能部分不超过1/2的病例,适合于切除瘢痕配合小针刀分离后将其端对端缝合括约肌。这种病例,多数是括约肌损伤后得不到及时处理,感染坏死,时间一长,括约肌萎缩,瘢痕形成。凡是肛门括约肌无功能部分超过1/2的病例,需要做股薄肌移植肛门成形术恢复肛门功能。

肛门功能是指直肠控制排便的机制,是非常复杂的,至今了解尚不多。但认为括约肌功能、直肠-肛门角、直肠肛门感觉、直肠抑制反射、直肠储存粪便量及直肠的可忍受量、粪便量及其稠度、直肠的推进力均参与控制排便。在肛门直肠严重外伤或者直肠低位癌肛管癌的病例、肛门、括约肌、直肠已严重损伤或整个手术切除,需要用结肠或者乙状结肠人工代替直肠、肛管、肛门。在进行手术重建直肠肛管时,重建直肠-肛门角是非常重要的。重建的关键是配合小针刀为股薄肌移植术创造良好条件及恢复肛门功能的生理要求。随着时间长短的变化,直肠肛门的感觉、直肠抑制反射、直肠储存粪便量等会逐渐完全或部分恢复。

肛管的压力测定:维持静止压力在(71 ± 8)cmH$_2$O,最大挤压压力为(108 ± 14)cmH$_2$O,远端肠道能扩张的平均最大可忍受容量为(406 ± 26)ml。用小肠或结肠代替的直肠,最大忍受容量减少,平均为(248 ± 31)ml。凡是可忍受压力大的病人,直肠最大可忍容量较大,每天排便次数少,功能良好。

股薄肌(muscle gracilis)的解剖:股薄肌是大腿内侧一条扁长带状肌,为浅表肌肉,通常以14mm长的薄腱膜起自耻骨、坐骨下支,向下逐渐变窄,成锥状,多于髌骨上缘平面形成扁圆形,位于缝匠肌的深面,止于胫骨粗隆内侧。股薄肌全长平均43cm,肌腹平均长33.5cm,肌腹在耻骨联合下方10cm范围的平均宽27.0mm、平均厚4.6mm,在髌骨上缘上方10cm处的平均宽17.9mm、厚5.2mm。

股薄肌的血液供应:股薄肌的动脉有2～7支不等,以3～4支为多(62.0%),股深动脉-股薄肌动脉为主要营养动脉,先斜向内下,行于长、短收肌之间,继出现于长收肌浅面,发支至股薄肌。动脉平均长69.8mm,内收肌支后平均27.7mm,起始处外径为2.4mm,内收肌支后外径为1.58mm,股-股薄肌动脉外径为1.79mm,腘-股薄肌动脉外径1.58mm,闭孔-股薄肌动脉外径1.09mm,主要营养动脉的伴行静脉多为2支(75%),主要血管的入肌部位多位于该肌上中1/3交界处,距耻骨结节下方12cm。

股薄肌的神经支配:由闭孔神经支配,在闭膜管内分前后两支,前支发出的肌支支配股薄肌、长收肌、耻骨肌和短收肌,相当于距耻骨结节下方12cm处,为股薄肌的血管神经束的位置。

　　股薄肌和邻近诸肌肉的关系：股薄肌是股内肌群中最表浅的肌肉。大腿分三个段，上 1/3、中 1/3、下 1/3，在上 1/3 断面股薄肌内侧、上侧、下侧只有大收肌；中 1/3 断面上侧有缝匠肌、内侧有长收肌、下侧有大收肌；下 1/3 断面的上侧有缝匠肌，下侧有半膜肌，半膜肌下侧有半腱肌，在平膝关节内侧面，有缝匠肌、股薄肌、半膜肌、半腱肌自上而下平行排列各自腱索，取坐位，在小腿前伸成 120°，可触摸 3 个腱索的平行排列，最明显的一条是半膜肌腱索，左侧是半腱肌腱索，再把小腿抬起内旋 30°，便可触摸夹在半膜肌腱索和半腱肌索之间较圆、较细的股薄肌腱索。手术中寻找股薄肌均以此处为第一切口，切开皮肤、脂肪组织、浅筋膜后，一眼便识别股薄肌腱索，此切口配合小针刀找出股薄肌腱索，能起到承上启下的作用，应用探针小直刀便能将整个股薄肌顺利游离，准备做移植。

　　股薄肌移植术的切口：大腿内侧 2 个切口；小腿胫骨粗隆处 1 个切口；肛门处 1 个切口；耻骨结节或腹股沟或坐骨结节各 1 个切口。

　　隧道：大腿上 1/3 切口至肛门切口之间，围绕肛门隧道；肛门切口至股薄肌止腱固定处之间的隧道；关键在围绕肛门的隧道，隧道需成喇叭状，这种隧道形状符合股薄肌解剖特点，利于股薄肌植入后成活及滑车的作用，达到最好的恢复肛门功能的水平。

　　距耻骨结节下方 12cm 处，相当于大腿上 1/3 和中 1/3 之间内后侧有股薄肌血管神经束（应用探针小针刀分离）是主要供应营养的血管及支配神经，一旦损伤会造成股薄肌供血不足或坏死，会导致手术失败，必须加以保护，切勿损伤。

　　股薄肌移植最后肌腱固定前，另换手套，示指插入肛门肛管，测量其紧缩程度，一般认为越紧越好。助手牵紧股薄肌的末端，维持已确定的紧缩程度，把双腿放平，进行缝合固定。

　　股薄肌移植术术前准备：一般准备：手术前 2d，进流食、洗肠，服用甲硝唑 0.4g，每日 3 次。女性阴道准备，手术前 1d，清洁洗肠、进流食。洗刷大腿、小腿上部，用碘酒乙醇消毒，然后用干净绷带包扎，静脉输入红霉素 0.5～1g（和甲硝唑 250ml）。手术当天禁食，一般腰麻生效后，移植手术开始。术毕，一定把取股薄肌的大腿侧用绷带包扎压紧，其目的是防止大腿皮下出血。

　　手术后护理：禁食 3d，不禁水，平卧，可轻轻翻身或活动下肢，应用抗生素，以防感染，肛门部伤口以暴露为好，保持干燥清洁，有分泌物或稀便溢出，随时清洁消毒。手术后 2 周开始轻轻做肛门收缩练习，坐恭桶排便。注意动作要轻缓，3 周后逐渐加强肛门收缩练习，通过长期功能训练，肛门功能恢复良好。

　　肛门功能分为 4 等：①优，排便功能与正常人相同。②良好，能完全控制干粪，不能很好地控制稀便。有的患者有时用灌肠来调节排便，不用带垫。③较好，因有稀便污染衣裤，需要经常带垫。④无效，无排便感觉，完全失禁。

配合刮匙小针刀取病检防治误诊便血讨论

便血是临床常见的一种症状,由多种疾病引起,以肛门直肠疾病为多见。对便血的性状、病因误诊或漏诊常造成患者治疗期延长,尤其是肠癌,甚至可危及生命。

1. 便血色泽与性状

(1)便血鲜红:肛门直肠、乙状结肠病变,如内痔、肛裂、直肠乙状结肠息肉等便血多呈鲜红色,常附着于粪便表面。中晚期直肠癌、下消化道大出血,便血也有呈鲜红色的。一般认为,便血即为内痔,从而易忽视其他疾病。内痔可同时并发直肠息肉、直肠癌及其他直肠疾病,其中以直肠癌误诊率最高,且后果严重。以青年大肠癌误诊率最高。

(2)便血暗红:其多为远端肠管,出血部位一般较高,或血液在肠腔内停留,氧化呈暗红色,以溃疡性结肠炎、直肠息肉、大肠癌常见。由于忽视便血的颜色,误诊或漏诊为常见。

(3)果酱色血便:果酱色血便多由阿米巴痢疾引起,也可见于直肠癌、慢性溃疡性结肠炎患者。阿米巴痢疾因症状不典型被误诊为细菌性痢疾、肠结核、结肠炎、痔疮。

2. 便血伴黏液

(1)黏液血便:便血混有或附着有黏液,可见于溃疡性结肠炎、直肠息肉或结肠息肉病,直肠癌亦可有黏液血便。

(2)脓血便:由于炎症和局部坏死引起。症状不典型时,脓血便误诊的机会较多,特别是直肠癌引起的脓血便,常被忽略,延误诊断,失去根治的机会。

3. 直肠指检

(1)直肠指检可触及肛管、直肠下端(距肛缘约9cm以内)肿块,直肠癌亦可通过直肠指检触及。但如果医生缺乏直肠指检意识常会造成误诊。

(2)以往是因痔、慢性溃疡性结肠炎收治的患者经肛指确诊为直肠癌、直肠息肉,误诊原因是医生仅满足于痔、结肠炎疾病诊断,而且缺乏直肠指检经验,故易造成漏诊。

4. 疾病的特殊 由于此类疾病临床少见,故一般医生缺乏经验,或需特殊检查,而一般医院又缺乏检查手段,常易导致误诊。如结肠憩室病或憩室炎、肛门直肠损伤及异物、淋病性结肠炎、血管病变、子宫内膜异位、上消化道及全身出血性疾病。

5. 便血误诊或漏诊的预防

(1)重视病史与检查

①重视便血史方面的可疑点:应详细了解便血的颜色、量,与粪便的关系、治疗

的效果等,注意疾病的鉴别诊断,特别是直肠癌。

②注意并发症:肛门直肠可同时并发几种疾病。内痔发病率高,但应排除其他疾病后,再做内痔治疗,否则易误诊。

(2)重视直肠指检:直肠指检对直肠肛门疾病有诊断和鉴别诊断作用。对邻近器官疾病,如前列腺肥大、前列腺癌、骶前囊肿、子宫及附件肿块、肛门直肠损伤及异物等,亦有辅助诊断作用。

要正确掌握直肠指检的方法。直肠指检应注意触及每个部分有无异常,指套上有无血迹、黏液等。对直肠指检可疑者应配合肛门镜直视检查,用刮匙小针刀取下病灶送病检。

(3)重视实验室检查

①对脓血便、黏液便等应行粪便常规检查,以排除菌痢、阿米巴痢疾、寄生虫等疾病。

②病理检查可确定疾病的性质,凡是发现直肠肿块、息肉等用刮匙小针刀取下病灶做病理检查,以确诊。黏膜下肿块应切开黏膜取病变组织送检,才有诊断意义。病理诊断与临床诊断不符时,应再次深切取病灶组织送检。

(4)重视肛肠疾病普查:凡有条件的单位都应定期做肛肠病普查,对可疑患者应进一步做光导纤维结肠镜检查,以便早期诊断直肠癌、结肠癌、直肠息肉等,以便及时得到治疗。

6. 讨论　在以便血为主要症状而来医院就诊的患者往往以为自己患内痔出血,实际上在便血患者中,有一定比例的患者为直肠癌出血,现就痔与直肠癌出血进行讨论。

(1)内痔是直肠下段黏膜和肛管皮下静脉扩大曲张而形成的。由于痔静脉的长久扩张,血管壁通透性增加,排便时的机械性刺激等往往会引起便血。直肠癌早期是直肠黏膜下层发生病变,由于病变黏膜出现溃疡与感染也可出现便血。上述2种疾病的临床症状都可以出现便血,但其疾病的性质是截然不同的。由于后者发病部位会浸润扩散肠壁全层,甚至穿透继而侵犯邻近脏器,如前列腺、膀胱、子宫、阴道或骶骨,并可以通过淋巴循环扩散转移,危及性命,因此早期了解引起便血的原因、性质、发病部位,可以早期发现直肠癌,得到早期治疗。

(2)内痔患者粪便出血,色鲜红,往往是间断发作,出血如溅,而直肠癌的出血往往呈紫暗色,下血污浊,可伴有便次增多、里急后重等排便习惯的改变。

(3)内痔患者的粪便形态一般不易改变,而直肠癌患者由于肠腔狭窄可产生粪便变形。内痔患者在排便时无腹胀、腹痛、腹泻现象,而直肠癌患者往往会出现以上症状。晚期患者由于癌肿扩散侵犯骶丛神经,会出现更广泛的下腹、腰部、泌尿系统等局部和全身症状。直肠癌患者的发病年龄往往是 40 岁以上者占大多数。

(4)病史询问有时也可以作为诊断参考。内痔便血患者有喜食辛辣刺激食物的习惯,易刺激直肠黏膜而出血。劳累过度时,直肠黏膜血管出现扩大曲张,较易引起内痔。反之,低纤维饮食习惯会使食物在肠道中通过时间延长,从而使肠黏膜与致癌代谢产物接触时间延长,结果导致癌发生的可能性增加。

配合圆头缺口电池灯肛门镜对肛肠病检查诊断和治疗讨论

大多数肛门直肠病人,一般在首次门诊时即可得出初步诊断,但也有少数病人常因检查疏忽或检查方法不妥而延误了诊断和治疗。在临床实践中从病史、体格检查、辅助检查三个方面对肛管、直肠进行综合检查。

1. 采集病史 要全面收集病史,询问病人疾病发生和演变过程,才可以对肛管、直肠病人的诊断提供重要线索。在询问病史时,应记录患者的年龄、性别、主诉、发病过程及过去史,另外还要特别注意肛门疼痛性质、便血、分泌物与排便及其他症状和相互关系。

(1)年龄与便血的关系:年龄不同的病人,如儿童无腹痛性鲜红色血便,可考虑是直肠息肉;反复较多量出血伴有腹痛时可能是梅克尔憩室。青年病人诉大便干燥,排便时肛门剧痛,便后滴有新鲜血,可考虑是肛裂。中年病人诉排便时淌血或呈喷射状出血伴有肛门脱出物,可诊断为内痔糜烂性出血或痔小动脉破裂出血。老年病人诉排便每天 3~5 次,为血性或脓液黏液粪便,应考虑有大肠癌的可能。有些病人诉排柏油样粪便,一般是来自下消化道,但也可能来自小肠及右半结肠。

(2)肛门疼痛与排便的关系:肛门疼痛与排便有密切的关系,如肛裂、绞窄性内痔、肛隐窝炎、直肠内脓肿等;与排便无关的疾病,如患者有肛周脓肿、炎性外痔、血栓性外痔、晚期肛管癌,还有误食异物嵌入肛管内及尾骨骨折等。但要注意肛管异物,一定要详细询问有无误食异物史。

(3)肛门分泌物和脱出物:如肛门有黏液或粪便样分泌物,一般常为直肠脱垂、绞窄性内痔或肛门括约肌功能障碍;引起脓性分泌物大部分为肛瘘所致;肛门潮湿多为湿疹,也有老年人肛门收缩功能差;肛门溢液外流。如有肛门部脱出物,在排便后脱出者,常有二期内痔,早期直肠脱垂或直肠下端息肉、肛乳头肥大等。患者肛门经常有脱出物者,大部分都有三期内痔及晚期直肠脱垂或肛管癌、肛乳头肥大等。

(4)全身症状及既往史:患者如有便血或腹部绞痛,很可能为肠套叠、结肠炎;肛周疼痛伴畏寒发热,大部分都是肛周急性炎症。过去如有其他疾病,如肝硬化、药物过敏等,对诊断直肠疾病均有参考价值。

2. 肛门检查

(1)肛门视诊:检查肛门,视诊时我们应在良好的光线下进行,检查可发现哨兵痔、肛瘘外口、血栓性外痔，肛门湿疹及肛门湿疣等。经外观检查扒开肛门两侧臀部，暴露肛管，外翻观察有无肛裂，溃疡性内痔或肛乳头肥大等。这样检查对肥胖病人十分重要。最后可嘱患者行蹲位，似排便姿势，以增加腹压，这样可使患内痔、直肠下端息肉、直肠黏膜脱垂或患有肛乳头肥大者脱出肛门外。

（2）直肠指诊检查：在直肠触诊时应注意肛管直肠周壁有无触痛、波动感、肿块或狭窄。要了解肿块的大小、质地、活动度、部位及狭窄程度，并测试肛门括约肌的松紧度。肛门在正常情况下能插入一指。在直肠内触诊时，如触及高低不平的硬块或肛管狭窄，指套黏附有脓血和黏液，常为直肠癌；如手指触及为质软而且可以推动的肿块并有蒂，指套上常染有鲜血，多为直肠息肉；如触及有压痛性肿块并有波动感，一般为肛直肠周围脓肿或盆腔脓肿。

在做肛门指诊时，只能触到距肛缘 6～8cm 以内的肿块。如在蹲位或截石位时，可扪及距肛缘 8～10cm 的肿块。在检查直肠前壁时可触及男性的前列腺、女性的宫颈，要防止误诊为病理性肿块。肛门指诊后，如发现指套有血迹黏液等，应做涂片检查。指套染有血液，但直肠内未发现异常，应做圆头缺口电池灯肛门镜乙状结肠镜检查或纤维结肠镜检查。

（3）肛门镜或乙状结肠镜检查：首先检查直肠内有无脓性分泌物、溃疡、出血点、息肉、肿瘤或异物，再将肛门镜慢慢退出齿线处，检查有无内痔、瘘管内口或肛乳头肥大和肛隐窝的病变，并进行病灶突入缺口肛门镜中取病检或用小针刀治疗，乙状结肠镜的检查最简单易行，它能直接看到距肛缘 25～30cm 以内的肠腔内，指诊无法摸到的肿物还可直接在直视镜下取活检。对原因不明便血、黏液便、脓便、慢性腹泻、排便习惯不规则者，均应做乙状结肠镜检查。

3. **辅助检查**　在临床上的各项常规检查很有必要，能帮助了解患者的全身情况。腹部 X 线检查可提示腹腔内有无游离气体、肠管扩张程度，有助于诊断大肠穿孔、梗阻或肛门先天性畸形等。X 线钡灌肠和纤维结肠镜检查对诊断大肠疾病有重要价值。复杂性肛瘘造影能了解瘘管的位置、高低、深浅、走向，可提高手术成功率与预防并发症。

弯枪头负压吸力式套扎枪治疗内痔和外痔乳头瘤

适用于单纯性内痔、息肉、乳头瘤和直肠黏膜脱垂。如是混合痔先套扎内痔部位。其外痔则先用长效镇痛药封闭后，再套扎治疗，后用"外痔贴"（纯中药）外贴治疗。

方法：①指肛检查，首先了解肛管腔内情况，尤其排除真肠癌。②将圆筒斜面缺口，带光源的肛门镜，缓缓插入肛管中。其斜面缺口对准要套扎的内痔部位。如跪位 3 点钟位内痔，则斜口镜对其右侧肛管。拔出肛门镜芯（栓），在其内灯光照射下,观察确定是内痔还是息肉或乳头瘤,然后再用弯枪头口扣入其内痔或乳头瘤或息肉基底部,即直肠黏膜基底层。勿只扣入一半,不完全扣入,易引起术后出血或复发。然后将弯枪的枪尾接50ml注射器,给予负压外吸,将内痔、息肉或乳头瘤吸入弯枪口腔内,这时扣动扳机,通过其杠杆,将弯枪口外缘凹上预制的气门芯胶圈套入内痔、息肉或乳头瘤的基底部。在其被套扎后,其胶圈上的内痔再注入消痔灵,使痔核胀大,此后,产生套扎坏死,5～7d坏死组织自行随粪便脱落。如不理想,1周后可以再重复套扎1次,此后再用上法分别套扎9点、6点或12点钟位。但套扎部位要超过齿线,以免术后疼痛。每次套扎1～3个为宜。最后肛门内挤入九华膏一类的药物,套扎次日再排便,其他饮食活动照常。

1. 内痔

(1)在圆头缺口电池灯带光源的肛门镜下,用弯头套扎枪,套扎Ⅰ期内痔(附图A-7)。

(2)在肛门外侧直接用弯头套扎枪,套扎Ⅱ期内痔(附图A-8)。

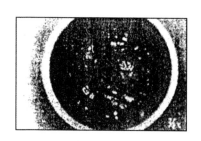

附图 A-7　Ⅰ期内痔

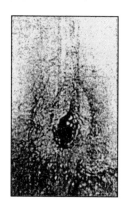

附图 A-8　Ⅱ期内痔

(3)在肛门外,分次直接用弯头套扎枪,套扎Ⅲ期内痔(附图A-9)。

2. 乳头瘤　在肛门镜下用弯头套扎枪,套扎肥大乳头(附图A-10)。

3. 外痔　在肛门外,点状局麻外痔,再用套扎枪套扎外痔。然后外痔内注入长效镇痛药(附图A-11)。

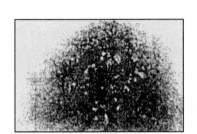

附图 A-9　Ⅲ期内痔

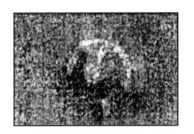

附图 A-10　乳头瘤

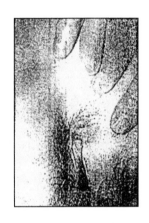

附图 A-11　外痔

配合小针刀,消痔灵四步注射治疗内痔

1. **资料**　肛肠外科予消痔灵注射液对 90 例Ⅲ期内痔做了注射治疗,病史最长 10 年,最短 2 个月。均有便血和脱出症状。

2. **方法**　患者取侧卧位或截石位,肛门内外消毒,用手指摸到肌间沟用小针刀于 3 点或 9 点钟位行闭合性将肛门内括约肌切断,仔细查清内痔的数量、部位、大小,再用示指触摸痔区有无动脉搏动。用 5ml 注射器、长 5 号注射针头,在肛镜下分别对痔核、痔区进行注射。注射前应抽吸无回血后再注药。

第一步:在直肠上动脉区将消痔灵稀释 1:1 浓度(原液加 1% 普鲁卡因),每个痔核注药 2～3ml。

第二步和第三步:在黏膜下层和黏膜固有层注射,将药液释释 2:1 浓度,在痔核中心进针到肌层前止,如有刺入橡皮的感觉时稍回退针头,边退边注射,使药液均匀充盈到黏膜下层的痔组织中。每个痔核注射量为 4～6ml。第二步注射完毕,缓慢退针,有一落空感时即黏膜固有层。达到注药量的标志为黏膜呈水泡状。每个痔核注药为2～3ml。

第四步:直肠上下动脉和肛门动脉的终末部、内痔最低部注射。为了避免药液扩散到齿线以下引起疼痛,将消痔灵稀释为1:1浓度,在肛镜下暴露内痔下部齿线上0.1cm处,针头穿入内痔的斜上方,做扇形注射。每个痔核注药1～3ml。Ⅲ期内痔一次注射总量为20～30ml。此药液为原液稀释后剂量。注射完毕后,棉纱球针眼放入肛内。

3. **结果** 按全国肛肠会议制定的疗效标准,均一次注射治愈,无并发症。

配合小针刀,消痔灵四部位一针注射治疗内痔

1. **四部一针法** 注射方法:腰俞麻醉后,肛门内外消毒。应用小针刀闭合性切断内括约肌、电池缺口肛门镜周围充分涂敷石蜡油后徐徐插入肛道,取出镜芯,调整肛镜角度,使镜口正对肠腔,在清洁直肠下段的同时缓缓退镜,并用心观察痔体暴露之先后、部位、大小。

(1)第一部位注射:以10ml注射器配改进后的5号牙科针头,吸取1:1消痔灵在齿线上0.5～0.8cm的痔体中央处进针,针头向痔基底部穿刺,总刺入深度2～4cm,待有直肠肌性抵抗感后稍提针(约0.1cm),以松解针尖与组织之紧密度,回抽无回血后注药1～3ml。

(2)第二部位注射:穿刺中需判断刺入部位的准确性,该处可推药3～6ml,使痔体明显胀大为度。

(3)第三部位注射:第二部位注射毕,若发现痔黏膜表层已有颜色改变,则不必行第三部位注药,一般Ⅲ期以上大痔在第二部位注射后只要充盈胀满,便可将此针退至黏膜固有层注药,使痔体颜色改变;若色泽改变呈局灶性,则通过旋转针体后向其他方向推注1.5～3ml,直至整个痔体呈淡红色或淡白色的水泡样改变。

(4)第四部位注射:针尖退至黏膜固有层后,调整肛镜视野,使洞状血管区痔体充分暴露。再调整针体角度,使针身近似垂直于内括约肌方向穿刺,深度约0.5cm,注药1～2ml,使痔体充盈并颜色改变。

2. **针具改进及相应电池缺口肛门镜**

(1)改进后的针具:把长5cm的5号牙科针头制成15°～30°的均匀弧形,使针头斜面朝向弧面。

改进原理:根据肛管直肠大体解剖可知,直肠壶腹膨大之下端起于肛管直肠线,即肛柱顶端,而齿线至肛管直肠线之距离为1～1.5cm(痔区)。我们为使一针穿刺后较准确地刺入四部位而改进5号牙科针头为弧形,以顺应痔区基底部之颈性弯曲,使四部位一针注射得以实现。

(2)相应器具:电池缺口肛门镜视野清楚,可直观地表现痔体全貌,操作方便,便于决策治疗方式,较其他类型肛镜为优。进行四部位一针注射内痔必须使用该肛门镜。肛内任何较大的内痔或混合痔的内痔部分,共注药量为 6～12ml,10ml 注射器可做到一次性抽取药液而行四部位注射,符合四部位一针注射原则,穿刺组织的经手传导感应也良好。

3. 讨论

(1)关于麻醉问题:国内许多医院对于内痔注射术的麻醉方式多采用局麻。不如选用腰俞麻醉,可以避免局麻时患者麻醉消失后肛门严重坠胀感。

(2)关于注射部位问题:四部位的正确选定,对Ⅲ期大痔(纤维化型、血管肿型)在第一、二、三部位穿刺时,都有穿透痔黏膜下肌层及穿至直肠肌层的肌性抵抗感,体会的敏感度与准确性和药物的有效注射直接相关。

(3)关于患者体位问题:患者在膝胸位下,用该镜比其他体位更易直观地看到痔体的全貌,这样便可依痔体外观、形态、大小来协助判断刺入深度及观察注药的充盈度,对于较大痔体或唇样突起之痔体尤其适宜膝胸位。

(4)关于辅助治疗措施配合小针刀切断内括约肌减轻水肿和疼痛:①注射松弛的肠黏膜。Ⅲ期以上内痔多有肠黏膜松弛,故在内注射前先予以肠黏膜充盈注射。②辅以弯头套扎枪对于不可自纳的脱出痔,我们常规予以 1～2 处双圈套扎。需套扎之痔体或外剥内扎、外剥内套之痔体上只做基底部注药。③应用痔瘘粉干棉球。内注毕,于痔上界放一大干棉球。

(5)出现肛门狭窄的原因:注射药液没有高低错开,均匀分散,一旦药液集中在一个平面上,出现环状瘢痕,引起肠腔狭窄。

(6)出现术后大出血的原因:注射药液分布不均匀,没有掌握边注射边退针的要领,使药液集中在一个部位而引起痔核坏死不全,甚则引起大出血。

(7)出现肛周脓肿的原因:注射药过深(进入肌层);加上操作时消毒不严,从而导致感染而形成脓肿。

只要我们临床操作得当,注意消痔灵的浓度与剂量等,不仅可获得满意的疗效,而且可避免感染、出血等并发症。

配合小针刀,消痔灵六步注射法治疗环状混合痔并发直肠黏膜脱垂

配合小针刀采用消痔灵六步注射法,即在四步注射法的基础上,加用直肠周围注射和高位直肠黏膜下注射,治疗环状混合痔伴直肠黏膜脱垂患者。

1. 一般资料   本组病程 6～22 年。排便后环形肛门一周肿物脱出,肿物需用手还纳。排便后或用力蹲时,可见环形肛门一周肿物脱出,外翻跨越齿线上下。指诊直肠黏膜松弛。

2. 治疗方法 术前灌肠。行腰俞麻醉,取左侧卧位,常规消毒铺巾于其 3 点钟位应用小针刀闭合切断内括约肌,抽取 1:1 消痔灵液 20ml。术者左手示指在直肠内做导引,于胸膝位 3 点钟位距肛门 1.5～2cm 进针,针头紧贴肠壁外,进入坐骨直肠间隙,以有落空感为度,进针约 8cm,回抽无回血,呈弧形注射药液 8～10ml。同法在 9 点钟位注药。按上述方法,在 12 点钟位,肛门与尾骨之间进针,进入直肠后间隙,注药 8～10ml。用电池缺口肛门镜扩开肛管,分别于距齿线 3cm 处 3 点、7点、11 点钟位直肠黏膜下进针 3～5cm,回抽无回血,呈条柱状注射药液 5ml。内痔部分则按消痔灵四步注射法予以注射,术毕按揉注射部位数分钟,使药液分布均匀。消毒肛管直肠,放入消炎栓 1 枚,术中严格无菌操作,选用碘伏棉球消毒行直肠周围注射时,切勿将针头穿透进肠壁。术后 24h 不要排泄大便,抗炎治疗 4～6d。

3. 治疗结果 全部治愈,术后 24h,患者觉肛内有烧灼或坠胀感。1～5d 排便后点滴状出血。未有大出血、感染及肛管直肠狭窄等并发症。

4. 讨论 痔形成的原因很多,其中直肠脱垂导致"肛门衬垫"下移和痔区静脉回流障碍,也是成痔的原因之一。本组选择的病例,均为带有Ⅰ度直肠脱垂的环状混合痔。消痔灵四步注射法中,直肠上动脉区注射是将消痔灵注射到内痔上方黏膜下层的动脉区附近,使动脉产生无菌性炎症栓塞,从而将进入内痔的动脉血液阻断。其目的只是阻断内痔动脉的血流,而没有治疗Ⅰ度直肠脱垂作用,行坐骨直肠间隙注射,通过无菌性炎症引起局部纤维化,可使直肠与直肠侧韧带因纤维化而得到加强,这样就固定了直肠。行直肠后间隙注射,可使直肠与骶前筋膜粘连固定。这样通过直肠周围的注射,就使得直肠与周围组织得到固定,回复原位。在此基础之上,行高位直肠黏膜下注射,使直肠黏膜与直肠黏膜下肌层粘连。固定,回复原位,对"肛门衬垫"起到了间接的悬吊作用。再在两者基础之上,行消痔灵四步注射法,再配合小针刀将内括约肌切断,从而提高了治愈率和疗效,方法简单易行,疗程短,为治疗环状混合痔伴直肠黏膜脱垂的新方法。

配合小针刀,应用消痔灵对Ⅱ期、Ⅲ期内痔与早期直肠脱垂进行异病同治

目前,我国多数地区对内痔和直肠脱垂症均采用消痔灵四步或两步和点状或条状注射术,据报道此法见效快,但易复发,近年来配合小针刀对Ⅱ期、Ⅲ期内痔和早期直肠脱垂症审因施治,有机地将两种注射法结合使用,采取异病同治,得到了近、远期都令人满意的疗效。

1. 临床资料 Ⅱ期、Ⅲ期内痔患者 89 例,伴有早期直肠脱垂患者 40 例,其中男性 45 例,女性 44 例。病程 5～20 年,一般在 40 岁以上。主要临床表现为内痔患者呈周期性便血、射血;排便后痔脱出下坠、肛门瘙痒等;早期直肠脱垂患者,有

排便困难、便后脱出感、尿频、坠胀、黏液渗出、手托复位等。

2. 适应证和禁忌证　Ⅱ期或Ⅲ期内痔、早期直肠脱垂或两症兼有者,无明显禁忌证。糖尿病、结肠炎、克罗恩病等症状控制后方能手术。

3. 治疗方法　取侧卧位或截石位,肛周常规消毒,局麻于肛门外 3 点或 9 点钟位应用小针刀将其内括约肌和外括约肌皮下环闭合性切断,肛内消毒。如以内痔为主患者,检查时应记住内痔的性质、大小、数量及部位,取已配制好的 1:1 消痔灵注射液。在缺口圆头电池灯肛门镜下以截石位 7 点、11 点和 3 点钟位为重点,在痔上动脉区的上方约 1cm 处进针至黏膜下层。此时一定要体验出肌性抗针感后,退针至明显落空感,抽无回血方能做扇形注射;各点不在同一平面上注药量 1～1.5ml。然后再按常规四步法或两步法进行注射。注药总量因痔而异,一般不超过40ml。注毕后,伸入示指轻轻按摩 2 分钟,以免所注药物过于集中。

如患者两症兼有,其基本操作同上,不同之处为在截石位 7 点、11 点、3 点钟位第二步注药量适当减少,但在 6 点、9 点、5 点钟位各注药 1～2ml。注毕后用示指按摩各注射部位。这样既保持了注药总量,又可避免因环状注射引起的肛管狭窄症,也克服了原常规直肠脱垂点注射术中各点注药总量不够所遗留的复发问题。如患者并发外痔等症,可行切除缝扎术。注毕后,肛内塞入消痛栓,填入 2 条宽生皮膏油纱条,以减轻术后下坠感。塔形无菌敷料固定,术毕。体虚下陷直肠脱垂、便秘者,佐以补中益气丸,口服液状石蜡,术后按常规治疗处理至痊愈。

4. 治疗结果　内痔术后,以无便血、无内痔脱出,肛镜检查痔核萎缩消失,无明显自觉症状为痊愈。本组病例经上述综合治疗和随访,有效率为 98%,治愈率为 97%。

5. 讨论　Ⅱ期、Ⅲ期内痔的便血,反复脱出,衬垫下移,手托复位,肛提肌群松弛无力等,均能直接引起早期直肠脱垂症。直肠脱垂的脱出部分,受肛门括约肌的收缩力作用,使直肠下段静脉血液回流不畅而淤血成痔;内痔的脱出、嵌顿,某种程度上可直接牵引直肠黏膜或全层轻度下脱;内痔的周期性便血可致贫血。而贫血也可使肛提肌收缩无力造成直肠脱垂。直肠脱出时,直肠壁下静脉丛淤血扩张,静脉壁反复受到刺激、损伤感染、造成炎症,使局部组织增生而成痔。因此,对Ⅱ期、Ⅲ期内痔的治疗,仅用消痔灵按四步或两步注射法或对早期直肠脱垂症仅用消痔灵按点状或条状注射法治疗,其结果一般只是近期疗效很好,远期疗效欠佳。如将这两种注射治疗法结合施用,佐以补中益气、凉血止痛、消痔、散结之方剂,配合小针刀闭合性切断内括约肌以减轻疼痛和肛门水肿。89 例均治愈且没有并发症。

消痔灵网状注射和阻滞内痔血供法,配合小针刀治疗内痔和并发脱垂病

1. 意义　目前在痔的治疗中,尤其是环形混合痔治疗后复发率高,其原因是

只治疗内痔,但对"痔垫"及伴有的直肠黏膜松弛,没有治疗。现采用"网状"注射疗法可解除患者排便困难、肛门下坠及便意不净感的症状。网状注射直肠黏膜下层痔垫,可有效预防痔的复发并可使松弛的直肠黏膜和痔垫可以在直肠壁层及肌肉层产生粘连固定,其变性的结缔组织与平滑肌硬化、萎缩达到治疗目的。实践证明,治疗纠正直肠黏膜和痔垫松弛,可以有效地阻断内痔的血供,是治愈和防止内痔复发的关键。此疗法可恢复直肠黏膜和痔垫的正常解剖及生理功能,无并发症。

2. 方法

(1)阻滞内痔血供,在痔核上方,触及搏动痔上动脉于其该动脉之下及周围给予 0.5% 利多卡因加入消痔灵液(1:1)1ml 封闭,其注射前回吸无回血,即可注射。可以达到阻滞内痔血供的作用。如果采用手术结扎痔法,可以采用细羊肠线于痔上动脉给予贯穿缝合一针,同样达到阻断内痔血流供给的作用。

(2)网状注射:在圆头缺口肛门镜下选择距齿线上约 3 点、9 点、11 点钟位,分别在直肠黏膜下纵行向上部进针 3~5cm,回抽无回血即呈纵行由上往下,边退针(左右倾斜)边注入药形成网柱状,使药分散开,致使黏膜下层包括痔垫产生无菌的硬化纤维粘连,恢复原位肛门衬垫起间接的悬吊作用。在前者基础上再行消痔灵四部位注射法。

(3)四部位注射法:①第一部位,针头向痔基部穿刺,总刺入深度 2~4cm,待有直肠肌性抵抗感后,稍退针约 0.1cm,抽吸无回血后注药 1~3ml。②第二部位,在第一部位注射后,将针至黏膜下层,不取出针头,于黏膜下层刺入可注药 3~6ml,使痔核胀大为度。③第三部位,仍于前两部位基础上退针至黏膜固有层,注入药1.5~2ml,以痔核呈淡红色或淡白色的水泡样改变为度。④第四部位,在第三部位注射基础上,针尖仍在黏膜固有层,但调整肛镜使其洞状血管区的痔体暴露,再调整针头经近乎垂直于内括约肌的方向,再进针 0.5cm 深度,注药 1ml,此时使痔核充盈并颜色改变。

(4)注射注意事项

①适应证的正确选择:早期内痔。对较大脱出的内痔,要辅助橡皮圈套扎法,对伴有肛门瘘、肛门梳硬结者不适于单纯注射法。

②注射药量及其部位的深浅要掌握好,一旦黏膜固有层注入药量过大,可引起坏死病灶。一旦黏膜下层注入药量过大,可致痔核早期坏死脱落。如注入药量不足,又可致痔核萎缩不全,如注入药量过于集中,局部形成硬结症。不慎将药注入尿道,可引起血尿、前列腺炎;不慎将药注入直肠壁范围过大,则可造成直肠狭窄。注意局部无菌消毒及术后给予甲硝唑和消炎药,否则引起痔核病灶感染,导致门静脉炎。

3. 小针刀的配合 于尾骨尖与肛门缘之中间,点状局麻,在左手示指伸入肛管之中的导引下,左手持钩状小针刀先将外括约肌的皮下部割断开。然后拔出钩状小针刀,换斜面小针刀,仍在左手示指引导下,将内括约肌闭合性纵切 1cm,完成内括约肌层及外括约肌皮下部的松解,解除内括约肌痉挛状态,并缓解了直肠颈高压状态,使内痔的静脉血淋巴回流通畅。

配合小针刀外剥缝合内痔,注射治疗环状静脉曲张混合痔

采用消痔灵注射加外静脉丛剥离缝合术治疗环状静脉曲张混合痔。

1. 手术方法 俯卧位,充分显露肛门,5%碘伏溶液消毒肛周皮肤,腰俞麻醉满意后,用 0.2%碘伏溶液消毒肛管直肠下段,用小针刀闭合性切断肛门内括约肌,在肛门四周不同部位用甲紫画 4 条放射状标志线,以作为术后缝合标志。从静脉曲张的外侧缘两侧做一弧形切口,切开皮肤,用组织剪沿切口皮下向肛管方向剥离静脉丛至齿下 0.5cm。用拉钩拉开创面,从静脉丛下方与内外括约肌之肌间沟继续剥离静脉丛至皮下剥离的对应部位,并全部切除。充分结扎止血,按放射状标志线对应部位切除多余皮瓣,使肛门外形平整,皮瓣张力适中。创口内放橡皮片引流,用丝线间断缝合皮肤。同上法,将另一侧外痔静脉丛剥离,间断缝合。对混合痔的内痔部分,用 1:1 消痔灵溶液(1 份 10%普鲁卡因加 1 份消痔灵原液)按四步注射法注射治疗。术中切除皮瓣要适度,止血要彻底,以免发生血肿而继发感染,并注意无菌操作。

2. 术后处理 病人术后 3d 控制排便,第 3 天晚上口服液状石蜡,保证排便通畅,以后保持每天排便 1 次。适当应用抗生素,以预防感染。排便后拔出引流条,5~8d 拆线。

3. 讨论 外剥缝合注射法很好地保存了肛管皮肤的完整性,对曲张的静脉丛能做到较完全切除,防止了肛管狭窄的发生。愈后肛门外形美观,愈合期只有 8d,较开放创面愈合期明显缩短,病人痛苦小,而且愈合后在皮肤与内外括约肌之间形成了一条环行纤维化带,较好地阻止了痔的复发。混合痔患者多合并有直肠黏膜松弛,消痔灵注射可使松弛的直肠黏膜与肠壁粘连固定。

配合小针刀分段齿形结扎治疗环形混合痔

1. 手术基本方法 分段齿形结扎疗法适应于 Ⅱ 期、Ⅲ 期内痔及环形混合痔。患者取侧卧位,给予常规消毒和局麻或腰俞麻醉,在显露痔核后,先做小的内痔,再做较大的内痔。做时先以直角弯止血钳于内痔基底部夹住痔核,用圆针 7 号丝线,以钳夹痔的基底部,将痔结扎,然后在痔的下端齿线部剪一小切口,再将原结扎线的两端绕过基底部进行结扎,取出弯钳。对环状内痔痔核不易分清者,可在母痔区

将内痔进行人工分段,选择痔间自然凹陷,做切口,两侧用两把直钳将痔夹住,再在两把直钳中剪开痔组织,即分出单纯的内痔,然后按上法一一结扎,对环形内痔分段结扎时,一定要保留少许两个内痔间黏膜和齿线,以防止术后直肠狭窄和术后排便困难,配合小针刀于 3 点或 9 点钟位,将其内括约肌闭合性切断。

2. 注意事项

(1)正确设计外痔切口,采用潜行性摘除:在切除外痔时,对肛内的外痔注意保留肛管皮肤,切口应选择在痔核的凹陷处,切口应平行于肛管,而肛管缘的切口应呈放射状,以减少瘢痕的挛缩,对静脉曲张外痔可做潜行剥离,外痔切除后创面可以开放,对于外痔切除保留一定量的皮肤桥是保证术后愈合,肛门不至于狭窄的重要因素,而环形切除所致的肛门周围的环形皮肤瘢痕,容易造成肛门狭窄。

(2)注射保留皮肤桥和黏膜桥:以痔的外形痔体边缘的自然凹陷内侧作为分段分离线,至少分为三处,一般以 4～5 段为宜,分段应呈较均匀散在分布,切离线与肛管平行,邻近两痔核间需留皮桥 0.2～0.5cm 宽,皮桥总宽应在 1.5cm 以上,黏膜桥在 2.0cm 以上。

(3)齿形结扎适当选择减压切口:痔核下端分离及结扎点的连线不在同一水平线上。一般分离至齿线上 0.5cm 以内。混合痔内痔结扎线在同一水平线上,Parks 认为不可以超过 3 个痔核,认为每个痔核结扎黏膜按 $1cm^2$ 计算,超过 3 个痔核可以形成肛门狭窄,但分段齿形结扎,因结扎点不在同一水平线上,故可避免肛门狭窄。

3. 讨论

(1)关于肛门狭窄问题:该疗法理论是以 Parks 对肛门口径变化和痔核切除数量相关理论为依据,结合中医传统结扎疗法,以保留肛管皮肤桥和黏膜桥,它可以加速创口修复,减少瘢痕挛缩,有效地防止肛门狭窄的发生。在操作过程中,采用分段齿形结扎使创口瘢痕不在一个水平面上,上下缘呈曲线瓣状,从而使瘢痕挛缩不在一个水平面上,解决了环形混合痔环形切除造成肛门狭窄的后遗症,突破了国内外切除肛管上皮不能超过 1/2 的定论,解决了环形混合痔多次手术的麻烦和痛苦,而且只需一次治疗。

(2)术后并发症的问题

①术后肛门疼痛与肛缘水肿:术后肛门疼痛和肛缘水肿是手术过程中创伤较大造成的,小针刀切断内括约肌可减轻,故应在手术过程中减少周围组织的损伤,尽量少用组织钳过多地钳夹保留组织。不宜在肛内过多填塞敷料,以利肛门周围静脉及淋巴组织回流。亦可在肛门的肛管外皮肤或创面做放射状切口至皮下,长1.5cm 左右,可以防止肛缘水肿。肛门部周围神经十分丰富,对肛门周围任何损伤都可能导致疼痛,结扎疗法本身亦是产生疼痛的原因之一,结扎使肛门周围组织被

牵拉、挤压而导致淋巴回流受阻,发生不同程度的水肿,故在手术中忌操作粗暴、牵拉过度。

②术后出血:术后出血是结扎疗法主要并发症之一,其原因大多是结扎过松或钳夹基底部黏膜过多而导致黏膜张力过高,使结扎线过早脱落。因此在手术中以结扎线 8 号或 10 号线扎紧防止脱落,或以 8 字形贯穿缝扎可以避免大出血的发生。另外,在术前应查出凝血时间,以利于对有凝血机制障碍、有出血倾向者的精心观察,以防发生出血。对妇女应注意避开行经期,对结扎范围较大的可以内服云南白药或其他止血药、止血丸、卡巴克洛(安络血)。

③术后感染:可以术前 3 天内服甲硝唑 1.2g,分 3 次,口服,注意充分清洁肠道,保证术中创面相对无菌,减少污染机会。术后换药亦是防止感染的重要环节。术后鼓励患者排便和每日认真换药,因为排便可以改变引流情况,如果肛门内不换药,由于肛管细菌繁殖,可以侵犯手术创面而形成感染。

混合痔配合小针刀闭合切断内括约肌对镇痛效果的观察

1. 临床资料 1 组(即内括约肌切断组)90 人,其中男性 62 人,占 69%;女性 28 人,占 31%;2 组(非内括约肌切断组)63 人,其中男性 34 人,占 54%;女性 29 人,占 46%。

2. 手术方法及效果 术前洗肠,手术采用截石位,腰俞麻醉,常规消毒肛周皮肤,肛管以碘伏纱球消毒后钳夹外痔、内痔,梭形切口,钝性分离外痔过齿线达内痔下方,丝线结扎。术中注射保留足够皮桥。之后 1 组则在肛管内左侧或右侧做小针刀闭合将内括约肌切断,注意勿刺破直肠腔内引起感染。2 组为对照观察组,不做内括约肌切断术。

3. 结果 1 组,90 例经肛管做内括约肌切断者,发生疼痛 27 人,占 30%,需使用止痛药物者仅 7 人,占发生疼痛患者的 25.9%;17 人发生肛周水肿,占 1 组手术总数的 18.9%。对照 2 组 63 人,术后发生疼痛者为 59 例,占 94%,需要止痛药物者 46 人,占发生疼痛患者的 78%;41 人发生肛周水肿,甚者造成惧怕排便,占 2 组手术总数的 65%。

4. 讨论 肛门伤口疼痛的主要原因是手术在感染神经末梢丰富的肛管内外进行,术后麻药为 2~4h 失去作用,伤口恢复了对疼痛的反应,且肛管内填塞物压迫与刺激使联合纵肌分支纤维受到牵拉。体位不适及术后肛周敷料压迫,或任何使肛内填塞物发生轻微移动的因素,如咳嗽震动、腹压变化的冲击、肌肉收缩的强烈刺激而产生剧痛。采用内括约肌切断术后,解除了内括约肌的痉挛使伤口周围的肌肉受到上述刺激后不至于发生强烈的收缩而导致疼痛,至少使患者痛苦减少到能在不使用镇痛药物也能忍耐的程度。术后疼痛的发生率、肛门周围水肿发生率等都较对照组有明显降低,随访半年以上无 1 例不适。

混合痔配合小针刀保留皮条外切内扎术

1. 皮桥的设计　皮桥选择在痔块间的自然凹陷或界限处,在术前非麻醉状态下观察设计较清晰。设计保留的皮桥 3～4 条,形状呈哑铃形,两头宽中间窄,最窄的部位在齿线处,其宽度以 0.2～0.5cm 为宜,可减轻术后水肿。

2. 痔外界限入路剥离　痔静脉丛与其外侧肌层间界线明显,术中推开外侧括约肌,显露痔外界限,沿这一界限剥离痔静脉丛,不损伤括约肌,不破坏痔血管,术中出血少,术野清楚,剥的痔蒂基底部组织少,方便结扎,利于扎紧扎牢。

3. 悬吊结扎　鉴于痔的肛垫下移学说,术中对较大的痔块结扎时,采用悬吊结扎手法,使痔蒂基底部悬吊上移。应用悬吊结扎有两种情况。一是对较大痔块纵行钳夹痔蒂基底部时,钳口前方上移,多夹一些上方的黏膜组织,使剥离结扎的痔蒂基底部具有上移效应。二是剥离痔蒂上方有小内痔块时,先结扎剥离的痔蒂,再对其上方的内痔纵行贯穿结扎,同样可使剥离痔蒂基底部有上移悬吊之妙。

4. 皮桥下静脉丛的处理　皮桥下静脉丛的彻底摘除可避免术后水肿、复发和皮垂遗留。

处理方法:①对较小或少的静脉丛可以切缘两侧做潜行剥离摘除。②皮桥较宽、静脉较少,从皮桥正中做一纵行减张切口,并破坏皮桥下静脉丛。③经上述处理皮桥松浮或难以如法保留的皮桥,宜行断桥再做皮肤与黏膜缝合。

5. 人工皮桥　对应保留、又不能理想保留的皮桥处,宜行人工皮桥。对皮桥松浮者,可剪除多余的皮肤和黏膜,保留桥形,用小圆针、1 号线,带少许黏膜下组织对端缝合两断端的皮肤黏膜,3d 后拆线。对无法保留原已设计皮桥处,剥离过程中,保留桥形,如法缝合。

6. 侧方部分内括约肌切开　小针刀闭合内括约肌切开术确能减轻术后疼痛,又可防止肛门狭窄,做常规处理。对年老、体弱、括约肌乏力患者尤应注意。仅限于肛门紧小、痔块较多、较大和存在肛门梳硬结患者中采用。应用时采用侧后方切口,即左后或右后(截石位 5 点或 7 点钟位)痔 V 形切口的边缘做切口,既不增加切口,又可防止后正中切口所遗留的锁孔畸形,愈合期也较短。

7. 修整皮缘　皮肤伤口良好的修整,不仅可以避免许多术后并发症,还能维持肛门外观和功能。促进伤口早日愈合,创缘不高于皮桥。①延长肛缘外切口到肛缘外 1cm 左右,以保证引流通畅。②使伤口皮缘及创面对称,创缘不高于皮桥,伤口对合平整。③伤口皮缘修成球拍样,分布呈星状放射。④修整后使伤口皮缘略少于肛缘皮肤的原有周径。可在术中双手合拢臀部,使之恢复到麻醉消失后的外观,可视其肛缘皮肤的多少去留。

配合小针刀治疗混合痔内注外夹切剥术

1. 治疗方法 　根据痔核轻重的患者体质情况,可选用腰俞麻醉或肛门 3 点、9 点钟位进行呈扇形浸润局部麻醉。患者取截石位或侧卧位,常规消毒,指诊检查肛管直肠有无特殊肿块和痔动脉搏动情况,再于肛门外 3 点或 9 点钟位应用小针刀将其内括约肌和皮下外括约肌切断。然后查清痔核,确定注夹扎切部位,按母痔区先大后小依次进行手术。先用小弯钳夹住内痔下方,并在痔核内注入消痔液,再用大弯止血钳或痔核钳夹住整个内痔基底部,内圆针系 7 号丝线在痔核中、下方做 8 字形贯穿线上方 0.3cm 处,合并切开的外痔连同内痔一起紧线结扎,扎牢后剪掉扎线上方的外痔和部分内痔,最后将痔核残端放回肛内,松开夹外痔的直止血钳,再依次逐个进行其他部位的手术。术毕观察肛缘是否平整,若有明显静脉曲张可做放射状切口,清除曲张静脉丛。若有松弛皮赘可钳夹后切除,然后将各伤口处消毒,放置痔瘘粉中药压迫塔形,敷料,胶布加压固定。

2. 准备 　术前清洁灌肠,术后当天进清淡饮食,为防止大便干燥,嘱患者多吃蔬菜、水果,忌食辛辣,术后第 2 天更换肛门敷料。服麻仁丸或槐角丸或晚上睡前服液状石蜡,每 3 天灌肠解便,便后将肛门冲洗清洁,肛内放入九华膏。以后坚持每天排便,便后换药治疗,直至痊愈为止。若患者伴有贫血、高血压、慢性支气管炎等兼夹病症者,可用相应中西药治疗。

3. 疗效观察 　使用内注外夹扎切术,临床观察 356 例混合痔,术后麻药作用消失时肛门灼痛者 231 例。一般无需处理,2h 左右灼痛逐渐消失。疼痛明显者 25 例,经口服索米痛片或肌内注射阿尼利定,其疼痛很快消失,全部病例无使用剧麻止痛药物。多数病例术后当天有肛门坠胀感觉,一般未给任何治疗,第二天坠胀感轻微,第三天感觉正常。术后 8～9d 痔核脱落期粪便带血者 44 例,滴血者 10 例,采取口服或肌内注射止血药物 3～4d 后便血消失,全部病例无 1 例出血。

由于外痔部分是用夹切法,伤口平整而自然对合,故不产生水肿,局部疼痛轻,患者无精神压力,伤口愈合能力强,一般在 5～9d 愈合。内痔部分是先注射后扎切,痔血管已经闭塞,同时破坏痔组织,故术后肛门坠胀轻、时间短,脱出、坠胀等自觉症状全部消失,肛镜检查痔核已不存在,创面修复完整。1 年近期全治愈。无肛管狭窄并发症。

4. 讨论

(1)根据以往临床观察,对混合痔的治疗,采用单纯注射法,外痔隆起部分未作处理,远期疗效差,容易复发。采用外剥内扎法,脱痔期部分病人发生大出血。改进后的内注外夹扎切除术则弥补了以前的不足。

(2)手术时选择夹扎切除部位很重要,夹痔时一定要在痔核最明显处下手,贯穿内痔时深浅要适度,切开外痔必须切至齿线稍上方。扎线打结时尤应注意边紧线边松钳,剪除内痔时切忌离扎线太近,以避免手术加重肛门疼痛和扎线滑脱引起大出血。

(3)采用内注外夹扎切除术治疗混合痔,与过去外剥内扎术相比,痛苦小,疗程短,并发症少,近期有效率为100%,但使用本法时间短,尚需观察远期疗效。

(4)采用小针刀闭合切断内括约肌减轻疼痛和水肿。

外切内扎缝吊术配合小针刀治疗混合痔

1. 临床资料　本组混合痔120例,均按肛肠科诊断标准。年龄18-69岁,平均42岁。病程3个月至15年。便血105例,疼痛110例,脱出120例,嵌顿30例,采用抽签法分组,治疗组男31例,女29例;对照组男23例,女37例。两组具有可比性。

2. 治疗方法　手术当天清晨清洁灌肠,进半流质饮食,术前15min肌内注射地西泮10mg。均采用腰俞麻醉,失效追加局麻。

(1)治疗组60例采用外切内扎缝吊配合小针刀:先以混合痔内痔部分的自然分段,一般分为3～4个痔段。若为环状混合痔则分为4～6个痔段。各痔段之间保留0.5cm以上的皮肤和黏膜桥。分段后,先于11点钟位痔段用组织钳夹住内痔中部并推回肛内,再用蚊式钳提起外痔部分的远端,用直尖剪由外至内做一外窄内宽的放射状棱形切口,上至齿线下0.5～1cm。然后用尖剪沿切口两侧皮下做锐性潜行剥离,尽量剪除曲张的痔外静脉丛和增生的支架组织至齿线上0.1cm。此过程注意沿肛门外括约肌皮下部和内括约肌的上面进行,且不要损伤联合纵肌,但在肛外3点或9点钟位插入小针刀闭合性切断,接着修剪皮瓣,使术口皮线状对合。再用蚊式钳于齿线处夹住两侧皮瓣,同时提起已夹住内痔的组织钳,于上述两钳下方用弯曲管钳夹住内痔基底部和皮瓣近端,在内痔基底正中用圆针10号丝线贯穿做8字缝合。结扎时松开蚊式钳,把皮瓣近端悬吊于缝扎线上。最后用1号丝线间断缝合术口2～3针,封闭术口。同时处理余痔段。

(2)对照组60例采用外剥内扎术:在混合痔的外痔部分做V形皮肤切口,用血管钳钝性剥离外痔皮下静脉丛,一直剥离至齿线稍上。然后用弯血管钳夹住被剥离的外痔皮瓣和内痔基底部,在内痔基底正中用圆针10号丝线贯穿做8字结扎,剪去V形的皮肤及静脉丛,使在肛门部呈一放射状口。同时处理余痔核。

3. 结果　按肛肠科病诊断疗效标准评定。对肛门水肿、术口疼痛程度、小便困难、肛门口径变化、术口愈合时间等统计比较。经统计学处理,两组治疗率无差异($P > 0.05$)。术口疼痛:Ⅰ度两组比较有极显著差异($P < 0.01$);Ⅱ度两组间无差异($P > 0.05$);Ⅲ度两组间有显著差异($P < 0.05$)。肛门水肿情况,两组间有显

著差异($P<0.05$)。小便困难情况，两组间有显著差异($P<0.05$)。由此可知，治疗组不论在痔核脱落、术口愈合及住院时间上均比对照组所用时间短，而且术后恢复快，肛门口径治疗前后变化不大。治疗组疗效明显优于对照组。

4. **讨论**　本术式具有下列优点和创新性：一是术口设计合理，不易移位；二是于齿线下封闭术口，不留创面，加快术口愈合；三是剥离痔外静脉丛时，沿外括约肌皮下部和内括约肌上面进行，保留了肛门括约肌没有开放性损伤，符合肛门直肠生理，同时改钝性剥离为锐性潜行剥离，牵拉及损伤小，术口小；四是保留了有效的皮肤及黏膜桥，既保证了淋巴和血液循环通畅，又预防术后肛门狭窄；五是操作较简单、疗程短。

手术加小针刀内括约肌切断治疗环状混合痔

对多切口的环状混合痔手术同时采取小针刀切断内括约肌方法，取得满意效果。

1. **临床资料**　本组 160 例全部为环状混合痔病人（其中肛缘水肿、内痔嵌顿 16 例）男 85 例，女 75 例；年龄 24—88 岁；病程最长 30 年。随机将病人分为治疗组和对照组各 80 人。

2. **手术方法**　肛周局部浸润麻醉或腰俞麻醉，常规消毒。先对内痔注入消痔灵，以痔核充盈、痔黏膜表面血管清晰为度。根据外痔的形态、大小、数目，确定切除部分，一般选择 3～4 处切口。用直蚊式钳平夹痔体的上 1/2，钳尖在齿线上 0.5～1cm，将内痔的下端夹住，用手术剪平行并紧贴在蚊式钳的下方切除被钳夹的外痔部分，切至齿线处用一小弯钳夹在直钳下，取下直钳 10 号丝线结扎被弯钳夹住的内痔核。取下弯钳后，剪掉结扎线上端的多余组织，修整创缘两侧皮肤，使外痔切口自然对合成线状。同法处理其他痔核。

治疗组在此基础上做内括约肌 3 点或 9 点钟位小针刀闭合性侧方切断术，合并有陈旧性肛裂的患者，可采用小针刀后正中切断内括约肌，并同时切除其他病理改变组织。

3. **结果**

(1)疼痛：术后均不用注射镇痛药，治疗组 85 人无疼痛，对照组 80 人均有疼痛，具有非常显著差异($P<0.01$)。

(2)水肿：术后出现肛门周围不同程度水肿者，治疗组 80 人中有 2 人。对照组 80 人中有 14 人，有非常显著性差异($P<0.01$)。

(3)小便困难：手术当天小便困难，需施导尿术者，治疗组 80 人中有 1 人，对照组 80 人中有 3 人，有显著性差异($P<0.05$)。

(4)治疗时间：治疗组平均治愈时间 14d，对照组平均治愈时间 28d。

4. 讨论 环状混合痔,临床上共同的问题是术后疼痛较重,小便困难,切口出现不同程度的水肿及肛门狭窄等问题。其原因是环状混合痔病变范围较宽。往往一个病人手术需同时做数个切口,对肛门损伤较重。我们观察到由于切口太多,使括约肌部分损伤或直接外露,导致内括约肌痉挛收缩,压迫肛管周围的血管、淋巴管,使局部组织液回流受阻,产生水肿;疼痛引起盆底肌呈收缩状态,使小便排出困难。

因此,我们在环状混合痔消痔灵注射和手术切除疗法的基础上,小针刀切断部分内括约肌,阻断肛管下端的痉挛性收缩,减轻了疼痛,减少了小便困难、切口水肿等并发症,缩短了疗程。本治疗组 80 例病人,手术切口愈合良好,肛门形态及功能无异常改变,术前症状及各项指标均优于对照组,是治疗环状混合痔的一种较好方法。

配合小针刀 U 形缝扎切除治疗环状混合痔

1. 临床资料 本组以内痔为主者 34 例,以外痔为主者 21 例,均属Ⅱ～Ⅲ期混合痔,肛缘呈环状或接近环状肿物突起,痔体间界限消失或基本消失。

2. 手术方法 取左侧卧位或截石位,应用骶管阻滞麻醉或局麻。碘伏消毒肠腔、扩肛,使痔块充分暴露。将痔块分做 4～6 段,在两段间分别用直血管钳钳夹,在两钳间切开至健康黏膜及皮肤,提起痔块两端的血管钳,再以弯血管钳横行钳夹痔基底部,由分段边缘始,用 1 号丝线沿弯血管钳下行 U 形缝合。第 2 针进针点与第 1 针重叠少许,以防缝扎不够严密造成出血。松去止血钳,将缝线拉紧逐个打结,然后沿缝线外侧完整切除痔组织。同样处理其他各段痔块。一般痔块切除后均无出血,如有出血者,在出血处加强缝合 1 针。最后于截石位 5 点钟位肛缘外1.5cm 处,小针刀闭合切断内括约肌。

术后当日不排便,之后每日排便,保持排便通畅,便秘时服用液状石蜡,中药坐浴,生皮膏纱条换药。口服甲硝唑、头孢类抗生素,6d 后停药。

3. 结果 根据全国肛肠学术会议拟定的疗效标准,全部治愈,创面愈合最早11d,最迟 23d。

4. 讨论 环状混合痔是肛门外科中较为复杂的一类病种,以往常采用 Whitehead、Klose 等环切手术及外剥内扎等术式,但并发症和后遗症严重。一是手术复杂,术中出血多,易合并感染、缝合处裂开等并发症。二是切除肛管后引起感觉性排便失禁,黏膜外翻,肛腺外溢,肛管狭窄等许多严重后遗症。

本术式缝扎痔块,不损伤联合纵肌纤维,所以不引起黏膜外翻、脱垂,对肛管损伤轻微,不会引起感觉性肛门失禁,因创面愈合呈环状,瘢痕小且软,再加上用小针刀行内括约肌松解不会出现肛门狭窄。操作时要轻柔、准确,横行钳夹痔块不能钳夹健康皮肤和黏膜,应一次钳痔基底部,否则易致术后水肿。小针刀闭合性切开松解内括约肌时应完全,否则术后括约肌痉挛,会加剧疼痛和肛门水肿。

分段结扎加小针刀括约肌松解术,治疗环状内痔、外痔和混合痔

1. 治疗方法 口服番泻叶或 20%甘露醇清洁肠道,地西泮 1 支 0.1g 肌内注射。取侧卧位,肛周皮肤用碘伏、乙醇常规消毒,在肛门左右两侧用 1%普鲁卡因 20ml 局部浸润麻醉,肛管直肠内用 1%苯扎溴铵棉球消毒。扩肛,肛门括约肌充分松弛后查清内痔部位、数量、形态及肛管内外病变。首先根据痔核的形态,设计好痔核的分段及保留的肛管皮肤、黏膜桥的部位和数量。一般保留 3~4 条肛管皮桥、黏膜桥。每条肛管皮桥的宽度不得小于 0.5cm,黏膜桥的宽度在 0.2cm 以上。肛管皮桥和黏膜桥应尽可能保留在痔核自然凹陷处,并呈较均匀地分布,使痔核下端分离及结扎顶点均呈曲线状,以保证痔脱落后的创面呈齿形,这对术后避免肛门狭窄、肛门松弛、黏膜外翻等后遗症有重要作用。

手术时以母痔为中心,在其两侧分别用两把钳子牵出痔核,再以大弯血管钳横行钳夹痔基底部,于钳下行 8 字贯穿结扎痔核,将痔核用排列法钳夹压成片状,切除部分痔片,在结扎点皮下注射亚甲蓝长效镇痛药。共分 4~5 段,每段以同法处理。在相应的外痔部分做放射状梭形切口,分离至齿线上 0.5cm,达到内痔基底部,外口要达到引流通畅。若外痔部分有静脉曲张,可做潜行剥离,剥离时尽量减少对肛管正常皮肤的损伤。用小针刀将肛门后偏旁一侧切开,将内括约肌及外括约肌皮下部切断,以利于扩大肛管,减轻张力,这样既可避免术后肛管狭窄,又可减轻肛门水肿和肛门括约肌痉挛引起的疼痛。术毕肛内填放生肌膏纱布条,塔形敷料压迫,胶布固定。

术后进半流饮食 2~3d,酌情给予镇痛药、润肠药、抗菌药。每次便后用 1:5000 温高锰酸钾溶液水坐浴 15~20min,换药时过氧化氢棉球清创,红汞消毒,肛内填放生肌膏纱布条。痔核脱落后创面换药用外痔贴膏,直至创面愈合。

2. 结果 本组近期全部治愈(症状消失,痔核脱落,创面愈合),创面愈合最早 9d,最晚 56d,平均疗程 40.3d。随访 3~5 年或以上,除 2 例肛门轻度狭窄外,其余均无后遗症发生。

3. 讨论 本法是将原分段切除法用肠线连续缝合改为丝线结扎痔基底部,因只结扎痔核,不损伤联合纵肌纤维,故不致黏膜外翻、脱垂;因不完全破坏肛管上皮组织,故不致肛门失禁;因创面愈合环状瘢痕小且软,分段处纵行切开健康黏膜和皮肤,然后横行缝合一针,当结扎痔核时则变成横行缝合创口,再加小针刀行括约肌松解,故不致肛门狭窄。本组有 2 例肛门轻度狭窄,是因开始缺乏经验,结扎健康黏膜及皮肤过多所致。

要严格掌握手术适应证:患者必须有脱垂史,局部检查确实呈环状。半环状可行半环状分段结扎加个别结扎。血栓形成、脱出、嵌顿应行急症手术。

操作时要细致、准确,横行钳夹痔核时不能钳夹健康皮肤和黏膜,要一次性钳夹到痔基底部,多次钳夹易致术后水肿,补加括约肌松解时,一定要切断内括约肌及外括约肌的皮下部,否则易致术后括约肌痉挛而加剧疼痛。分段结扎点一定要上下错开,不要保持在一个水平面上,这样创面愈合后的瘢痕挛缩就不会形成狭窄、黏膜外翻等后遗症。注射亚甲蓝长效镇痛药要准确地注射在结扎点的皮下,不宜过深,否则疼痛剧烈而致潴留。亚甲蓝注入肌肉时,还会影响肉芽生长及创面愈合。本组有的愈合时间较长,即因此引起。

本法操作简便,手术时间短,术中、术后出血少,术后很少有黏膜外翻、脱垂及肛门失禁等后遗症。经过术后扩肛很少产生肛门狭窄。手术彻底,很少残留皮赘,近期疗效好,易于在基层医院推广。笔者认为本法较环切缝合术、分段切除缝合术、外剥内扎术等有优越之处,远期随访效果良好。

分段结扎加小针刀括约肌松解术治疗环形痔

环形痔是比较严重的一种痔,病程长,病情重,治疗上比较棘手。应用分段结扎加小针刀括约肌松解术治疗环形痔 154 例,取得很好的效果。

1. 临床资料 本组共 154 例,男 34 例,女 120 例,年龄最小 18 岁,最大 36 岁,曾经手术 15 例,非手术治疗 27 例。环形内痔 65 例,环形外痔 41 例,环形混合痔 48 例。症见便血 43 例,肛痛 39 例,脱出自还纳 38 例,脱出后须用手托回 31 例,水肿嵌顿 25 例,瘙痒 19 例。

2. 手术方法 常规准备,骶管腰俞麻醉。取截石位,或侧卧位,消毒扩肛,使痔块脱出,以此痔为中心,在其两侧分别用两把止血钳夹住,在两钳间切开至健康黏膜。将黏膜与皮肤缝合一针,分段提起此痔两旁的钳子牵出痔块,再以大弯齿钳横行钳夹基底部,于钳下 8 字形贯穿结扎痔块,然后将多余残端切除,共分 3~5 段,每段处理方法同上。最后在肛门后位偏旁一侧小针刀切开,内括约肌和外括约肌皮下层切断,以防术后肛门狭窄,创面修剪整齐。处理完毕,消毒后,用生皮膏油纱条压迫,外盖敷料固定。

术后常规处理,待结扎痔块脱落后创面换药,可用九华膏贴敷于肛门外,至创面愈合。

3. 治疗效果 全部治愈(症状消失,痔块脱落,创面愈合)。创面愈合最早 10d,最晚 50d,平均疗程 27d,远期随访 31 例,残留皮赘 3 例,黏膜脱垂 2 例。

4. 讨论 本治疗方法分段结扎痔基底部,因只结扎痔块,不损伤联合纵肌纤维,故不致黏膜外翻、脱垂。因不完全破坏扳机带,故肛门不会失禁。在分段处纵行切开健康黏膜和皮肤,然后横行缝合,使痔块变为横行结扎点,横行钳夹痔块不能钳夹健康皮肤和黏膜,要一次钳痔基底部,多次钳夹易致术后水肿。小针刀括约肌松解术时,要完全切断内括约肌及外括约肌下部,否则术后括约肌痉挛而加剧疼痛,易致肛门狭窄。本法操作简单,手术时间短,术中、术后出血少,很少有黏膜外翻脱垂及肛门失禁,经括约肌松解后没有肛门狭窄,疗效满意。

缝扎术配合小针刀切断内括约肌治疗环形痔

1. 治疗方法   不禁食,当日排空粪便,令患者右侧卧位,显露肛门及臀部,消毒,局部或腰俞麻醉。截石位在 6 点钟位,肛缘外 1.5cm 至齿线,切开皮肤及皮下组织小针刀闭合性切断内括约肌,肛管明显松弛感。从外切口向两侧 V 形切除外痔,钝性分离内痔至齿线上 0.5cm 处,取弯形止血钳,钳夹内痔基底部,以 7 号线缝合行围绕结扎。结扎线 0.3cm 以上组织剪去,残端塞入肛门,将创面两侧皮下静脉丛进行充分剥除。待静脉基本剥净后,并修剪多余皮瓣,其余痔核根据不同位置进行切口设计,行外痔 V 形切除,内痔结扎,保留 2～3 个皮肤黏膜桥。每个皮桥不小于 0.3cm,肛管可容纳两指余,生皮膏油纱布塞入肛门内,外敷外痔贴纱布包扎。

2. 术后处理

(1)止血:常规肌内注射止血药、维生素 K_3。

(2)镇痛:常规口服镇痛药。

(3)润肠通便:常规口服液状石蜡,多食蔬菜、豆制品。

(4)防止尿潴留:有排尿困难史、老年前列腺肥大患者,常规肌内注射新斯的明,针灸。

(5)预防感染:口服甲硝唑(灭滴灵)。

(6)创面处理:定时排便,中药痔洗坐浴,局部涂外痔贴止痛膏。

3. 治疗结果

(1)治愈标准:排便时痔核脱出、出血及肛缘隆凸等症状完全消失。局部检查,内外痔区痔核已不存在,肛门比较平整,手术后创面完全修复。

(2)治疗结果:本组 200 例均全部治愈,疗程最长者 30d,最短者 14d,平均为 18d。用此疗法无 1 例发生肛门狭窄后遗症及大出血,无感染。

4. 讨论   后正中或侧位 3 点钟位或 9 点钟位用小针刀闭合切断内括约肌,V 形切口疗法,要比一般痔核根部剪除范围为大,并结合外痔区静脉剥除方法,多个 V 形切除内外痔,故不仅对内痔的治疗彻底,而对外痔的治疗亦较彻底。本法因内痔结扎部位较高,且根部受扎范围又小,痔核脱落期可缩短。由于结扎位置较高,肛部感觉神经受影响不大,故术后疼痛剧烈者较为少见,即使疼痛,亦为创面所致,但大都能够忍受,不需特殊止痛处理或辅以长效镇痛药封闭,因肛缘后正中小针刀闭合性切开切断内括约肌下端,肛缘创口开放,加之皮下曲张静脉大部已被剥除,皮肤亦未缝合,如此均能起到减压作用,故术后肛门水肿很少出现。因手术操作细致,结扎血管可靠,并加入止血和润肠药物,所以排便通畅,未有大出血现象。本疗法注重保留肛管上皮和所需的肛缘皮桥,松解肛管;2周后,行肛门指诊,以防创口粘连狭窄。2周后,排便可起到自身扩张肛门的作用。

嵌顿血栓痔配合小针刀治疗

1. 手术方法 侧卧位,腰俞麻醉,根据嵌顿痔、内外痔,其血栓大小部位,确定切口位置与大小,用小针刀尖在外痔血栓中央处做梭形切口,用蚊式钳钝性分离皮下血栓,在这一方位内应全部予以剥除。用弯钳将内痔已淤血发硬的痔核全部夹住,左手稍向上提起,右手提直血管钳夹外痔将多余皮瓣切至齿线上 0.5cm 左右,在钳上方剪除多余皮瓣。如侧面较大者可用 1 号丝线间断缝合后,再用圆针穿 7 号丝线,在内痔核夹住钳下,贯穿 8 字打结。切除已钳夹的痔核水肿感染组织,再松钳,收紧线扎牢,将痔核残端送回肛内。再用同法处理其他痔块,但一次手术不宜超过 4 处。结扎部位首选有血栓形成与表面黏膜感染坏死糜烂的痔核。如无此病变,单纯充血水肿内痔可用套扎,返纳肛内,可自行消退。如血栓性外痔呈一圈性病变时,可分段做梭形切口,取出血栓。但不宜切除过多的皮肤和黏膜桥。术毕向肛内注入马应龙麝香痔疮膏,肛门外塔形纱布固定。

术后当天不宜排便,排便困难者避免用力努挣,可用液状石蜡射肛帮助排便,并用高锰酸钾粉坐浴。肛内用马应龙麝香痔疮膏,外用甲硝唑纱布条或外痔贴纱布换药,直到创口痊愈。常规应用先锋霉素与甲硝唑。排尿困难者可热敷、针灸或导尿。

2. 疗效观察 本组 97 例在近期均获治愈,未发现术后肛门直肠狭窄、肛管上皮缺损、继发感染及败血症等并发症与后遗症。随访 52 例,6 年内未有复发。

(1)疼痛:术后疼痛在 3d 内明显减轻的约占 90%。

(2)出血:约有 80% 患者术后第 1 周内有出血现象,但量少;15% 患者发现便血量 50～100ml;5% 患者自内痔核结扎线脱落后,仍有少量出血,约 1 周以后自行消失。

(3)脱出:约有 55% 患者术后排便,无发生痔核外脱症状。15% 患者术后排便时,发现有残余痔核脱出,但便后又自行回纳。也有肛缘轻度水肿症状,但在 1 周后消失。

(4)排尿困难:约有 23% 患者于手术当天出现尿潴留或排尿不畅。

(5)体温变化:术前体温超过 38℃者,均在 3～5d 全部消退。

3. 讨论 本病由于排便用力努挣与劳累过度,或局部组织炎症、黏膜糜烂血管壁发生改变,使血栓形成,局部组织发炎、水肿,刺激肛门神经丛,而出现肛门括约肌痉挛,从而加重痔淤血,加之淋巴液回流受阻,促进痔水肿嵌顿。由于内痔核的淤血、水肿、嵌顿,导致感染与出血,括约肌更进一步痉挛,造成恶性循环,应须早期手术处理,小针刀闭合切断内括约肌。通过临床观察,它不仅能防止血栓性嵌顿造成恶性循环——痔核淤血、水肿、黏膜缺血、糜烂感染加重,且患者疼痛短时间内得到缓解的目的。再采用内扎外切除与缝合法,不仅能切除原发病灶,并且能达到根治的目的。

4. **总结**　对 97 例患者,常规应用甲硝唑,无 1 例发生感染及败血症等并发症。人体肠道正常菌群中有大量无芽胞厌氧菌,当机体抵抗能力下降或组织糜烂时,厌氧菌侵入组织而致病。故甲硝唑对肛门直肠手术后预防感染是较为理想的药物。配合小针刀系微创针眼手术,无并发症。

配合小针刀消痔灵注射治疗急性嵌顿痔

1. **临床资料**　本组 48 例,年龄最大的 70 岁,最小的 18 岁,病程最长的 7d。最短的 1d,多为 2~4d。其中三期内痔 25 例,混合痔 23 例,内痔合并肛乳头肥大 22 例,内痔合并血栓性外痔 32 例。主要症状为:肛门疼痛剧烈、排便困难、便血。局部检查可见肛周肿胀,痔核脱出,水肿明显,多数患者有血栓形成或肛乳头肥大。少数患者有黏膜糜烂、坏死出血等。肛周触痛明显,肛门紧缩。

2. **方法及结果**　患者右侧卧位于 3 点或 9 点钟位应用小针刀闭合性切断内括约肌和外括约肌皮下部。单纯痔核脱出,时间短,局部水肿及炎症反应轻者,嘱患者张口呼吸,放松肛门括约肌,用纱布浸有足量的液状石蜡,手抓法将脱出痔核回纳肛门内,然后常规消毒肛门及肛周,用消痔灵注射液(1:1)按四步注射法治疗。若脱出的痔核合并血栓或息肉,局部肿痛,黏膜糜烂、坏死,还纳困难者,加 1% 普鲁卡因局部浸润麻醉,待肛门括约肌松弛后,再以上法将脱出的痔核回纳肛内,并注入痔疮膏,以凡士林油纱条固定,以防痔脱出。第二天起坐浴,每日 2~3 次,坐浴后肛门内放入痔疮膏。同时应用抗生素。经上述治疗 2~3d,再用消痔灵(1:1)液,按四步法注射内痔,并摘除血栓或外痔。多数病例 8d 左右痊愈。本组病例全部治愈,经随访无肛门狭窄和失禁等后遗症。

3. **体会**　对于合并有血栓或肛乳头肥大,必须彻底摘除血栓、肥大的肛乳头。认为应先注射内痔,再摘除血栓痔、肛乳头。这样可以避免注射时肛门镜反复多次插入,使创面出血、污染的机会增多,引起术后感染的不良后果。必须严格执行无菌操作技术和四步注射法,这是成功的关键。术后全身应用抗生素,坚持中药坐浴也是重要的。它既可使局部清洁,又增加肛门直肠下端血液循环,促进痔水肿吸收,减轻肛门坠胀感。

笔者认为急性嵌顿痔在急性期应用小针刀松解痉挛内括约肌配合消痔灵注射治疗,与以往二期治疗比较,疗程短、疗效好。

配合小针刀一次性手术治疗嵌顿痔

嵌顿痔的治疗,目前国内外大多数人仍趋于非手术治疗,即先在麻醉下复位,抗炎消肿,待症状消失后,再行痔手术,此法治疗过程长,病人痛苦大,配合小针刀采用急症一次性手术治疗嵌顿痔106例,均获满意效果。

1. **临床资料** 本组106例,男性84例,女性22例,年龄19－70岁,病程3～14d,平均6d。临床症状可见肛门有物脱出不可回纳,疼痛、出血。局部检查可见肛门外有脱出物,局部肿胀充血,送纳回肛门困难,部分伴有血栓、黏膜坏死糜烂、出血、感染等症。

2. **手术方法** 在腰俞麻醉或局麻下扩肛于肛门外3点或9点钟位插入小针刀,闭合切断内括约肌,对嵌顿痔行V形切口,剥离至齿线上0.5cm,以10号线结扎,基底部注射1:1消痔灵至充盈为止,以防止脱落后出血。同法剥离结扎2～4个痔核,每个痔核之间保留0.5cm以上皮桥,以防止术后肛门狭窄。术毕,将结扎痔核送入肛门内,生肌膏外压迫,纱布包扎固定,术后静脉滴注青霉素每天80万U或口服先锋霉素0.5g,每日4次,甲硝唑0.4g,每日3次,3天后停药。每日坐浴、换药,及时对症治疗6～14d结扎痔核脱落,15d左右伤口痊愈。

3. **结果** 本组106例,临床治愈100%。住院14～30d。随访0.5～2年,无1例复发。

4. **讨论** 一般认为嵌顿痔属于一种感染病灶,如采用手术治疗,重则会引起门静脉炎,危及生命,轻者局部创口感染,导致继发性出血。故先在麻醉下复位,抗炎消肿,待局部炎症消退后,再行痔切除手术。这种治疗方法,患者要行两次治疗,治疗过程长,病人痛苦大。

配合小针刀采用一次性手术治疗嵌顿痔106例,获得满意疗效。笔者认为,该病的形成是由于内痔长期反复脱出,不能回纳,受外界机械刺激,引起内括约肌痉挛和组织水肿,影响血液及淋巴液的回流,使局部组织坏死、出血、继发感染,痔核呈现绞窄的病理改变。由此可见,炎症与绞窄同时存在,但以绞窄为主。采用手术一次性治疗,及早切除病灶,解除绞窄,有利于血液及淋巴液的回流,为局部的修复创造了条件。采用一次性手术治疗嵌顿痔106例,获得满意效果,临床治愈率100%,术后无1例出现门静脉感染,无大出血的病例。该疗法疗程短、痛苦小、效果好。

剥扎术配合小针刀治疗混合痔急性嵌顿

混合痔急性嵌顿是肛肠科常见的急症,近几年来笔者对混合痔嵌顿的部分患者,即行"内扎外剥术",配合小针刀,消痔灵与消炎治疗同步进行,使疗程缩短且治疗彻底。

1. 临床资料　本组病例 98 例,男性 64 例,女性 34 例;16－35 岁者 23 例,35－55 岁者 57 例,56 岁以上者 18 例。嵌顿前已有便后滴血或肛门肿块突出症状者 62 人,嵌顿为首次症状者 26 人;本组均为混合痔,其中伴破溃者 24 例,伴出血者 32 例。

2. 治疗方法　消毒、局麻后于肛门外 3 点或 9 点钟位应用小针刀,闭合性切断内括约肌以轻柔手法将痔核回纳复位。以皮钳钳夹外痔,牵向外方,使相应之内痔部分外露,以 18 号组织钳钳夹内痔基底部(与直肠纵轴平行),稍提起,再以组织剪沿外痔两侧 V 形切开,并剥离痔体(曲张的静脉丛或增生的结缔组织),如有血栓应取净,再以 10 号丝线在钳夹内痔之钳下缝扎穿过后于针眼处剪断成为两段,各向上下,分别结扎内痔痔体的上、下部,如内痔体不大,也可单线向上结扎近端痔体后再反转向下结扎远端痔体。依次处理其他母痔,较小的子痔不必一一手术切除,可以 1:1 消痔灵液行"消痔灵注射术"。术毕生皮膏油纱条塞入,外露出肛外 2cm,以利引流。再以肛门 T 形带加压包扎。服药:甲硝唑,每次 0.4g,每日 3 次;诺氟沙星,每次 0.2g,每日 4 次,饭前服;对部分因嵌顿时间过长有坏死感染情况者,应加强抗感染药先锋霉素,如有术后疼痛、排尿困难做穴位封闭,术口渗血则用痔瘘粉外贴。

3. 结果　"复位后手术"具有迅速解除嵌顿痛,且术后并发症少的优点,对于解除嵌顿恢复血供和痔体回纳不受行走摩擦或坐位挤压有关的 98 例均治愈,没有并发症。

4. 讨论

(1)手术的时机:混合痔急性嵌顿初期仅为局部水肿,如超过 88h 后,则因血液循环障碍、组织坏死,将影响术口愈合。如果嵌顿超过 24h,则因局部炎症浸润渗出常致术前复位回纳困难,使术后感染、出血并发症的发生率增高,因此混合痔嵌顿一旦就诊,应尽快解除嵌顿配合小针刀给予解除,争取早期手术治疗。

(2)手术的范围:在剥离外痔的部分时,应注意解剖位置,避免损伤正常组织。外痔部 V 形切除时,切除的两侧应略小于痔体,内端应切至齿线上方 0.5cm。深度应在痔体(即曲张的静脉丛或增生的结缔组织)与内、外括约肌之间进行。多个外痔剥切时,各痔间应保留正常皮肤 1cm。内痔各个注射点不宜在同一水平面,以防术后肛门狭窄的发生。

(3)尽可能使痔体复位回纳后行"内扎外剥术",因为脱出的混合痔复位,可恢复与周围组织的正常毗邻关系,使"注射、结扎、剥离"的手术准确,既可使治疗彻底,又可避免术中损伤组织。同时,因痔体回位解除嵌顿,恢复血液循环,迅速解除剧痛,利于术后愈合。

(4)麻醉药与"减张切口"的应用:施术中应用的麻醉药用量不应过多。外痔剥切术时,局部麻醉药注射一般不超过病灶部位,以利于术中病灶定位和防止术后皮赘增生。另外,对外痔部剥(切)面较大的患者其外痔部剥(切)面的外端切口应适当向外延长 1～1.5cm,以减轻术后水肿疼痛。

(5)术后伤口用亚甲蓝长效镇痛药封闭伤口,故无疼痛。

妊娠合并嵌顿痔配合小针刀中西医结合治疗

1. 治疗方法

(1)手术治疗:妊娠 37 周以前,除痔嵌顿晚期有明显感染坏死外其早期中期均以手术为妥。一般患者痔嵌顿早期可在局麻或简化骶管阻滞麻醉下手术复位,但妊娠 37 周以前的患者距分娩还有一段时间,胎儿在宫内继续生长发育,腹压将继续增加,即使复位分娩时仍然复发。以妊娠 14～32 周手术为宜。此期间孕妇雌激素、孕酮和促性腺激素增加,甲状腺功能稍有亢进,皮质酮增加,因而抗感染能力增强,术后愈合较快。

手术方法于肛门外 3 点和 9 点钟位应用小针刀先闭合性切断内括约肌,通常采用外剥内扎术,但应防止结扎线不紧滑脱,有时虽然扎时似乎较紧,但因妊娠期纤溶性降低,痔嵌顿后组织水肿,切除多余痔组织后组织体积缩小,结扎线可变松或滑脱,致使未闭锁的断端出血。故不要过多切除痔组织,结扎后在其结扎线上注入消痔灵为妥。

(2)结束分娩、手法复位后手术治疗:适用于妊娠 37 周以后痔嵌顿无明显感染坏死者。因妊娠 37 周后胎儿发育已经成熟,出生后能很好存活。

手术方法:终止妊娠结束分娩,如无产兆,宫口未开,可直接行剖宫术娩出胎儿。如分娩期宫口开全,可采用会阴侧切,胎头吸引器分娩或臀位牵引迅速娩出胎儿。分娩结束后腹压下降,下腔静脉的压迫消除,血液回流通畅,痔静脉曲张减轻,此时是手法复位的良好时期,先用小针刀将其内括约肌闭合性切断,消毒痔核后将痔核一侧用手指轻柔缓慢送入肛门,再依同法送另一侧,这样送入顺利疼痛减轻,不能同时用力压迫全部痔体同时入肛。复位后用无菌纱布填压肛门,丁字带加压固定。控制排便 3 天,复位后 6～8 周再行手术治疗,此时产妇经产褥期充分休息,体质较好。

(3)非手术治疗:适用于妊娠合并痔嵌顿晚期,有明显感染坏死者。

采用50％硫酸镁溶液浸泡4～6层纱布湿敷,每日4～6次,每次1h,或外痔贴抗生素控制感染,选用氨苄西林加氧氟沙星,因导泻后易加重痔脱出水肿、充血,并可引起流产或服液状石蜡润滑药。局部用药以清热活血镇痛方(大黄20g,赤芍15g,桃仁15g,乳香、没药各10g,秦艽15g,黄柏15g,甘草5g)熏洗坐浴。熏洗后肛门纳入痔疮栓。

2. **治疗结果** 本组手术治疗34例,根据1975年全国防治肛肠疾病会议(衡水会议)制定的近期疗效标准,近期治愈33例,平均住院时间17d,出现仰卧位低血压综合征1例;手术后1h发现结扎线变松出血2例,给予注射消痔灵于溃疡面基底及时采取措施后病情稳定,近期治愈出院;非手术治疗8例。

3. **讨论** 妊娠合并痔嵌顿是肛肠科急诊之一,据统计,妊娠和分娩期85％的妇女可有痔或原有的痔加剧,因为妊娠后随着子宫的增大腹压增加,特别是妊娠后期下腔静脉受到日益增大的子宫压迫,直接影响血液回流,使痔静脉充血扩张,尤其是分娩时宫缩逐渐增强,产妇屏气用力,极易发生痔嵌顿。痔嵌顿后,内痔脱出肛门,括约肌痉挛不能自行复位而充血水肿,突出于肛门外,配合小针刀闭合性切断内括约肌而缓解。不治疗,数小时后外痔区水肿,脱垂痔体可在齿线处发生缺血性坏死,可刺激直肠反射性引起子宫收缩可出现流产和早产,在分娩期如不及时结束分娩,胎儿先露部压迫会阴,痔持续嵌顿可形成恶性循环产生滞产,引起胎儿宫内窘迫。目前对妊娠合并痔嵌顿的处理,国内外均有不同争议,有些学者认为妊娠期不宜手术治疗,因为任何手术都会给孕妇带来刺激,有可能导致流产和早产;亦有些学者认为痔嵌顿晚期缺血坏死也可以手术,认为不切除原发病灶感染不易控制,虽然表面坏死有溃疡,但一般较浅,虽然有炎症出现,但深部组织、附近黏膜、外括约肌皮下部分配合小针刀闭合性切断,都没有显著的炎症改变,因此嵌顿和血栓形成不会增加手术困难和并发症,提出切除感染病灶是防止感染扩散的基本原则,即使有感染扩散,可选用足量有效的抗生素控制;有些学者认为产后手术,可缩短愈合时间。

微波小针刀治疗肛肠病

近年来微波技术在临床应用上日趋广泛,特别是在消除多种炎症方面显示了独特的治疗效果,临床上对于微波治疗设备提出了更高的要求,为了满足这些要求,我公司经过几年的努力,研制成功了TJGW各型微波系列产品。

TJGW微波具有理疗辐射器和治疗手术器两种形式,既可做体表的理疗,也可用于各类急慢性病的手术治疗,经我公司研制的适用于各科的各种治疗探头,采用了医用外科植入不锈钢材料,首家通过了国家质量检测中心检测,尤其是各种刀具治疗探头及不粘连探头,属全国同行业之首创。

微波治疗在国内外已应用多年,其疗效已得到医学界的肯定,当微波作用于机体组织时,引起组织细胞中离子、水分子和偶极子的高频振荡。当微波量低时,产热低,并增强局部血液循环,加快局部代谢,增强局部的免疫能力,因此,能有效改善局部的血液循环,促进水肿吸收,消炎止痛;当微波量高时,产热高,可使蛋白质变性、凝固、坏死,此时微波具有烧灼、切割的作用。在手术中微波治疗是以其优越的止血效果,先进的作用原理,微小的组织损伤(无炭化)被喻为取代电灼、冷冻、激光的新技术。

微波治疗具有以下优势:①操作简便,一般医务人员均可掌握;②手术时间短,一般只需几秒钟;③术中病人无痛苦及出血情况;④对医务人员无溅射、无组织烧焦的臭味及雾气;⑤治疗效果好,愈合所需要的时间短,无瘢痕。

1. 微波能的医学应用及前景 20 世纪 30 年代微波问世,此后由于高温生理学和高温理工学研究取得了一系列成就使微波的治疗应用有所发展。但 80 年代前,微波只能用于外辐射治疗骨关节和肌肉的炎症疾病。1978 年,Taylor 研制成针状组织辐射加温天线并获得金奖后,各种进入人体腔道和插入组织的辐射天线相继在医疗实践中出现,尤其微波小针刀治疗肛肠病效果突出,因而出现了 Microwave energy 这一提法。

20 世纪 70 年代微波能引进医学领域,在化学检测、消毒、灭菌、解冻、处理和保存标本中得到应用,在世界范围内迅速发展。在日本除了在手术中应用外,正在进行粉碎胆石及尿石的探索,针对胆管癌的动物实验已见报道,俄罗斯声称已研制成可应用的微波刀,有意向与我国协作,法国、以色列和美国相继推出了经尿道加温治疗前列腺增生的微波及射频机。但各种微波治疗仪,与我公司生产的不一样。

微波在医学中的应用,尤其在治疗中的应用出现如此势头是有原因的。

首先是微波的治疗应用比激光更优越。自 60 年代诞生后,各国相继引进医疗实践,通过实践检验,人们看到了以下一些情况。

(1)微波遇透明物质时,其透过量大于激光,激光透不过,而微波则能透过。

(2)微波辐射天线插通套管。辐射微波的小针刀插入组织内,遇组织粘连在天线上仍能辐射。而激光的光导纤维插入组织内,遇上述情况则急剧减弱直到不能出光。

(3)在同样强度下,微波凝结量大于激光,呈现表里同时凝结状。而激光则呈由表及里状;尤其遇到 3mm 左右的血管,微波可不穿破管壁封闭血管,而激光往往穿破管壁出血。

(4)微波摧毁组织直至炭化无烟雾产生,而激光则因气化产生大量烟雾,这不仅增加处理麻烦、增大成本,而且污染环境,刺激术者。在肿瘤治疗中,有学者发现飞溅的存活肿瘤碎片。

（5）微波与激光止血效果均好，但据日本学者的实验认为，微波属第一位，因止血后不再出血，激光则有出血情况。

（6）激光应用取决于光纤，制作插入组织的光纤难度大，极易损坏，一旦折断，有可能残留组织内成为异物。微波天线是金属材料，不存在上述问题。

（7）微波机及其辐射器，消耗少，经久耐用，便于携带，易于控制，安全性大。激光则价格昂贵，消耗大，用于手术的激光机不能移动，难以控制，安全性不及微波，且维修困难，一次治疗至少需两人同时工作。微波治疗只需术者一人即可进行。

笔者从体会中综合分析出微波在医疗应用中优于激光这一看法，得到俄罗斯同行赞同。

医疗中由于使用微波，使危险性大因而不敢治疗的疾病得到良好疗效，如颌面部巨大海绵状血管瘤的治疗成功，实际上是一次突破实例。

有些原来认为是好的治疗，有逐渐被微波取代的趋势。如尖锐湿疣，皮肤科医生一直认为激光治疗既快又好，只是治疗中会产生烟雾，一旦用了微波，发现不仅快、好，而且没有烟雾产生，迅速被医生所接受，内痔治疗方法很多，利用红外线和微波电流需 8min 左右，可微波只需几秒钟达到同样效果。肛肠科医生对此大感兴趣。子宫颈糜烂治疗，也有同样情况。

有的疾病治疗收效不大，成为难题。微波治疗则使其上了新台阶。如子宫出血，使用微波后，绝大多数只需一次治疗即获良效。

有些专家进行的复杂而难度大的治疗，加用微波后变得简便易行，如前列腺增生的电切术，因操作难，尤其术中出血和可能中毒，一般医生不能进行。如用微波后，可迅速普及。一些肝脏血管瘤治疗、脑瘤治疗也有同样情况。

微波在姑息治疗，延长病人生命和改善病人生活质量方面，也发挥着明显的作用。如食管癌、直肠癌及中心支气管肺癌引起阻塞时，使用微波可快速打通。

急症情况下微波同样可发挥作用。在日本已有成功报道，肝癌破裂导致出血，使用微波便能达到迅速止血，而且也能同时切除肿瘤。

微波在临床治疗中，除了良好效果外，还节省各种消耗和改善医务人员的劳动强度等，最明显的例子是手术中的失血和补充。据肝外、脑外和口腔外科手术中初步估计可减少 2/3 血量，前列腺增生的微波加电切治疗已达到不备血、不输血并使术后护理变得很简单，由于术中几乎不出血也使医生由紧张变为轻松。

医生的神圣职责不仅考虑到治疗而且考虑病人的康复，微波治疗前列腺增生，相当一部分病人可免除手术，只需经尿道加温，即可获得良好排尿，不但没有痛苦，甚至不需中止工作。

微波能用于免疫组织化学检测，其反应速度由小时计算，缩短到几十秒钟，不仅提高染色质量而且降低着色，更有利于诊断。在病理标本处理中，由一昼夜的过程缩短到数小时内完成。只要条件成熟,有可能代替冰冻切片,如能这样可大大缩短手术的准备进度,对病人是极其有利的。

微波在医学中应用,迅速扩大和发展只是近5年内的事,不论广度和深度远未充分开发,医疗中的确尚存在许多难题有待突破。

危害人类健康的肿瘤治疗中应用微波加温(42~45℃)结合放疗与化疗可明显提高疗效这是大家熟知的。有些肿瘤在放疗前或后加微波可使其对放疗响应率提高50%~80%。微波加温结合化疗,也有许多明显提高疗效的例子。现在又有人实验证实,在放疗同时加温效果最佳。因而出现短程放疗同时加温治疗的方案。甚至有人设想把放疗插入组织的同位素针变成微波天线,达到两者完全同步。这种方法仍在实验中,尚未见治疗报道。使用微波直接加30℃以上高温摧毁肿瘤组织是否可行,过去曾有患者用烧红的金属治疗恶性生长物。脑瘤和膀胱癌治疗中已有应用,但这仅是开端。

微波能与机体相互作用的研究,国际已有大量文章,但各人报道不尽一致,即使对同一器官及组织的作用也不完全相同,而且涉及的深度仍不足以解释实际现象,在我国更为薄弱。

微波的医学应用在我国刚刚开始,尚无理想的微波能直接应用。在初步应用时虽出现如前述的现象,其机制是振动还是热效应,或是两者的综合,为什么抗体与抗原能迅速综合,而且结合的牢度高,又是什么机制。

展望未来,随着微波与生物相互作用的深入研究,微波仪的不断改进与发展,尤其微波医用辐射天线的研制和完善,以及作用者这一决定因素的发挥,微波有望在医学应用中迅速发展,其新成果会不断出现,微波终将成为医生战胜疾病的得力助手和人类健康的可靠卫士。

2. 微波在肛肠科的应用　痔是一种常见病,发病率高,应用格兰德医用设备(天津)有限公司研制生产的多功能微波治疗仪治疗痔疮,取得满意疗效。

(1)一般资料:治疗痔疮80例。

(2)治疗方法:患者取侧卧位,以氯己定纱球消毒,2%利多卡因局麻后,采用GW-92C型多功能微波治疗仪,选择功率25~35W,依据痔核大小和形状,选取单针或双针治疗电极,或微波肛肠小针刀的探头刺入痔核中心或紧贴痔核表面,踏下脚踏开关,每点2~3s,当痔核表面变苍白,停止微波输出,一般用3~8s即可治疗一个痔核。对环状痔隔半个月再治疗一次,即可治愈。

(3)治疗结果:①本组80例中均一次治愈。②治疗后部分患者有肛门轻度烧灼感、疼痛,肛门坠胀、无并发症,如配合注射长效镇痛药则可消失,粪便少量带血,一般3~7d可消失,均未发生大出血、尿潴留或肛门失禁、狭窄等并发病。

3. 体会　痔疮是肛肠疾病中常见病之一,治疗方法较多,除了常用的枯痔酊、注射枯痔液及手术疗法以外,也广泛应用物理因子疗法、电流疗法,可使痔核炭化,但易术后大出血。微波是一种频率较高的电磁波,可以通过组织一定深度,组织吸收微波能量在内部生成热,这种内生热可使痔核内外蛋白质均匀凝固,不会造成术后大出血,达到满意的治疗效果。微波治疗操作简单,术后处理同手术与其他疗法,微波对内痔疗效最好,只需一个辐射电极,几秒钟即可完成治疗,病人痛苦少,在当今几种物理因子疗法中,微波小针刀治疗应是一种最安全有效的治疗方法。

探针小弯刀一次性治疗肛门脓肿预防肛瘘

肛门直肠周围脓肿(以下简称肛周脓肿)一般是指肛门腺感染化脓,继发直肠周围软组织感染化脓或黏膜下的脓肿。其特点是破溃或手术切开引流后常形成肛瘘。

1. 病灶定位　能否找到脓肿的原发病灶(内口)是脓肿根治术成功与否的关键。应该综合运用以下方法。

(1)压迫排脓法:用双叶肛门镜扩开肛管,压迫脓肿,仔细观察脓液排出的部位即内口所在。

(2)肛门镜检查:内口的标志是肛窦充血明显,局部常有脓性分泌物,内陷。

(3)探针检查:用有圆头探针小弯刀或钩状小针刀在双叶肛门镜下探查脓肿部位的肛窦。感染的肛窦常凹陷加深,探针易深入 1cm 以上,有脓液溢出即是内口。也可切开脓肿后排净脓液,由脓腔内用圆头探针轻柔地探查,用示指在肛管内触摸内陷稍硬结或探针头探查硬结最明显处,即为原发病灶内口处。

2. 方法选择

(1)脓肿切开根治术:适用于皮下脓肿、肛门后脓肿、坐骨直肠间隙脓肿和低位直肠黏膜下脓肿。目的是在切开排脓的同时找到并正确处理内口治疗,感染的肛窦及内外括约肌,达到一次根治而又不损伤肛门功能。

手术方法:局麻或腰俞麻醉,常规消毒后,首先寻找感染的原发病灶内口。在有明显波动或炎性充血水肿的肛窦处用有钩探针探查,探针易探入 1cm 以上,且有脓液溢出者即是内口。然后探针小弯刀放射状切开全部脓肿,切开内口处的肛窦,切断内括约肌、外括约肌皮下部或浅部,扩创面,排净脓液后用刮匙小针刀刮除感染的肛门腺和脓腔腐烂组织,修剪皮缘,呈三角形,引流通畅。术后常规换药使其愈合。

(2)探针小弯刀切开排脓挂线法:适用于骨盆直肠间隙脓肿、直肠后脓肿或坐骨直肠间隙脓肿。目的是将肛管直肠环以下的外括约肌皮下部、外括约肌浅部及内括约肌切开。对肛管直肠环以上与内口相通的腔道挂线,术后处理同高位肛瘘。这样能明显缩短治愈时间,并能有效防止肛门失禁。

手术方法:腰俞麻醉,常规消毒,切开排脓。脓液流尽后,查清脓腔与肛管直肠环的关系,以圆球头探针小弯刀沿脓腔的底部轻柔地探查内口,同时示指在肛内作导引,探针自内口引出,沿探针切开内括约肌、外括约肌皮下部及浅部,在深部和耻骨直肠肌挂线,结扎内口两侧的黏膜及感染病灶,但不要收紧橡皮筋,只将橡皮筋结扎固定即可起引流作用。修剪创口边缘,放置引流生肌膏纱布条,术后处理同高位肛瘘。

3. 术后处理

(1)术后配合药物治疗,除选用抗生素外,还可选用清热解毒、托里透脓、生肌止痛的中药予以辨证施治。

(2)术后换药中应注意的几个问题

①严格遵守无菌操作原则,如脓肿深,坏死组织较多,宜先用 3%过氧化氢溶液冲洗,达到创面清洁为度。

②保持引流通畅是根治肛周脓肿的一个很重要环节。放置引流物(拔毒膏纱条),要把引流纱布压到创面基底部或近缘切开的内口部位,应松紧适度,避免过浅或把引流物堵塞创口,并逐步减少置入引流物的数量,以防假愈合。

③创面不良反应的处理:每次换药时均应认真检查创面,炎症水肿者应以祛毒汤坐浴,粘连造成假愈合者应及时挑开或切开,肉芽水肿应以 50%高渗盐水贴敷或修剪过高肉芽,使创面平整,对创面生长缓慢者应用痔瘘散换药。

④术后紧线问题:肛周脓肿做一次切开挂线,在急性炎症期,组织水肿脆弱,故在术后 10d 再拉紧橡皮筋。其缩短长度在 3～4cm(橡皮筋自然状态的长度再回缩),其后紧线,缩短长度随着术后时间的推移可稍增长,但不可过紧,过紧往往在很短时间内剖开肛管直肠环区的肌肉,也会造成术后肛门功能不全。

探针小弯刀,一期切开挂线,对口引流,治疗蹄铁形肛周脓肿

肛周脓肿是常见病,临床上表现为多种类型,现介绍应用探针小弯刀,一期切开挂线对口引流治疗蹄铁形肛周脓肿。

1. 临床资料 本组 14 例病人均为马蹄形肛周脓肿病人,男性 11 例,女性 3例。年龄最大 69 岁,最小 25 岁,病程 3～12d。

2. 手术方法 采用腰俞麻醉,常规消毒皮肤。在脓肿波动最明显处尽力选择近肛门缘做洞式切口。脓液流出后,右手持探针小弯刀前段的探针插入脓肿腔中寻找其内口,此时左手示指伸入肛管中,与其探针自然无阻力相触即为内口,然后将其探针顺其折弯而拉出肛管外,将其齿线以下脓肿壁利用探针小弯刀切割开,而超过括约肌直肠环部的内口给予挂橡皮筋结扎。其对侧的脓肿用同法给予挂橡皮筋只是对口引流,但挂橡皮筋勿结扎紧只是起引流作用。因其蹄形瘘来自同一个

内口,当第一个挂紧的橡皮筋脱落后,其第二个引流橡皮筋才可再结扎紧,应用拔毒膏纱布条引流外敷。

3. **讨论**　根据西医学认为肛周脓肿的原发病灶在"肛窦炎"的原理,治愈肛周脓肿的关键在于清除脓腔及内口。此疗法既保留了中医挂线慢性勒割的原理,又吸收西医学切开对口引流的观点,应用探针小弯刀,一期切开挂线同步完成,而且对口引流治疗蹄铁形肛周脓肿。手术快,而且组织损伤小,故愈合快,而无并发症。

骨盆直肠间隙脓肿配合小针刀经阴道挂线术

女性,3 次住院。自诉肛门痛,自阴道外溢脓液。曾肛指检查隆起,但没有明显内口,腰麻下肛指内口不明显(早期瘢痕没形成,也有的暂时闭合),继阴道检查只是触诊左侧硬结稍隆起,窥镜下检查没有明显内口,继续用探针小弯钩刀于左上阴道壁内找到内口,继探查盆壁脓肿的上端与下端,在脓腔壁上自下而上穿 5 号粗丝线结扎紧,于阴道口引出线,此为直肠间隙脓肿,未破溃于直肠,而破溃于阴道内,故挂线引流。

肛瘘走行与解剖形态的关系配合探针小针刀寻找

1. 定位方法及规律

(1)方法:患者侧卧位或取膀胱截石位,观察瘘外口在肛周的方位和数目。术者用示指从瘘外口沿着瘘道走行伸入肛内,摸清瘘道走行方位,并用亚甲蓝在肛周皮肤上描画出一条与瘘道走向平行的着色线。如瘘道位置较深,手指触摸不清,可在局麻下,将探针小针刀缓慢插入瘘道深 2～3cm,然后让患者取患侧伸髋体位(直立位)、膝胸位(呈蹲位状)检查,视瘘道着色线及探针在做屈伸髋关节活动中,是否有弧度和探针前后角度摆动改变,如着色线和探针由弯角变成直角(垂直线),垂直线向上所指方位就是该瘘道走行方位,瘘道越弯曲,外口距肛缘越远,着色线弧度和前后摆动角度就越明显,表示该瘘道走行复杂,部位高深,其内口常在垂直线向上所指相对应的肛管齿线上方附近。做伸屈髋体位检查时,着色线、探针角度改变小或无改变,表示该瘘道单纯或低位直形瘘,内口常在着色垂直线上方、齿线上方附近与外口呈放射状相对应位置,外口距肛缘大多在 5cm 之内。

(2)规律:根据上述定位检查方法,将肛瘘的一般定位规律归纳如下:由屈髋位(90°)改为伸髋体位时,着色线和探针弧形角度由前向后变为垂直线的,此瘘常是后位复杂性弯瘘或是后位蹄铁形肛瘘,由屈髋位改变为膝胸位时,着色线和探针弧形角度由后向前变为垂直线的,此瘘常是前位复杂性弯瘘或前位蹄铁形肛瘘;上述两种体位均显示着色线和探针弧形角度改变小或无改变,不论瘘外口在肛周的任何方位,此瘘常是低位瘘、单纯直瘘,内口在齿线上方附近与外口呈放射状相对应位置或与肛管平行。如有多个瘘外口,可用同法逐个检查标记。不论是前位、后位、高位、低位、直形与弯形、复杂与单纯瘘,均可结合本法找其内口位置。

2. 肛瘘走行与解剖形态的关系

(1)肛瘘走行与引力关系:脓肿在肛周的不同方向、不同肌间隙及高低位置,可形成不同形态的脓腔,如哑铃形、三角形、多边形、椭圆形等。因有原发感染病灶(内口),脓腔在破溃愈合过程中,它是从前后左右(横行)的腔周缘向中间靠拢成管形,并随地心引力等作用而使瘘道走行基本垂直于地平线。

(2)瘘道走行与肛管轴线关系:人类因是直立体位,肛管纵行轴线正常解剖位置不是垂直于地平线,肛门直肠轴线成90°～100°,指向人体后下方,肛管长轴约指向脐部。根据这一解剖特点,笔者在临床诊疗中发现,肛管皮下瘘大多与肛管平行或呈放射状,可能因肛管轴线与地面垂直线角度反差小,感染部位表浅,瘘道行程短,脓肿在肛管边缘皮肤直接破溃所致。括约肌内瘘、括约肌外瘘等瘘道走行弯曲狭长。可能在人体直立位时,瘘道走行基本垂直于地平线,在做屈髋体位检查时,瘘道走行正好与肛管纵行轴线形成明显的角度反差,瘘道行程及外口距离肛门缘越远越明显;如后位高位肛瘘,随着瘘道的走行延长,外口方位可在肛旁的3点、9点、2点、10点钟位等处,外口距离肛缘较远,笔者曾发现1例瘘道长达10cm。

(3)瘘道走行与骨盆倾斜度的关系:生理性(妊娠)或病理性(疾病或外伤)骨盆前后左右倾斜度产生改变,致使肛管纵行轴线与地面垂直线的正常解剖角度发生改变,瘘道走行也随其产生相应改变。笔者曾发现2例各有一腿短于对侧正常腿约7cm,各患有肛管后位高位弯瘘,瘘外口各在左右臀峰一侧稍外下方。患者长期为了维持体位平衡,骨盆产生向左或右的倾斜,骨盆下口平面变成一侧高于另一侧,但瘘道走行仍然离不开垂直线。

(4)瘘道走行与臀部形状的关系:根据国外报道,臀部可分为3种类型。A型示两臀呈半球状,臀峰不明显,轮廓低平,肛门居中,显示清楚。B型示双侧臀峰耸立,臀沟较深,肛门与臀峰几乎成一条垂直线,侧卧位检查时不易显露肛门。C型示臀部轮廓低平,会阴和肛门略突出于两侧坐骨结节水平线,侧卧位检查时臀沟很浅,膝胸位时臀沟几乎消失。根据上述分型,瘘道走行弯曲较长的,在B型臀中多见。因B型臀峰耸立,臀沟较深,两侧臀峰内侧面密贴,与肛门几乎成一条垂直线,肛周脓肿不易从肛旁直接穿破之故。瘘道走行短直,内口与外口呈放射状或与肛管平行,多见于C型,因C型臀峰低平,两坐骨结节间距略宽、臀沟很浅,肛周脓肿易从肛旁直接破溃所致。A型介于B、C两型臀之间,是较常见的一种臀型,据观察分析,此种臀型的瘘道走行规律与B、C两型相比,无明显特异性。

(5)肛瘘走行与体位姿势的关系:自1989年以来,笔者收治6例肛管前位蹄铁形肛瘘,他们的职业分别是电焊工、喷漆工。因患者长期从事蹲位姿势(呈膝胸位)作业,肛周软组织和皮肤受蹲位牵张面向前移位,若前位肛腺感染、脓肿形成向下垂直穿破。当直立体位(伸髋位)时,肛周软组织及皮肤恢复原位,瘘道走行由后向前弯曲呈弧形。因此,笔者认为,前蹄铁形肛瘘的走行可能与长期从事蹲位作业有关。笔者曾收治 20 例肛管后位一侧弧形瘘和 18 例肛后位蹄铁形肛瘘患者,他们大多是长期从事弯腰作业的农民,弯腰姿势作业的同时伴发肛管后位肛腺感染,脓肿一旦形成,脓液随着体位姿势的改变而垂直向下穿破,瘘道走行特别长,外口方位可在肛管前方 2 点、10 点钟位等处。

　　总之,肛周脓肿的发生与发展,受到脓腔内压力、肛周组织的张力、地心吸引力、直立体位、肛管轴线、骨盆倾斜度、体位姿势等因素综合作用的结果,最终形成基本垂直于地平线的、不同方位的瘘道——肛门直肠瘘。

探针小弯刀治疗高位复杂瘘

　　高位复杂性肛瘘,由于治疗较为困难,被称为难治性肛瘘,若治疗不当,不仅可引起肛门畸形、移位、失禁,而且使肛瘘久治不愈。现总结出治愈难治性肛瘘的一些临床体会。

　　1. 一般资料　本组 46 例,病程最长 28 年,35 例均有肛门痈肿反复发作,自溃或切开引流后经久不愈病史。基本上分为 3 种类型:高位复杂性肛瘘 26 例,马蹄形肛瘘 16 例,低位复杂性肛瘘 4 例。所有病例均有 1 个以上外口,最多一例有 8 个外口,其中内口均在齿线以上,其中有 15 例瘘管长达 10～15cm,均为一次性手术治愈。

　　2. 治疗方法

　　(1)鉴别主管与支管:主管是复杂性肛瘘的主要管道,即原发瘘管。主管腔较粗,管壁较硬,易触及,均有内外口。支管是复杂性肛瘘的继发瘘管。主管与支管相通,有时数个支管之间可以互相沟通。支管一般无内口,有时不易在皮下触及索状物,只有手术时才能发现。

　　(2)手术前的准备:术前肛门局部备皮,前一天下午用温开水清洁灌肠一次,手术当天清晨嘱病人排便。

　　(3)手术步骤:腰俞麻醉或骶麻后,取截石位,肛门直肠常规消毒,用探针小弯刀圆头自外口缓缓探入,另一手示指在肛门内引导,仔细探查瘘管的走行,准确寻找内口,主要是鉴别主管与支管并查清相互关系。探针自内口探出后,沿探针走行方向做放射状切开内外口间皮肤及皮下层组织。如需要挂线可用 10 号黑丝线。如果挂橡皮筋,紧线时病人痛苦大。手术中有支管与主管互相沟通者,在其沟通处截断造口,再由截断造口处与内口间挂线,同时切开硬性腐烂组织。凡无内口的支管及空腔一律只挂引流线予以处理。手术中对合并混合痔、肛裂者,可以酌情施以剥离结扎或内痔注射或用弯头套扎枪套扎治疗,术后查无出血后填塞生皮膏纱条于创面,外垫棉块,丁字带固定。

(4)肛瘘术后

①要密切观察病情变化,注意伤口敷料有无染血、渗出液,敷料固定是否严密,敷料有无脱落移位或过紧等情况,及时发现问题,进行处理,预防并发症的发生,如出血、便秘、水肿等。

②术后忌食辛辣刺激食物,为保持大便通畅,要适当口服液状石蜡、槐角丸、麻仁丸等。

③内服中药清热解毒、活血化瘀,水煎服;祛毒汤肛门外熏洗。每日便后给予生皮膏纱条换药。对挂线病人要在每次换药时转动黑丝线,保持创面对口引流通畅,防止创面发生假性愈合,为组织的再生和修复创造有利条件。

④尿潴留是肛瘘术后易发生的并发症之一,对此如改变体位,听流水声或热敷,针灸穴位封闭,术后可放松丁字带,术后 12h 后未排尿,可行导尿术。

3. **疗效观察** 本组 46 例经治疗后均获临床治愈,疗程最长 34d,最短 20d,术后均未发生并发症。

探针小弯刀切开挂线法治疗高位肛瘘和盲瘘

1. **资料** 本组病人 46 例。内口的部位:截石位 9 点钟位 20 例,3 点钟位 11 例,闭合 8 例,6 点钟位 7 例;外口的部位:截石位 5 点钟位、7 点钟位、9 点钟位。外口距肛门缘 3cm 以上,最远可达 5～7cm。

2. **方法** 外口在截石位 3 点、9 点、5 点、7 点钟位置用探针小弯刀从瘘道外口进入,沿瘘管走行向深部探查,达肛管直肠环上方,直达内口或腔窦的底部。将从内口探出的探针小弯刀一端拉出肛门外,提起探针的前端,首先切开内外口之间皮肤、皮下组织,再切开外括约肌的浅层。但将肛门外括约肌的深部、肛提肌的耻骨直肠肌以橡皮筋挂线,由切开的创口引流,经内口由肛门直肠内拉出扎紧,剪去结扎橡皮筋残端。

外盲瘘的腔窦,探针由外口进入,向深部探查,达肛管直肠环上方,扩大外口,在相应方位肛管直肠环下缘或达肛管直肠环部位,找到凹陷或硬结或相应部位制造人造的内口同上方法挂线,之后清除部分瘢痕组织使创底敞开,扩大。用中药生皮膏纱布敷料伤口换药至愈合。

3. **疗效** 46 例均行手术切开挂线治疗。1 例后期创口桥形愈合,经切开处理,愈合。1 例好转,创口愈合迟缓,创口深 3cm,距肛缘 2cm。一次手术治愈,无复发,无并发症。

4. 讨论

(1)应用探针小弯刀是将其探查、切开挂线同步完成。

(2)高位肛瘘:高位肛瘘瘘道走行在肛提肌以上,达到肛管直肠环上方。采用手术切开瘘道的方法会损伤肛管直肠环,必导致肛门失禁,用探针小弯刀切开皮下组织,结合传统的挂线方法,同步完成治疗效果佳。

(3)高位外盲瘘和腔窦:多由于骨盆直肠间隙脓肿或坐骨直肠间隙脓肿治疗不当、外伤,或少数未经肛窦、肛腺感染而形成脓肿的"非瘘管性脓肿",也有后正中齿线部已闭合的内口,并有直肠旁的瘘管盲端,均无内口存在,治疗上切开引流方法,如术后处理不慎,易形成管状愈合,使手术失败。我们认为此类病例的术式,在肛门内齿线上相应的位置制成人造内口,切开皮肤、皮下组织,肛管直肠环部位挂线,是解决这类病变的最佳途径。原本的 ∧ 形创口改变为 ∨ 形创口,使一侧创缘开放,创底敞开,拉长创面,尽量显露,处理瘘道创口。切口长度与切口的深度成正比。高位外盲瘘因多在肛提肌上方,肛管直肠环的部位,创口底向外生长较困难,虽然是底小口大,创口基底部生长速度远远超不过外口两侧同时生长速度,术后处置不当,手术很难成功。如果创口一侧切开挂线,人造内口,则改变了切口方向,同时改变了创口愈合的方向,纠正了创口愈合过快,而深部创口充填迟缓,有效防止了管状愈合,以线状瘢痕代替了片状瘢痕,提高了治愈率。

复杂肛瘘配合探针小弯刀防治复发

复杂肛瘘配合探针小弯刀治疗,可以将其探查并寻找,肛瘘的内口与瘘管,以及切开和挂线治疗同步手术治疗不错位,术后无后遗症。

1. 术前检查

(1)肛瘘大多数是在肛门周围脓肿切开或自溃而成,肛瘘病情的轻重复杂与脓肿初起的病程有密切关系,如脓肿初起时全身或局部病情的轻重,以及成脓时间,切口大小、位置,排出脓液的多少,成瘘后的病情发展及治疗经过等,检查前要询问清楚;并观察外口的部位、数目、口径大小,有无肉芽隆起,凹陷,切开的瘢痕和周围组织的关系,配合圆头探针小弯刀与指诊检查,以了解内外口的关系,侧支、窦道等。

(2)了解分泌物溢出途径,是从外口还是从肛内流出,量的多少,质的稀薄、色泽,是否混有血性,有无气体排出及分泌物的特殊气味,并结合外口与管道走行方向,观察皮肤色泽,如皮肤高起,呈暗紫色缺血样,多为硬结组织等。

(3)肛门指诊是一项不可缺少的检查方法,直肠下端的肿块大多数可以触及,尤其对高位复杂性肛瘘,超过直肠环指诊十分重要,可直接触摸病变部位,如管道的硬度,索状物的走行范围、方向、有无压痛,还可触及内口硬结、凹陷等。

2. 按病施术

(1)肛瘘的治疗方法颇多,应依据窦道分布情况、性质选择最佳手术方法。有的可配合探针小弯刀法同治,以达到减轻患者的痛苦,加速创面愈合,手术时要做到既清除病灶(只切开敞开管壁不切除管壁),又减少组织损伤(引流通畅,肛门功能保持较好)。

(2)先切开主管超过直肠环则挂线后切开分支,再切开潜行重叠窦道。对于弯曲隐性窦道,边切边查。如有葫芦状狭窄口做间断切开松解。分支多的,窦道之间的间隔要切散开。对弯曲窦道,硬度大的,尽量取直切大弯留小弯。较深的窦道需扩大外口引流,尽量切开窦道上层的组织,下部组织少切,便于换药。

(3)仔细找准内口、彻底清除病灶是治愈肛瘘的关键。一般肛瘘只有一个内口,少数有2~3个内口,多分布在肛瘘和直肠环区周围,应用探针小弯刀与指肛结合,则可以找准内口。

3. 防治并重 复杂性肛瘘的治疗方法较多,要根据病情轻重、局部解剖、切口选择适当,既要根治肛瘘,又无后遗症。

(1)减少肛门缺损,可防止直肠黏液外溢和黏膜外脱。对管道较长距肛缘较远,内口在肛窦附近的,可选用外部肛瘘切开再用探针小弯刀探查,但不切除管壁,减少瘢痕的缺损。

(2)高位复杂性肛瘘的手术,须防止肛门失禁和黏膜外翻,关键在于直肠环区组织处理得当。一般高位复杂性肛瘘内口在直肠环以上者须做挂线疗法,但紧线如系橡皮筋则拉紧后再回送2cm。如系丝线用10号粗丝线结扎,以防括约肌损伤。

(3)直肠环上端窦道的处理,不论涉及骨盆直肠间隙或耻直肌上端,只要确定无侧支,窦道造口可选择在直肠环附近组织薄弱处挂线。对挂线上部的窦道,手术时只有彻底用刮匙小针刀去除腐烂组织及纤维病灶,保持引流通畅,完全能达到治愈的目的。

(4)深部伤口,每次换药前,先中药坐浴。有缝扎止血的线应及时清除。认真观察创面肉芽生长情况,换药时置入引流物如生皮膏纱条等,应置入创面底部,布满创面。防止伤口对边,粘连。随着伤口生长情况,逐步减少引流物的数量,松紧适度,保持切口引流通畅。

探针小弯刀挂线新法治疗高位复杂性肛瘘

1. 挂线新法的技术研究

(1)传统挂线法使用的探针较细、质软,不易通过直肠高位瘢痕组织较厚的内瘘口,而且切开挂线不能同步,新研制的挂线探针小弯刀采用优质不锈钢材,质韧,加粗了探针体部，并在探针尾部设有手柄，利于掌握探针的方向、角度，操作方便、灵活。探针前部有一定弧度，向探针头部方向逐渐变细，有利于通过瘘道。探针前部有小球形头，有利于探查瘘道及手术丝线系结于探针头部不滑脱。

挂线用优质不锈钢细圆钢制成，质韧。头部设有钝性圆头，体部长约 14cm，尾部设有手柄，以利操作。

（2）操作方法：先将 1 号手术丝线系结在探针头上，从外瘘口经瘘道穿过直肠深部的内瘘口，然后在肛门镜直视下将挂线探针头部的丝线，向外可顺利地把丝线拉出肛门外，系橡皮筋一端。橡皮筋的另一侧用止血钳夹住，再牵引探针，把橡皮筋通过瘘道，从肛瘘外口拉出，拉紧橡皮筋的两端，靠近皮肤夹住止血钳，在止血钳下方用 4 号手术丝线结扎橡皮筋，松开止血钳。

首先把肛瘘主道挂橡皮筋勒紧结扎，而深部直肠周围支道术中只挂手术丝线引流。待主道被橡皮筋慢性勒割切后，再通过两侧保留的丝线，分别挂橡皮筋，分别拉紧橡皮筋两端，靠近肛门侧用止血钳夹住。在止血钳下方用 4 号手术丝线结扎后，将橡皮筋经中间已被慢性勒割开的主瘘道道沟，送入直肠内，橡皮筋在直肠内把肛瘘支道也慢性勒割开。

2. 治疗结果　挂线新法全部愈合，无并发症。

3. 讨论

（1）传统挂线治疗手术操作较困难，尤其是探针难以通过因长期慢性炎症浸润而瘢痕组织增生闭合的内瘘口，即使通过亦难以弯出肛门外，手术期间需补充注射局麻药数次。手术时间一般需延长。

新法挂线操作改进了因探针质软不易通过瘢痕内口的缺点，把探针从直肠弯出肛门外，只用挂线球头一拉，即可顺利地把系在探针头上的丝线从直肠内拉出肛门外，大大地减轻了手术者劳动强度。手术操作简单。

（2）传统挂线治疗高位复杂肛瘘时，常将肛门括约肌全层用橡皮筋慢性勒割开 2 处或 2 处以上，组织损伤较多，术后瘢痕形成较多及并发症多。

挂线新法治疗高位复杂肛瘘只把主道通过的肛门括约肌慢性勒割开，而深部直肠周围的数个肛瘘支道是后期在直肠内深处用橡皮筋横行慢性勒割开，这样大大减少了肛门括约肌和直肠组织的损伤程度，减少了术后瘢痕的形成。

探针小弯刀花瓣样切口治疗肛瘘

应用探针小弯刀将探针切开挂线同步完成而对高位肛瘘术式进行了改良，有效地提高了治愈率，减少了复发，并保护了肛门括约肌的功能及肛周皮肤的完整性，缩短了疗程，取得满意效果。

1. 资料　本组 57 例，男 11 例，女 46 例。病程半年以内 14 例，半年至 1 年 11

例,1～2 年 8 例,2～3 年 7 例,3～4 年 10 例,5 年以上 7 例。

根据 1992 年全国肛肠学术会议制定的分类标准,本组 57 例均系高位肛瘘。

2. **方法** 腰俞麻醉,可取侧卧位或截石位,先触诊了解瘘管走行分布情况,再用探针小弯刀自外向瘘管走行的方向及内口探入,若不能顺利通达内口及分支,可用过氧化氢溶液冲洗管道,冲洗后注入 2% 亚甲蓝作标记。在切开肛瘘前再行术野碘伏第二次消毒,沿亚甲蓝显示的主管道行放射花瓣样切开,用探针小针刀探查管道内口、病灶腔和支管的分布。左手示指扩开皮下组织及肌肉间隙,直达内口及病灶腔,化脓期要将脓腔内的间隔全部分开。彻底清除管壁、肛隐窝、肛腺导管及肛腺等病灶组织。若病灶腔位置高于内口或超过耻骨直肠肌,可以在病灶腔的顶端造一个内口挂一根橡皮筋,使括约肌缓慢勒割开,原发内口也同样挂一根橡皮筋留置,待第一根橡皮筋脱落后,再紧缩第二根橡皮筋,防止内外括约肌同时切断,要注意观察主管向两旁蔓延扩大的支管及病灶,对一侧通向肛门后正中的高位瘘要考虑对侧也有同时存在的可能,根据支管及病灶腔的分布,沿肛缘选择 3～4 个呈花瓣状放射切口,以达到主管与支管病灶腔与主管道及各花瓣切口之间要通畅,这是彻底清除病灶保证引流通畅的关键。

原则:①外口的形状为放射花瓣状,大小为病灶腔的 2 倍,内腔病灶用刮匙小针刀清除要彻底;②花瓣状切口之间要保留充足的健康皮桥;③花瓣状引流口要保持距肛缘 0.5～1.0cm;④花瓣状创口和病灶腔之间不能存在直角,防止滞留感染物。

最后,要查无残留灶,无活动性出血,将皮瓣修剪成花瓣样,用油纱条填塞,纱布覆盖,丁字带包扎。

3. **结果**

(1)疗效标准:根据 1992 年全国肛肠学术会议制定的疗效判定标准。

痊愈:症状体征消失,创口完全愈合。

显效:症状消失,体征改善,创口未愈。

有效:症状体征改善,创口未愈。

无效:症状体征改善,或虽有改善,但创口不完全愈合,仍有分泌物溢出。

(2)治疗结果:痊愈 56 例,有效 1 例,无肛门功能失禁。

小针刀挂线留桥治疗马蹄形肛瘘

1. **资料** 25 例中,前马蹄形肛瘘 5 例,后马蹄形肛瘘 20 例。低位浅层马蹄形肛瘘 12 例,高位深层马蹄形肛瘘 10 例,结核性马蹄形肛瘘 2 例,合并贫血的 2 例。

2. **方法** 凡确诊马蹄形肛瘘者,无严重心、肺、肝、肾等疾病,无糖尿病、血液病,均可接受本手术治疗。手术方法:患者取左侧卧位,术野常规消毒后,肛内消毒,腰俞麻醉或局麻后用探针小弯刀。先将通往肛内的瘘管切开,内口在齿线上,管道通过肛管直肠环的瘘管要做挂线术,然后仔细探查左右两侧横行瘘管的走行位置深浅。后马蹄形的肛瘘,将两侧管切至肛尾韧带附近后,给予挂线。前马蹄形肛瘘,浅层的将瘘管清创,切开管壁,并保留内皮桥,使左右贯通引流通畅;深层的左右横行瘘管,必须在插细塑料管后,做清创贯通留桥术,并且两侧开口应大些,用刮匙小针刀左右贯通沟要宽畅,便于使皮桥下通道及两创面同步愈合。如两侧都有通向肛内的瘘管,可先做一侧,另一侧先挂单纯引流线待下次压迫粘连治疗。术毕创面及皮桥下创面用生皮膏纱条,贯穿引流纱布,覆盖固定。

3. **结果**　治愈标准为经过手术,肛直肠瘘及与之互相沟通的左右横行的左右横行瘘愈合良好;原有肛门的肿痛流脓等临床症状全部消失为治愈。25 例患者全部治愈,排便功能保护良好,15 例后马蹄形肛瘘挂线后肛门位置基本正常,未发生肛门移位。

4. **讨论**　本组 25 例探针小弯刀,探查切开和采用同步完成挂线清创贯通留桥术均获得治愈,无大便失禁及肛门移位。

探针小弯刀疏道截源治疗蹄铁形肛瘘

1. **治疗方法**　先看清蹄铁形肛瘘的外口,双合指诊查主管道、支管和死腔行径,再用探针小弯刀或配合肛管直肠镜,查准内口,再决定手术方案。

术前排空大小便,肛周备皮,常规消毒,骶部腰俞麻醉后用圆球头探针小弯刀从外口进针,找准原发病灶,即从主管道内口穿出;沿探针人造外口用探针小弯刀部切开括约肌皮下层、浅层和内括约肌,并修剪成 A 形创面,再将消毒的一头拴在内口方向的球头探针上,另一头线套上橡皮筋,从内口拉出外口,将括约肌深层即直肠环上挂线,两端橡皮筋勒紧的程度要根据病变而定,止血钳夹紧橡皮筋,用消毒线从钳下扎紧橡皮筋打结,剪去多余线。对侧用同样的方法同时处理,不同的只是挂线不紧不松,等对侧线掉后再扎紧线。如死腔大的要用刮匙小针刀刮尽感染物质及坏死组织,死腔小和支管用红升丹药捻腐蚀净管壁,两端管道贯穿缝扎,8~10d 抽线。如两侧外口垂直肛隐窝为内口,肛管后正中也有内口,可在两侧内口挂线,肛管后内口照上法处理,同时挂线,但轻度紧线,环绕肛管的管道不处理。伤口周围注射长效镇痛药。肛门内外重新消毒,放入消炎镇痛生皮膏纱条,外用纱布覆盖,如缝扎的管腔部位加压用胶布固定,当天不宜大便。在局部上药的同时,全部口服抗生素类药和甲硝唑片 7d,个别另加抗生素类和甲硝唑输液;结核肛瘘另加链霉素和利福平等。

2. **疗效**　痊愈,无并发症。

3. **讨论**　正确找准内口,清除原发感染病灶,是根治肛瘘的关键,应用探针小弯刀疏道截源法是在不全切除术的基础上加以改进提高的,主要是清除原发内口的感染源,通过挂线促进引流通畅,又减少对支管、死腔的污染;再将支管、死腔的腐肉清除,截断感染源。其实,两侧和后面同时挂线,也就是两端管口缝扎的变形。管壁外加压固定,促进管腔粘连闭合,达到加快治愈复杂性蹄铁形肛瘘的目的,而且术后则可以保存肛门外观和生理上的功能正常。

移植带蒂臀大肌片配合探针小弯刀治疗高位复杂瘘

应用探针小弯刀采用高挂、低切、带蒂臀大肌片移植。置入引流管引流,冲洗伤口。治疗高位复杂性肛瘘12例。取得满意的疗效。

1. 资料 本组男7例,女5例;年龄20－62岁,病程1～2年。本组病例均为高位复杂性肛瘘。

2. 方法 患者取截石位,常规消毒,腰俞穴麻醉后,先用探针小弯刀自瘘管外口插入,左手示指伸入肛内,探清瘘管走行及内口位置,用小弯刀切开肛管直肠环以下瘘管,并让其充分敞开。肛管直肠环以上瘘管用刮匙小针刀刮除管道内脓腐组织后用橡皮筋挂线。若有支管应逐一切开或搔刮,将肛管直肠环以下瘘管连同较硬的瘢痕组织一并切除剔出来创面止血,用0.5%甲硝唑液及1%过氧化氢溶液反复冲洗。然后在创口附近分离出臀大肌,取与创口大小相近的肌束,切断远端,将带蒂之肌片移植于创口附近。周边用肠线间断缝合。在肌片与创面之间置细塑料胶管一根,妥加固定,以作创口引流及术后注药之用。肛缘内切口以肠线间断缝合,肛缘外皮肤切口以1号丝线间断缝合。术后给流质饮食5d,第6天始进普食。口服阿片酊控制排便5d,口服甲硝唑0.4g,诺氟沙星0.2g,维生素 B_1 20mg,每日均3次,共5～7d。肛门外缝合切口处无菌纱布覆盖固定。术后3d内每天换药时通过预置的细塑料管注入过氧化氢溶液和5%甲硝唑进行低压冲洗,3d后,逐日向外拉出一部分引流管直至完全拔除。从术后第4天起,每日换药1次,保持会阴部干燥,减少切口感染机会。

注意:①细心寻找内口,找准内口是手术成败之关键。复杂性肛瘘的内口比较难找,可配合指诊、肛镜检查、造影等。在术中首先切开并充分敞开肛管直肠环以下瘘管,在瘘管内壁上寻找黑点,用探针细心探寻,一般不难找到内口。亦可通过牵拉肛管直肠环以下瘘管即可发现内口位置。②外口周围不健康皮肤应连同瘘管一并切除,并剔出来以便移植臀大肌片。但必须尽量多保留些正常皮肤,以免皮肤创面过大造成缝合时张力过大,影响愈合。若皮肤切口过大,可采用"Z"形切开缝合法。充分止血,可减少伤口感染率。③肛尾韧带勿切断,必要时可保留一小部分瘘管壁的组织在肛尾韧带上,而对其脓腐组织进行搔刮,苯酚烧灼处理,同样可达到一期愈合。如肛尾韧带被切断,须及时缝合,否则会使肛门移位,伤愈后有排便不畅感。

3. **效果**　本组 12 例,切口一期愈合 10 例,切口感染、延期愈合 2 例。所有病例均未出现肛门失禁、直肠脱出、直肠狭窄和迁延性创面肉芽水肿等并发症和后遗症。

4. **体会**　高位复杂性肛瘘位置深邃,走行复杂,治疗后复发率高。此类肛瘘被称为"难治性肛瘘"。难治性肛瘘周围炎症明显。手术治疗易造成括约肌损伤而引起肛门失禁、肛门向前移位变形、肛门直肠弯曲消失而引起直肠脱出、大面积瘢痕可引起直肠狭窄及创面肉芽水肿经久难愈等并发症和后遗症。

我们采用肛管直肠环以上瘘管挂线,使挂线内瘘管慢慢被勒割开、引流。在此过程中,基底创面逐渐开始愈合,括约肌虽被割断,但断端已被瘢痕组织所固定,避免了术后肛门失禁的发生。而带蒂肌瓣血供好,生命力强,可使创面达到一期愈合,缩短疗程,又可防止愈合后因瘢痕挛缩而引起肛门形态改变。在创口内置入引流管后,既可降低直肠内压,使创口获得充分引流,又可经此管注入药液,对创口进行冲洗,对控制感染、促进愈合起到良好的作用。

本疗法与开放性手术比较,具有缝合创口、引流通畅、避免死腔、愈合快、无后遗症及病人痛苦小等优点,是治疗高位复杂性肛瘘的一种有效方法。

小针刀隧道式治疗高位复杂瘘

高位复杂性肛瘘是肛门直肠疾病中比较复杂而少见的一种疾病。国外专家把高位复杂性肛瘘列为现代外科领域里 34 种难治性疾病之一。根据肛瘘管道蔓延的方向、范围的大小、部位的深浅,采用不损伤直肠环的隧道式治疗。

1. **资料**　本组 61 例,男性 40 例,女性 21 例。肛瘘分类:高位单纯性肛瘘 12 例,高位复杂性肛瘘 49 例。肛瘘性质:结核性肛瘘 6 例,其他 55 例为化脓性肛瘘,伴有内痔 18 例,外痔的 21 例,混合痔 22 例。

2. **方法**　患者侧卧位腰俞麻醉,肛门常规消毒,做瘘管周围消毒,肛内用探针小弯刀从外口探入,寻找瘘管的走行及内口的位置,沿管道切开,如肛瘘支管多或管腔大的。所有的管道一一切开,去除管壁内的坏死组织,修整切口两侧皮肤,使之成为外大内小的 V 形。穿过直肠环以上的管道,用隧道式从直肠环外侧通过,剪去管道,贴近肠壁部位用刮匙小针刀搔刮,去除腐烂组织。遇到由于炎症波及的韧带或较硬部位用小针刀浅层呈斜方格划破,使肉芽组织易于新生,创造切口早日愈合的条件。管壁清除后,创面用过氧化氢溶液清洗,碘伏消毒,生皮膏纱布填塞创面,压好通向肛内的切口,保证引流通畅,盖以敷料,胶布加压固定或用绷带做成丁字带压迫止血。术后常规处理。高位复杂性肛瘘管道深,创面大,易被粪便污染,便后除了坐浴外,换药时用过氧化氢溶液将创面清洗干净,以后改用温水清洗,敷以痔瘘散。换药时必须认真细致地观察创面生长情况,根据不同情况更换痔瘘散或生皮膏纱条,填塞敷料时要内松外紧,这样可保证引流通畅。

3. 结果 61例高位复杂性肛瘘,一次性痊愈的60例,施行第二次手术治疗1例,为结扎线未及时排除而被包埋,引起感染而行第二次手术。

4. 讨论 术中应注意以下几点:①高位复杂性肛瘘术前应准确地寻找内口和掌握管道走向,探针探查和碘油或泛影葡胺造影是较稳妥的方法。②在手术中要准确地寻找支管和潜行管道,逐一去除。③高位复杂性肛瘘直肠环以上部不能切开,以上部分进行隧道式切除,尽量去除坏死组织和管壁,同时要使引流通畅,对炎症累及的硬结部位,要用小针刀呈斜方格式划破,让新生肉芽易于长出。在清除贴近"肠壁"管道时,左手示指一定要伸入肛内作引导,以防切破肠壁形成肠穿孔。④手术和换药时都要保持引流通畅,手术创面应底小口大,呈喇叭形。换药填塞敷料和纱条时应内松外紧,这样保证引流通畅,又能让创面从内向外从底向上顺利生长,不至于外口生长快,防止对边粘连形成引流不畅和造成假愈合。

圆头探针小弯刀内口挂线通桥引流治疗复杂肛瘘

1. 资料 病例共66例。外口距肛缘3~4cm以上,瘘道弯曲,2~3个外口以上34例,左侧和右侧皆有外口者29例;内口在肛门后方位29例,位于肛门前方位9例,位于侧位28例;瘘道弯曲者38例,直肠瘘道36例。

2. 治疗方法

(1)手术方法:患者骶麻或腰俞麻醉后,取截石位,显露会阴部,常规消毒。用圆头探针小弯刀从外口直达内口处,在内口近处约距肛缘2cm做切口,再用另一支探针小弯刀从切口处瘘道直达内口,肛缘外切口做纵向切口,至外括约肌。将橡皮筋用10号缝合线打结于探针圆头内,向外牵引适度打结,侧支或余道外口引流切口与直肠呈纵行轴。内口在后方位者,同法在近肛缘处切口。切口与肛缘成正角,再按探针从切口处瘘道直达内口。如有脓腔或瘢痕较大,可刮匙小针刀做搔刮。切开术后创面覆盖痔瘘粉纱布,胶布固定。

(2)术后处理:术后不需特殊处置,饮食照常,每日便后中药槐花艾叶40g,蒲公英30g,防风15g,大黄15g,芒硝15g,水煎坐浴,每日局部换药1次,创面以去腐生肌药九华膏内注,肛门内外敷生皮膏纱条。

3. 结果 66例术后肛缘轮廓完整,保持了肛门周围解剖形态。患者无痛苦,全治愈。

4. 讨论 20世纪40年代医学家认为肛瘘的治疗,只要全部切开或切除管道就可治愈。50年代在发掘中医学的基础上,采用切开挂线疗法。既超过直肠环挂线其以下则切开简化了手术操作方法,又防止了不良后遗症。不难发现,过多地切除肛周组织,会破坏肛周围重要结缔组织网状结构,创面大,易出血,易感染,愈合时间长,增加术后患者的疼痛;瘢痕大,可能造成肛周畸形;肛门移位,肛门生理功能也会受到不同程度的影响。

国内外医务工作者都十分重视对肛直肠瘘疗法的研究,尤其在保护肛门括约肌功能方面及肛周结缔组织网状结构的研究。目前国外用内口切除,缝合外口,扩创引流。也有根据肛周结缔组织网状结构的分布,创面内口切开,支道分段切开引流术。国内发明专利小针刀器械切开管道治疗肛瘘的报道,减少了对括约肌的损伤,治疗效果满意。在切开挂线治疗肛直肠瘘的临床实践中,在处置复杂性肛直肠瘘时,为了减轻患者的痛苦,采取内口挂线"过桥"的挂线引流术的方法,余道不必切开,只切开近肛缘部分瘘道,内口挂线或切开。余道"过桥",挂线引流。凡是先切开内口或挂线及其附近的管道后,其他支道亦相继愈合。治疗后均无复发及大便失禁、肛门移位、严重畸形、狭窄、黏膜外翻等后遗症。此手术方法操作简单,选择骶麻下进行手术,麻醉充分,肛门松弛良好,减少对肛门组织过多牵拉、捻挫、刺激,是减少术后疼痛及水肿的重要因素。

肛门后方多发高位复杂瘘的原因和探针小弯刀治疗

所谓高位复杂性肛瘘,有两种概念,英国学者米立根和摩尔根 1934 年依据瘘管管道在齿线垂直位置和水平位置,将瘘道行经齿线和肛隐窝平面以上者称为高位肛瘘,以下者称为低位肛瘘。帕克斯 1967 年则以瘘道是否越过最高自控肌层为界,将瘘道越过肛提肌以上(主要是耻骨直肠肌)者称为高位肛瘘,以下者则为低位肛瘘。常用的是后一种分类方法。

高位肛瘘的发病原因主要是肛门腺感染,引起骨盆直肠间隙脓肿,脓肿切开或自行溃破后长期不愈而形成瘘管。此类高位肛瘘总数最多,其次尚有结核病、溃疡病、溃疡性结肠炎、克罗恩病、直肠癌、会阴部手术及直肠损伤而继发肛提肌上方骨盆直肠间隙感染,导致高位脓肿而形成瘘管。

高位复杂性肛瘘手术中如果采取西方传统的切开开放手术,切断外括约肌深层会引起肛门不完全失禁,切断耻骨直肠肌会引起肛门完全失禁。采用帕克斯提出的保留括约肌手术方法,因不易彻底清除感染的原发病灶和管道,术后复发多。如若采用先做腹部人工肛门,再行保留括约肌手术的分期方法,疗程长,痛苦大,患者大部分不愿意接受。因此,国外学者将高位肛瘘列为外科领域难治性疾病之一。

中医学采取挂线术治疗各种肛瘘历史悠久,疗效卓著。在继承中医学遗产的基础上,结合现代医学的新成就,研究采取探针小弯刀切开挂线法治疗高位复杂性肛瘘,比较满意地解决了高位肛瘘治疗中的难点,同时在临床过程中也发现了高位肛瘘发病的一些规律。

综合文献所述,高位复杂性肛瘘内口绝大多数发生在肛门截石6点钟位,而且半数以上是后马蹄形肛瘘,其余部分为半马蹄形肛瘘,左、右稍有差异,左侧略高于右侧例数。找到这个发病规律,对于指导临床治疗和寻找预防高位肛瘘发病的方法均有一定意义。

根据这个发病规律,在治疗高位复杂性肛瘘时,为使其彻底治愈,寻找内口时一定要把重点放在肛门后方6点钟位及附近肛隐窝处,尤其是对于那些屡治不愈的病例,手术时应仔细在6点钟位寻找内口,临床中也证实了这一点。同时,根据这个发病规律,在手术中凡内口在6点钟位者彻底切除原发病灶,使引流通畅,马蹄形的两侧支管充分刮除、冲洗,而不必切开即可自愈。如此简化了高位复杂性肛瘘的治疗方法,减少了病人痛苦,较好地保留了肛门的完整性。

高位复杂性肛瘘主要发病部位在肛门后方,这与肛门直肠角排便时承受压力过大、后方组织较为疏松、肛门腺极易感染有关。

钩状小针刀治疗内瘘

对于肛门直肠内瘘,即盲瘘,有内口,但外口尚未破溃,即未形成。采用钩状小针刀,从内口向外进行人造外口、敞开瘘管或挂线治疗。

1. 手术方法 取膀胱截石位(骶部抬高),碘伏常规皮肤消毒。2%利多卡因15ml腰俞麻醉,先用小针刀于3点钟位或9点钟位闭合性切断内括约肌再进行内瘘的手术,方法分2种。

(1)逆行切开法:此手术方法适用于低位单纯性内瘘。方法:术前检查内口的位置(内口大多在截石位6点钟位齿线部)及盲管的位置和走行,用钩状小针刀探针在肛门内钩住内口,沿盲管的走行方向由肛内至肛外逐步切开一直到盲管的尽端,人造外口延长切开创面以引流通畅。切开管壁纤维化组织刮匙小针刀,刮除坏死组织再探针寻找内口有否第2个或第3个(管)逐一切开,全部切开创面以引流通畅,其后创面以中药痔瘘粉贴敷。

(2)切开"移道"法:此法适用于低位复杂性内瘘。方法举例:内口有三个,分别位于截石位3点、6点、9点钟位齿线部,三个内瘘盲管有横纹相通者,先逆行切开截石位6点钟位的盲管(具体操作同逆行切开法)保留3~6点、6~9点钟位之间的正常皮肤组织,用丝线挂线,使底部创面相通引流通畅。手术时应注意挂线底部创面与切开创面相通,切开创面开放。若挂线底部的创面较大,手术时可用药线埋入,以免过早愈合,造成假性愈合。两者可防止术后大量创面的渗血。

(3)术后处理:①术后第1天不排便,第2天开始排便,排便要通畅,必要时给予通便药物液状石蜡每晚口服15~25ml,饮食宜富有营养且利于排便。②便后清洗肛门后换药。③换药时应注意创面的引流通畅,尤其是采用切开移道法手术的患者,其应注意挂线底部创面与切开创面引流通畅,挂线底部创面大者应用药线埋入,一般中药生皮膏上药引流。

2. 治疗结果　全部治愈,无并发症。

3. 讨论

(1)内瘘手术治疗的关键:在于应彻底清除感染的内口和肛门腺、肛门腺导管及肛隐窝。可进一步证实,肛门腺的感染不仅是引起肛瘘亦是导致内瘘的主要原因。其次,在手术时应使手术创面引流通畅。另外,值得一提的是术后的换药亦是重要的一环,尤其是对于采用切开移道法的手术创面,换药时要使切开的创面引流通畅,药物亦应深及移道挂线的底部创面,且先期应使切开创面与其相通,以利渗液流出。如果在换药时忽视移道挂线的创面,很可能造成移道挂线处假性愈合。因为内口位置均在齿线部或齿线以下,未深及深部外括约肌及肛门直肠环,且复杂的内瘘采用挂线法和移道法(其保留了盲管之间的正常皮肤组织),故从转归上来看,无术后肛门失禁、畸形或狭窄等术后并发症。

(2)值得推荐的切开移道手术方法:本文认为"切开移道"法是值得临床上推荐的治疗低位复杂性内瘘的手术方法。其主要优点在于保留各盲管之间的皮肤组织,为术后创面清洁以后的迅速植皮提供了保障,避免了过多的肛门皮肤缺损及过多瘢痕收缩导致的肛门狭窄等术后并发症,配合小针刀闭合性切断内括约肌且减轻了患者的术后痛苦,缩短了疗程。

探针小弯刀治疗婴幼儿肛瘘

婴幼儿肛门直肠疾病远较成人低,总患病率为 2%,主要多见于男孩,男与女比例为 11:5。应用探针小弯刀治疗肛瘘,其探查切开、挂线同步完成。

1. 临床资料　26 例中,男 20 例,女 6 例,最小者 2 个月,最大者 3 岁,2—6 个月者 5 例,6 个月以上至 1 岁者 6 例,1—2 岁者 13 例,2—3 岁者 2 例。病程最长者 2 年,最短者 30 天,1 年以内 14 例,1～2 年 12 例。20 例均为 1 个内、外口,4 例为 1 个内口、2 个外口,2 例为 2 个内口、2 个外口;内口在前方 12 例(包括 5 例 2 个内口者),内口在内方 10 例(包括 4 例 2 个内口者)在两侧。21 例属低位单纯性肛瘘,5 例为低位复杂性肛瘘(其中有 3 例直肠阴道瘘)。有 15 例做脓肿引流。

2. 治疗方法　术前排尽粪便,患儿取侧卧位,局麻,消毒肠腔。用银探针小弯刀从外口进入,缓缓地由内口探出(操作时手法宜轻),即直面小直刀,沿探针切开,瘘管管壁,然后用刮匙小针刀搔刮内口,以清除感染的肛腺,使外口呈 V 形,如内口超过齿线为复杂瘘,则需挂丝线。术毕以塔形纱布压迫,丁字带固定。术后每日便后清洁创面,以中药生皮膏纱条换药。

3. 治疗结果

（1）根据临床观察，我们认为感染是发生婴幼儿肛瘘的主要原因之一。婴幼儿组织娇嫩，各种生理功能尚未成熟完善，若喂养不当，引起便秘或便次增多，损伤肛窦，加之肛门不洁，致感染，形成肛瘘。

（2）婴幼儿肛瘘自愈较少，以早期采用手术治疗为宜。采用中西医结合"肛瘘切开术"治疗，术中应寻内口，清除感染的肛腺，使外口呈 V 形，引流通畅，避免了挂线疗法的痛苦，术后婴幼儿便次多，每次便后应清洁创口，敷中药纱条引流。我们采用生皮膏药纱条换药。减少了伤口的感染，加之婴幼儿再生能力强，伤口愈合较成人快。

（3）通过对 26 例婴幼儿病史查询，大都因家长对婴幼儿食物的质量掌握不当，容易发生某种成分的食入不均，引起便秘或便次增加，加之肛门部不洁而诱发。所以，对婴幼儿应视情况调节饮食，定时喂养，定时睡眠，定时大便，每日清洗肛门保持清洁，以防止婴幼儿肛门疾病的发生和发展。

配合小针刀会阴肛门瘘修补术

患者，女，未婚，26 岁，自生下来没肛门，给予人工肛门，术后存在会阴肛门瘘。通过指肛达会阴前庭，可见瘘口约 0.6cm，决定进行修补术。

术前肠道准备，会阴冲洗。臀部垫高，消毒铺巾，将大阴唇与股部皮肤缝合，牵开固定，显露术野，继予肛门会阴均消毒。首先用艾利斯钳将其会阴瘘口提起，用小针刀继将会阴与肛门瘘口前侧皮条切开，以利显露术野，更利分离括约肌及修补术，首先用刀将其瘢痕与其肌肉连同瘢痕组织，一同分离并用左与右 2 把艾利斯钳提起，对边进行缝合，首先用丝线间断缝合会阴肛门上皮[肛门内勿缝，防感染。括约肌（深浅一同缝合，实为缝合一起）]。继用丝肠线缝合会阴黏膜层，完成手术。保留导尿半个月，勿排便。

阴道直肠瘘配合小针刀行瘘管切除修补术

患者女性，3 个月阴道外溢粪便，肛指触及前壁硬结，阴道前庭有一孔隙，自此用探针，探之可达直肠腔内。术前肠道与阴道准备，腰俞麻醉，取截石位，保留导尿（大量甲硝唑液冲洗阴道和肛管）。①先将其大小阴唇，缝合固定在股侧皮肤上，继用艾利斯钳钳夹拉开，显露切口。②于阴道与肛门之间，紧贴阴道弧形切开，配合小针刀将皮肤下进行分离（阴道瘘位于前庭）主要扩大切口利于手术，继于阴道瘘管外，四周给予游离分开，然后往上与阴道游离往下与肛管游离分开。③此后用探针给予探通，并作为导引完成游离瘘管。④自此给予自阴道口至肛管口，均切开全瘘管（这样包括了肛门外部分括约肌，也一同切断了）。⑤剪去瘘管左侧壁，但留右侧瘘管壁给予外翻缝合在阴道中心。⑥缝合阴道各层深层筋膜及前庭。⑦缝合肛门括约肌，深浅筋膜皮肤（肛管）放置橡皮条引流。

注：实为一个类似三度阴道裂伤修补术。此术将其瘘管完全切除。

阴道直肠瘘配合小针刀行单纯修补术

患者女性，未婚，自幼发现阴道外溢稀便，近来频发，阴道检查，自肛门往阴道内托，可见 0.5cm 圆孔，术前 3d 进流质饮食，术前 2d 禁食，肠管准备，月经后期，腰俞麻醉，保留尿管，以防尿液污染，阴道与肛门直肠碘伏消毒。其要点不能污染手术区，先用丝线将其大阴唇上与下，分别缝合在会阴皮肤上。以显露阴道的瘘口。因瘘口发生在处女膜以下，故不用阴道填塞纱布法。先用示指，自肛门直肠内托于阴道瘘口，用尖的小针刀围绕瘘口（一般应距 0.5～1cm）切开阴道瘘的瘢痕直达全层。即瘘管的全切除（以利新生组织），然后用艾利斯钳提起分层切开阴道的黏膜下层的肌层，层次要清楚，首先用 2 个"O"形细肠线进行全荷包缝合（但不包括紧靠直肠壁的阴道黏膜层），也可采用边分边缝法，然后分别进行阴道黏膜层和黏膜下层的肠线间断缝合，术毕。术后防止粪便及尿液污染，造口者修补伤口。

阴道肛门瘘配合小针刀行修补术

患者女性，10 岁，腰麻辅助。将大小阴唇固定，完整悬吊，应用小针刀将其阴道口行圆形切剥术（造成新创面），用丝线荷包分 2 层缝合关闭；继用丝线间断缝合阴部皮肤，保留导尿管，术毕。

男性尿道直肠瘘配合小针刀修补术

患者因工伤损伤骨盆、膀胱、结肠。曾行横结肠造口、膀胱造口术。此后发现自肛门外溢尿液，经导尿管注入造影剂泛影葡胺，摄片证实，系尿道直肠瘘。于 3 个月形成瘘管，再决定手术。此例肛指于前列腺以上尿道膜部触及内口。给予腰俞麻醉，臀垫高，截石位。肛门会阴消毒。首先于肛门与会阴之间用小针刀，呈弧形切开皮肤，皮下找到肛门会阴及尿道间隙用大小血管钳钳住，钝性分离，此时左手手指伸入肛门为向导，触及内口，在其引导下进行小针刀分离，勿分破后尿道及前列腺（宁可分破直肠），必要时用小针刀片划开，前列腺下方直肠上部分离后，可见其相通直肠的内口，并与之尿道也相通的瘘口，用探针探之。继与瘘口往上分离，超过该瘘口 0.5cm 即可。此时可见直肠指套，导引给予丝线间断缝合，瘘口的直肠壁及后尿道口也给予缝合。如分出典型的瘘管，也可以在瘘管中间结扎。继又游离筋膜呈片状,再给予敷盖缝合。加重冲洗后,缝合皮下及皮肤。但放置橡皮条引流,成功率50%,如感染失败则再次手术,可经骶骨入路,下拉直肠,进行超低位吻合术。用直肠壁压迫瘘口来治疗。

注:此例患者已行结肠与膀胱造口,故污染少。

探针小弯刀治疗肛瘘讨论

1. 术式选择

(1)瘘管切开:肛门直肠环以下的肛瘘均可行瘘管切开术,方法是用探针小弯刀从外口插入瘘管,顺沿探针的弯刀切开及内口,切开内口是治愈肛瘘的关键。如有多个外口,先切开原发外口和主要瘘管,再切开支管。对多个分支也应用同法一一切开,对一些瘘管弯曲,位置较深应分段切开,或挂引流线待加压粘连愈合。

(2)挂线法:这种方法是一种缓慢勒割切开术,切开和愈合同时进行,并有引流作用,尤其对一些内口位置在肛管直肠环以上者尤为适用,可以避免肛门失禁或不完全失禁,方法简便。

具体方法:从瘘管外口插入一根探针小弯刀,经瘘管从内口穿出,将一丝线缚在探针顶端,丝线另一端留系一橡皮筋,然后连同丝线橡皮筋贯穿瘘管其两端分别留内外口,适当扎紧。术后保持局部清洁,适当调整松紧,7~10d自行切开,创面愈合。挂线后,由于组织狭窄,局部暂时有水肿和疼痛,待自行切开后症状消失。

(3)切开与挂线相结合法:适用2个内口的瘘管的肛瘘,先切开一个瘘管及其内口,另一瘘管挂引流线,伤口愈合后再切开。尤其对一些复杂的肛瘘优先考虑使用。

2. 治疗马蹄形肛瘘的关键

(1)彻底治疗肛门的原发瘘管,杜绝炎症蔓延。

(2)准确探出前后马蹄形肛瘘的左右横行原发瘘道。

(3)后马蹄形肛瘘左右横行瘘挂开后,应注意创面是否有小隔层,必要时给予修剪、平整,左右引流通畅,避免形成粘连造成假愈合。

(4)前马蹄形肛瘘清创贯通后换药十分重要,可采用凡士林或生皮膏纱条贯穿引流换药,并以肉芽生长填塞情况,逐渐缩短减少引流纱条,直至肉芽填满,皮桥下创面闭合。

(5)对体质差合并贫血或其他消耗性疾病的患者要及时治疗。一旦经病理切片证实为结核性马蹄形肛瘘时,要及时使用抗结核药物。

3. 肛瘘切开术的优点

(1)肛瘘切开术后,瘘管创面开放式,引流通畅,为创面愈合创造了较好的条件。

（2）切开的瘘管创面用刮匙小针刀搔刮，瘘管内的不健康的肉芽组织得到了彻底清除，皮肤及肛内黏膜口处消除了"门槛"，达到引流通畅的目的。

（3）手术损伤小，出血少，不会造成较大的组织缺损。根据外括约肌的三肌襻学说，三襻中任何一襻受损，不会引起肛门失禁，所以肛瘘切开术的科学依据在此。

（4）如处理高位肛瘘时应用探针小弯刀，可在瘘管大部分顺弯刀切开的基础上加以探针头挂线，预防肛门失禁。

（5）术后创面疼痛轻，其原因为有周围组织的牵拉。大部分病人仅为一般疼痛，不用止痛药物，可应用亚甲蓝长效镇痛药封闭。

4. 创面无继发性感染的原因

（1）引流通畅：肛管周围组织血供丰富，组织再生能力比较强。特别是肛管区的局部免疫功能。如肛门疾病的手术创口多为开放性的，很难发生严重感染。其原因是多方面的，其中主要是肛管周围组织具有对肠内细菌的特殊免疫功能。肠黏膜表面广泛被覆免疫球蛋白，黏膜内有以淋巴细胞为主的免疫活性细胞形成肠道淋巴组织，两者互相协同，在机体防御中发挥作用。中药坐浴及过氧化氢溶液清洁创面，应用生皮膏纱布条引流换药，抑制细菌繁殖，促进伤口愈合。

（2）根据肛瘘术后创面组织的情况，辨证使用中药治疗：局部应用去腐生肌等中药使创面肉芽组织健康生长。一般术后瘘管创面的组织生长特别快，应防止桥形愈合或伤口粘连造成假性愈合。

5. 术后并发症　肛瘘手术后并发症主要是肛门功能不良，如肛门失禁、瘢痕性狭窄，所以手术中要仔细检查瘘管与肛门直肠环和括约肌关系，决定一期或二期手术，或用挂线疗法。特别注意不能切断肛管直肠环或耻骨直肠肌，以免发生肛门失禁，术后保持伤口引流，中药换药处理。每隔数日须做直肠指检，扩张肛管，避免瘢痕性狭窄形成。

6. 术后复发与伤口经久不愈　肛瘘手术复发原因主要是有支管的肛瘘，对多个分支要一一切开，防止遗漏深部瘘管，特别是内口有 2 个以上者。另外，手术中探针探查一定要仔细，轻柔，顺其自然，切忌硬插，以免造成假道。少数肛瘘腔液稀薄呈米汤样，创口经久不愈者，可能为结核性感染，故术前做 X 线胸透或摄 X 线胸片。

7. 讨论　正确处理内口及原发病灶。由于肛腺感染是肛瘘形成的主要原因，因此，正确处理内口，彻底清除感染肛窦、肛门腺及其导管是手术成败及防止复发的关键。借助探针小弯刀，必要时借助肛镜、指诊、染色和造影等；均可正确地寻找肛瘘内口。切开内口后，充分扩创、搔刮其周围坏死组织，彻底清除感染的肛隐窝、肛门导管、肛门腺及支管死腔窦道内的感染物质，忽视支管和死腔处理也是导致手术失败或肛瘘复发的重要原因。保证创口引流通畅和清洁。术后创口和支瘘管内滞留粪便等感染物质，如引流不畅，可致创口、支瘘管愈合延迟。在支瘘管或窦腔内挂入橡皮筋,应用橡皮筋呈松弛状,这种方式呈持续的对口引流,这样可使支管及窦腔引流通畅彻底。换药时牵拉转动橡皮筋,并用过氧化氢溶液冲洗,促使创面及支管内清洁。挂线须扎紧。需全部剖开管道的时间,应视病情而定,一般7~8d脱线。引流线不需扎紧,拆除时间视病情而定,一般当支瘘管管径闭合至略大于引流线直径,粪渣等异物不易进入支瘘管时可予拆除,如拆除太迟,则也易致闭合困难。

配合小针刀肛裂术式选择

根据肛裂的不同,类型选择不同,手术方式也不同。避免了不必要的肛门过度损伤,而疗效佳。

1. 手术方法及适应证

(1)小针刀切开,取截石位,用碘伏做肛周局部消毒,然后用1%普鲁卡因1ml在肛裂处的肛缘皮下做一皮丘,再用小针刀从肛缘皮下处进针,沿底层下做扇形切割并将内括约肌切断。然后用示指伸入肛管,用拇指腹面紧贴裂口缘处,示指往肛缘处压拉触摸,拇指向肛内压触按摩,手法由轻到重按摩肛裂底,此时如用手指扩张肛管,可发现肛管比较松弛,最后用生皮膏纱条填塞裂面,纱布覆盖。此方法适用于初期肛裂。

(2)侧切扩肛法:取截石位,肛周常规消毒,1%普鲁卡因20ml做肛周浸润麻醉,一手指伸入肛管做导引,然后用小针刀闭合性在截石位3点钟位或9点钟位从括约肌间沟处进刀,沿肛管皮下到齿线处,再将小针刀锋转向侧面内,向外切断内括约肌的延续部分。拔出小针刀,用拇指腹面压迫切口。然后用两手指伸入肛管扩张肛管。再用前法近触摸肛管四周。但在切口附近禁止按摩以防切口皮下淤血。最后切除或套扎哨痔,修整裂面,结扎肥大的肛乳头。手术结束,用生痔瘘散纱条填塞裂面,纱布覆盖。术后按压切口,以防切口渗血。此法适用于慢性肛裂轻度型。

(3)深扩肛法:患者取截石位,肛周常规消毒,用1%普鲁卡因做肛周浸润麻醉。用小针刀直接在裂口处,上至齿线,下至肛缘完全切开粘连增生的硬性结缔组织。再闭合切断内括约肌绕肛门四周按摩,再用两手中指、示指两指扩张肛管,使肛管完全松弛,同时切除或套扎外痔及肥大的肛乳头,用生皮膏纱条填塞切口,纱布覆盖。此法可用于慢性肛裂重度型。

(4)外剥内扎切除扩肛法:根据混合肛裂发生部位,分别取截石位或左右侧卧位。肛周常规消毒,然后用1%普鲁卡因做整个痔核3点、7点、9点、11点钟位点状麻醉。用钳夹住整个痔核基底部再用小针刀切开痔底肛管皮肤至齿线附近,用包绕慢性分离整个痔核的底部至齿线附近,再用套扎枪治疗内痔分剥的外痔部分。

将整个痔核套扎后注入消痔灵,然后徐徐扩张肛管于四指。术后用纱条填塞切口,纱布覆盖,此法适用于混合痔并发肛裂。

2. 讨论

(1)挂线术是中医学的传统方法,以线代刀缓慢切割,术后肛管内瘢痕小,但疼痛时间长,术后肛门有异物感,分泌物也明显较多,愈合时间也较长,因而在治疗肛裂时不作为首选,是一种中医治疗方法。

(2)单纯扩肛是局麻下强制扩张括约肌,以祛除括约肌痉挛疼痛。此法轻者无效,重者必然撕断一部分括约肌,而需多次进行,因而疼痛重,且易复发。有学者认为扩张肛管,损伤了肛门括约肌及弹性纤维结构,会引起粪便部分失禁、排气失禁、肛腺外溢及术后仍有复发等后遗症,因而并不理想,所以,认为还是手术方法好。

配合小针刀纵切横缝治疗肛裂

1. **资料** 本组 120 例中病程最短者半年余,最长者 20 余年,裂痕位于后正中位 93 例,前正中位 22 例,前后正中位的裂痕 5 例;Ⅰ度肛裂 20 例,Ⅱ度肛裂 84 例,Ⅲ度肛裂 16 例。

2. **手术方法** 取截石位,局部消毒,用 1% 利多卡因局部浸润麻醉或腰俞麻醉。于 3 点或 9 点钟位用小针刀闭合性将其内括约肌及外括约肌皮下部切断。肛门括约肌松弛后,扩张肛管探查,有无肛乳头瘤,内痔给予相应的处理。在肛裂正中做一纵行切口,上达齿线,下至肛门缘外 0.5～1cm,其深度在 0.7cm 左右,必须切断栉膜带,肛门可容纳示、中二横指为宜,直径约 5cm。如果有裂痔、肛窦炎、乳头肥大,也应同时切除。然后在切口两侧中点,各上一止血钳,用圆针中号丝线从切口上端进针,稍带基底组织,经切口下端穿出,拉拢两端后结扎,使纵行切口变为横行切口。依次再将其余部位间断缝合,一般 3 针即可。肛门内放痔瘘粉纱条,丁字带固定。

术后处理:①术后侧卧位 24h,以压迫止血。当日进流质饮食,次日改为普通饮食。②由于长效麻药及局部长效镇痛药镇痛效果明确,所以术后一般不用镇痛药。③术后可用各种抗生素或中药清热解毒预防感染。④术后可口服阿片酊 2d 抑制肠蠕动。⑤缝合伤口,局部要保持清洁。如有肿痛,拆除缝线。每日排便后可用中药汤坐浴,再用痔瘘粉纱条换药。

3. **结果**

(1)标准:症状消失,即为肛裂愈合。

(2)疗效:本组病例,均近期治愈,无并发症及后遗症。

4. **讨论**

(1)纵切横缝术优点有三:一是增加了肛管的直径,肛门周径的增大可防止在排便时肛门直肠角度减少;二是肛管长度相对缩短,这样肛管后正中部位解剖上肌肉所形成的三角形空隙之薄弱也随之消灭;三是排便时粪便向下冲向肛管的后部,纵切横缝术减少了肛门直肠角度,排便时肛管后部受到的冲力明显减少,避免了肛管裂伤,因而提高了远期疗效。

(2)纵切横缝术与后方内括约肌开放切开术相比,后者虽然是传统手术,但也存在缺点。一是均留有较大的伤口瘢痕,愈合时间长,至少需要1~5周;二是最终愈合时多在手术部位形成粗糙较大的肛管瘢痕,可因术后肛门闭锁不全。纵切横缝术既达到了后方切开术的效果,同时切口小,一期愈合,因而损伤小,愈合快,疗程短,术后局部瘢痕呈横行线状,无肛门闭锁不全。

(3)由于采用小针刀闭合性切断内括约肌和外括约肌皮下部,无瘢痕,伤口浅,不必深切,故愈合好。

小针刀闭合和开放术对比治疗肛裂

1. 治疗方法

(1)观察组治疗:侧位闭合式经肛外小针刀3点或9点钟位皮肤针眼口切断内括约肌栉膜带和外括约肌皮下部。患者侧卧位,常规术区消毒,肛周浸润麻醉。肛门松弛后,清洁消毒肛内(肛管及直肠下段)。在3点钟位肛缘外1~1.5cm处做一个针眼后插入小针刀,左手示指伸入肛门,右手持小针刀在左手示指的引导下探入内括约肌外侧,切开内括约肌至齿线上0.2cm处。在示指的帮助下,钝性分离已切开的内括约肌。检查切断括约肌后肛门环状狭窄是否消失(肛门应能容3横指以上)。如未达满意效果,可重复上述操作,再适当切断内括约肌。一般需切断内括约肌1cm左右。用手指向各个方向扩肛,然后再切除裂口溃疡栉膜带,包括切除哨兵痔和增生的肛乳头,切开皮瘘,切除溃疡面等。创面敷痔瘘粉纱布块,加盖敷料并固定。术后次日可排便,便后不坐浴,清洁换药。

(2)对照组治疗:侧位开放式肛管皮肤切口直视下切断内括约肌及栉膜带。术前准备、消毒、麻醉均同闭合式。于3点或9点钟位做一放射状切口,上至齿线,下止于肛缘外1~2cm。依次切开皮肤及皮下组织,切断栉膜带及内括约肌下缘肌纤维(是否适度,判定方法同闭合式)扩肛。为有利引流,可切断外括约肌缘皮下部,修剪切口如梭状。同闭合式处理肛裂溃疡面及并发症。创面敷止血海绵,加盖痔瘘粉纱条,塔形敷料固定压迫切口。术后次日可排便,便后坐浴,创面后置入痔瘘粉引流条,防止术后切口粘连,造成假愈合。

2. 结果

(1)疗效标准:治愈,即症状消失,裂口愈合。

(2)疗效:观察组40例,治愈;对照组30例,治愈。

在治愈的病例中,观察组比对照组愈合早5～6d,无肛门溢液症。后者,肛门瘢痕轻度溢液。

3. **讨论**　治疗肛裂的术式多达数十种,每一种完备的方法包括 3 个步骤:全部切断栉膜带、适当切断内括约肌下缘、裂口溃疡面的处理。无论何种切开法,如其切口开放,创面愈合的时间必然长,术后因排便、换药等刺激引起的疼痛也必然严重而持久。因切口深长,深入肛管内,换药有一定难度。如有不慎,则可引起感染及假愈合,换药剧痛在所难免。这些缺点使病人很难接受这种术式。经肛外皮肤小针刀针眼的闭合式切断法恰恰是为克服上述缺点而设计的。采用的闭合切断法,少量多次切断,也容易把握,又未出现并发症。栉膜带和内括约肌的关系尚未完全清楚,但可以确定两者是紧密相连的。笔者认为,手术中内括约肌和栉膜带一起切断,这是闭合式切断法取得同开放式同样疗效的理论依据之一。固然,闭合式切断法操作难度大于开放式,需要一定的经验,与其明显的优点相比,这个问题不会成为拒绝这一术式的理由。事实上,小针刀闭合潜行切断已大大降低操作难度和风险,左手示指轻巧配合下可以杜绝贯穿肛管直肠壁等严重的并发症的发生。

总体来看,侧位闭合式经肛外皮肤小针刀切断内括约肌和栉膜带治疗慢性肛裂是一种安全有效的手术,且具有治愈时间短、术后痛苦小、便于护理等优点,值得临床推广,可作为治疗Ⅱ期、Ⅲ期肛裂的首选方法。

肛裂综合疗法配合小针刀挑切术

1. **饮食疗法**　新鲜肛裂,排便时疼痛较轻,出血不多,病程尚短可用饮食疗法。避免辛辣刺激饮食,以易消化且少渣食物为宜。可进富有营养的流质或半流质如豆浆、米粥、面条等,并可进食适量的蔬菜、水果,以保持排便通畅。便秘者可用蜂蜜50g兑开水200ml,每晚饮用,或番泻叶3～5g,浸泡5min饮用。素体虚弱、大便稀溏者可用薏苡仁30g,莲子30g,炖粥,加红糖10g食用。肛门红肿、坠胀者可用马齿苋30g,槐花30g,煎汤代茶,每日1剂。

2. **生活调理**　肛裂发病期间,宜适当休息,保持精神平静,养成定时排便,便后温水坐浴的卫生习惯。遇大便秘结时,可用手捏住肛门后部肛裂外,或在缓慢用力排便的同时,推按肛门左右肛缘,以避免在便时重新撕裂原病灶。尤其是孕妇更应保持排便通畅,排便最好用凳或蹲便器,取得舒适的排便姿势以减轻排便对肛门的压力。

3. **药物治疗**　肛裂病通过调养不能痊愈或复发者需配合药物治疗,总的治疗原则为润肠通便解痉,如局部用药,促进溃疡愈合。润肠通便药物较多,要根据患者的具体病情选择药物,偶遇便秘者可用果导2片或番泻叶5g沸水冲饮。此类药效迅速,但不宜久用。解痉止痛药,肠溶阿司匹林0.3g,赛庚啶2mg,口服效果可靠。气血亏虚的习惯性便秘老年患者可用通便灵或苁蓉通便口服液,此药和缓无伤正之弊。急性粪便硬难解者可肛内用开塞露或温肥皂水约300ml灌肠以解燃眉之急。芒硝4g,杏仁9g,甘草4g,大黄(后下)6g,水煎服,有软坚润肠泻下的功效。裂口涂抹3%丁卡因软膏或蛋黄油,有止痛、润燥、促进愈合的作用。

4. 局部封闭法 使用内服药、外涂药物效果欠佳,尤其是排便疼痛剧烈又具备手术条件的患者。如无手术休养时间,或患有慢性病、传染病、血液病老弱患者局封是较理想的一种治疗手段。此方法简便易行,感染机会少,亦不妨碍正常工作、学习。治疗方法如下。

(1)长效麻醉药液肛周封闭法:肛周常规皮肤消毒,将1%利多卡因、5%碳酸氢钠等量配制,再加前剂量的1/12亚甲蓝即可,用10ml注射器接6½号针头,自肛门后缘距肛缘0.5cm处进针,沿肛管纵轴平行渐注渐进,使药液均匀散布于肛裂的基底部和周围皮下组织和内括约肌层,总量15ml左右,病灶区用药量偏重,会阴区用药量少一些,注毕可手按摩约3min,必要时3d治疗1次。

(2)长强穴封闭法:此方法适用于肛裂疼痛较重,口服外用药物疗效不满意或妊娠期、儿童、老年不宜手术的患者,此方法操作简单、痛苦小、易于接受,疗效可靠。常规肛周消毒,10ml注射器吸取维生素 B_1 2100μg,2%利多卡因3ml,糜蛋白酶4000U加生理盐水4ml稀释,接6 ½号针头,行长强穴和肛裂处浸润注射,长强穴用药2/5,病灶区用药3/5,隔日1次,3次为1个疗程。

5. 女性肛裂与分娩的关系 分娩后的妇女多因肛裂引起便后疼痛,因疼痛和出血来就诊,可见分娩对肛裂的形成影响很大。中医学认为,是由于分娩失血,营血骤虚,津液亏耗,不能濡润肠道而致便秘,血虚肠燥,不能濡养皮肤,则产生肛裂。

(1)主要原因:①妇女分娩时因暴力撕裂肛管,引起肛管皮肤损伤,继发感染,形成肛裂。②妇女分娩后疲乏无力,卧床时间长,活动量少,加之产后出汗较多和哺乳,体液消耗量大,且产妇摄入蔬菜的量很少,导致粪便干硬粗大,擦伤肛管皮肤,使肛管皮肤形成一纵行裂口,产生肛裂。③现代解剖学认为,肛门外括约肌从尾骨开始,分左右两部分包围肛管,会合于肛管前方,与会阴部肌肉联结。在肛管两侧"三肌襻"起着较强的支持作用,而肌群在前后分开处,留有一定间隙,但前壁有阴道及子宫颈等支持。排便时因肛管与直肠形成较大的角度,所以肛管后方承受压力较大,此处最易被撕裂,故后正中肛裂较前正中为多。

(2)产后肛裂的治疗:因分娩引起的肛裂大多为早期肛裂,而分娩后1个月内发病的患者占有一定的比例,但会阴部伤口未完全愈合,故不宜手术,以非手术疗法为主。

①产妇应抛开旧俗,进行适当的活动。调整饮食结构,补充足够液体和维生素,如香蕉既可补充维生素,还具有通便作用。也可服用液状石蜡、蜂蜜等润滑粪

便之物,使排便通畅。

②采用中药马齿苋 30g,侧柏叶 10g,红花 10g,赤芍 20g,野菊花 15g,蒲公英 15g,苍术 10g,黄柏 10g,五倍子 10g,煎水熏洗,每日 2 次,可起消炎镇痛之效,并且裂口局部外敷马应龙麝香痔疮膏。

③若仍无疗效者,可行小针刀闭合内括约肌切断术。注意不要选择肛门前方切口,因肛门前方的外括约肌下部的环形束非常薄细,患者在分娩时因切开会阴而遭损伤,若在肛门前半周切断内括约肌,则可能造成肛门闭合不全。可选择在肛门后方或侧方。

6. 挑切、修整术　本法适用于陈旧性肛裂、三联症、四联症、五联症等非手术方法不能痊愈者。此法的特点是手术简便、不缝合、痛苦小、愈合快。

治疗过程:俯卧位,常规消毒肛内,局麻,局部按摩 3min,手法扩肛 3min,右手示指导引,7 点钟位处重新消毒皮肤,以括约肌间沟为中心做 1.6cm 切口,弯血管钳分离内括约肌,弯头朝肛门方向挑出内括约肌下缘,如筷子粗细,用小针刀开放性切断,压迫片刻预防出血,一般不需缝合。肛裂用刮匙小针刀轻轻搔刮创面成新鲜创面,有哨兵痔剪除,肥大肛乳头结扎切除,潜行瘘道挂线,清洗创面,包扎术毕。常规换药 7～15d 痊愈。此法也适用于初中期肛裂和肛门狭窄病。经长期临床观察,做放射状切口,污染轻,感染机会少,痊愈快。

7. 小针刀闭合术　本法适合各种肛裂的治疗。

治疗操作:于肛门 3 点和 9 点钟位,点状局麻,左手示指伸入肛管内,触及肌间沟,右手握小针刀于其肛外 3 点钟位的针眼插入,将其内括约肌及外括约肌皮下部闭合性切断,之后拔出小针刀针眼压迫,术毕。

直肠绒毛巨大息肉配合小针刀经骶后切除术

患者,便血 2 年,伴肿物脱出。肛指检查约 4cm 宽带蒂巨大息肉样肿物,经内镜检查系炎症,未恶变。经骶肿物距肛门缘 5～6cm,又因肿物大,故不适合经肛门拉出结扎术,只好经骶进路。经骶也适合孤立较小的肿瘤(直肠后或黏膜壁均可)给予硬膜外连续麻醉(术前禁食,清洁洗肠,肠道准备)。取侧卧位,上腿内收而屈,下腿伸直。

会阴,肛门,骶位,消毒巾。于尾骨骶骨稍上缘,纵行切开,上由骶起,下止尾骨尖,首先切开皮肤,皮下筋膜应用小针刀往下分,注意勿切断肛门括约肌。往上勿超过骶$_2$椎体平面以防损伤骶前静脉丛。围绕尾骨尖,切开筋膜(上、下、左、右),于骶尾关节相交处,切断尾骨,去掉尾骨即为直肠后壁,上下牵开往下拉开肛门括约肌,于直肠后壁上与下各牵一条,缝合牵引起,此时右手伸入肛门直肠腔,了解息蒂根部的具体位置,为牵引,在相应直肠后壁斜行切开肠壁,用有齿钳夹钳拉出息肉,根约 3cm 粗是肠壁,绒毛息肉 5cm×6cm,将其息肉根部包括该直肠壁一同切除。然后将直肠壁切口,用乙醇消毒后全层丝线间断呈外翻缝合浆肌层及筋膜。再经肛指检查发现孔洞再给予补充缝合,冲洗伤口缝合各筋膜,另放置橡皮管引流。

缝合各筋膜,放置橡皮管引流,给予缝合固定术后仍采取侧卧,以防仰卧腹内压造成直肠疝及膨出。

直肠多发息肉配合小针刀经肛门切除术

患者,男,30 岁,哑巴。是第 4 次手术切除,肛指可触及部分肿物,乙状结肠镜 6～7cm,2/3 周径息肉,曾因病理为炎性息肉故经肛门切除。如高于 8cm 以上或有恶变,则开腹切除直肠,本例在 7cm 以下故腰麻经肛门进行局部切除。术前禁食,肠道准备术前交代,病情有伴发出血、穿孔的可能。腰麻后,肛门内碘伏反复抹搭肛内,扩肛后用艾利斯钳,钳住直肠息肉翻出肛外,于左上、右下及左下、右下共四个角度 4 把艾利斯钳钳夹整个直肠黏膜,包括息肉一起翻出肛门外。因此例伴直肠脱垂,故手术易做。先用丝线,结扎肥大乳头及孤立的小息肉。然后用血管钳,钳夹直肠黏膜层肌层(即多发息肉的黏膜全层)紧贴肠管,给予边切边缝合的切除缝合(用细羊肠线),照此将其左上及左下分三个侧面切开缝合(使其黏膜层留有部分距离,以防狭窄)实为全层并加间断丝线缝合,术后肛指检查没有发现狭窄,两叶肛门镜撑开未发现出血,手术完毕,换凡士林纱条敷盖伤口。

双位注射,配合小针刀,点状缩肛术治疗肛门直肠脱垂

肛管直肠脱垂临床多见,占肛肠疾病 0.4%～2.1%。用双位注射,配合小针刀,点状缩肛术治疗肛管直肠脱垂,肛门括约肌松弛。其治疗方法多,但老年患者、体弱、疾病多者,不愿接受手术者,更适用本疗法,现介绍如下。

1. **肛管镜下注射法**　应用肛门镜插入,位置较高,有利于黏膜松弛上方注射药物。应用碘伏消毒;取 20ml 注射器抽 0.5%,普鲁卡因与消痔灵液 1:1。用心内注射用的长针头;在 3 点、6 点、9 点、12 点钟位齿线上,最好选择在脱垂起始部,即在直肠乙状结肠交界部,尖端,直肠中下段,于第 2 个直肠瓣为标界。每点注入液为 3ml,呈梯状注射。即针头由上往下边回吸无回血,退针,边注射药液。注射 4 处,每点相隔 0.5cm,注射后,以上 4 个点呈纵行分布于肠腔中。以注射在黏膜下层为准。勿注入过浅即黏膜层,也勿注入过深波及直肠肛管壁的肌肉层。以注射到黏膜下层为标准,以黏膜层充盈隆起,毛细血管清晰可见为度。

2. **肛管与直肠间隙注射法**　将肛周皮肤消毒,分别于截石位 3 点和 9 点钟位,肛缘外 1.5cm 定位,选用腰麻针,接 20ml 针管一只,抽入针管内鱼肝油酸钠注射

液 15~20ml 或 1:1 的消痔灵液。将左手示指伸入肛管直肠腔中,先触摸内外括约肌分界的肌间沟,其上为内括约肌,其两侧为坐骨结节,即找到坐骨直肠窝,如为脱肛,仅将药 5ml 注入此窝中,即坐骨直肠间隙。如为直肠脱垂则将药注入骨盆直肠窝,也叫骨盆直肠间隙,但其位置于肛提肌与盆肌膜之间,肛指可首先触及肛管直肠环之上,在肛指引导下其两侧直肠壁之外即为此间隙。

3. 双位注射的注意事项　①不要将药注入括约肌中。②回吸无回血再注入药,勿注入血管中。③勿注入过深或过浅,必须在左手示指肛管直肠腔中导引下,其左手示指与其右手持腰麻针或心内注射的长针头,两者相离直肠壁,却可触及针尖(相距 0.5~1cm 为宜),再注入药,每处 5~6ml。④黏膜下层,镜下注射,一定要部位准确。其在针刺后,一定要体验出类似肌性针感后,退针至明显落空感,回抽无回血呈扇形注射。各点不要在同一水平上注入药。然后,再伸入示指,按摩扇形注射面,以避免注射药物过于集中。黏膜下层镜下注射,针尖勿穿破肛管直肠腔,造成感染或内瘘。勿注入括约肌中,尤其肛管直肠环上。⑤肛管和直肠窝注射,其位置要确切,其针刺要有明显的刺空感,针尖上下要有移动度、没阻力,为其指征。回吸无回血,才可缓慢,定向注入药物。

4. 小针刀点状缩肛术　消毒,取尾骨尖与肛门缘的皮肤间为点状局麻,右手持钩状小针刀,仍从局麻的针眼刺入,在左手指辅助下,将其肛周外括约肌皮下部向尾骨方向推移,并按住其条状的肌束,然后右手用钩状小针刀从其针眼钩出肌束,最后再用细羊肠线,给予褥式缝合 2~3 针,其指标以示、中二指插入肛管中有紧缩感为度。最后仍从原针眼处将其缝紧的外括约肌皮下部推进入其原位,其针眼用乙醇纱布块压迫即可。

5. 讨论

(1)直肠脱垂的起始部是在直肠与乙状结肠交界部,脱垂的首先在黏膜松弛处形成内脱垂性的肠管上尖端先脱入,进入直肠中下段,最后才经肛门脱出来。所以采用多位黏膜层下注射硬化剂产生无菌粘连固定法。

(2)盆底肌群和肛管松弛,失去支持作用和载托作用,在排便时使腹压增高,严重时,尤其在原有直肠黏膜内脱垂的基础上,迫使全直肠和黏膜层组织外脱出。故将其肛管和直肠间隙,给予注入药物例如消痔灵产生粘连固定,承托作用,故选用鱼肝油酸钠或消痔灵药液产生粘连固定的药理作用。注射药物后使其肛管和直肠与其外周围此间隙组织产生粘连固定,恢复正常的生理状态。

(3)由于单纯采用双位注射法,并不能使已松弛的肛门缩小到理想程度,所以采用钩状小针刀将其外括约肌皮环,钩出皮肤外,用羊肠线缝合,给予缩肛。羊肠线为异体蛋白,因送回肛门皮肤下,实为埋藏,又易与肌组织粘连、纤维化,故起到缩肛及固定双重作用。

配合激光小针刀综合治疗肛门尖锐湿疣

1. 病因病机　尖锐湿疣是由 Papova 病毒的亚类——人乳头瘤病毒（HPV）引起的一种良性表皮肿瘤。据报道 HPV 病毒尚未能在体外培养成功，故人类是其唯一宿主。本病在国外的发病率较高，尤其是在欧美国家。我国近年来的发病率亦有明显增加，并已上升为国内性病的第二位，仅次于淋病，必须引起人们的重视。

中医学认为，本病由于房事不节，感受秽浊，其房劳伤精，秽浊败毒乘虚侵入，下注阴器、蓄毒而发。浊毒与痰湿蕴积，故见疣状增生；湿、毒、热互结，表面溃烂、流水、流脓，甚则出血。肛门尖锐湿疣多发生在肛管黏膜、肛门周围皮肤等处。临床上以凸凹不平呈菜花状增生为主要特征。国内外有关资料表明，癌变率较高。近年来，病例明显增多。采用二氧化碳激光小针刀和抗病毒药物局部注射，结合中药外洗的综合疗法治疗肛门尖锐湿疣 40 例，全部治愈，效果显著，明显优于其他疗法。

2. 鉴别诊断　根据本病皮疹的特点、发生部位、发展情况，结合询问接触史，一般诊断不难。但临床上应与下列几种病症相鉴别。

（1）扁平湿疣：为表面扁平的潮湿的丘疹，基底下窄，可找到梅毒螺旋体，梅素血清学阳性。

（2）皮脂腺异位症：丘疹在黏膜内，无重叠生长，多为淡黄色。

（3）皮脂腺增生：淡黄色丘疹，无蒂、无棘刺、无重叠、无融合。

（4）传染性软疣：单个不融合的皮色半球形丘疹，周围光滑，中央有脐凹，可挤出软疣小体。

（5）阴茎珍珠丘疹病：多见于青壮年，为冠状沟部珍珠状半透明丘疹，白色、黄色或红色，呈圆锥状、球状或不规则状，无明显自觉症状。

（6）系带旁腺增生：包皮系带两侧成对排列的淡红色丘疹。基底不窄，粟粒或针头大，无明显自觉症状。

（7）鲍温样丘疹病：皮疹常由多个色素性丘疹组成，也可单个出现，散在分布或有群集倾向，排列成线状或环形，严重可融合成斑块，发展缓慢（数月或数年）。本病为原位鳞癌，可由尖锐湿疣发展而来。本病女性稍多，分布部位主要在大阴唇、小阴唇、肛周。

（8）假性湿疣：又称女阴尖锐湿疣样丘疹。多见于青壮年。皮疹位于两侧小阴唇内侧面，表面为群集不融合的鱼籽状或息肉状小丘疹，触之有颗粒感或柔软感，淡红色，较潮湿，一般无自觉症状，有的有轻度痒感。

（9）龟头炎：初起包皮肿胀、潮湿、发红，继而在龟头和包皮内发生渗液、糜烂和溃疡，其上覆盖少许淡黄色脓性分泌物。

(10)肛门梅毒：肛周有扁平疣瘩隆起,亦有乳白色或灰白色奇臭滋水流出,根据其梅毒史、化验反应强阳性分泌物。

(11)阴茎梅毒：癌肿长大时可有溃疡、奇臭的分泌物,肿块质地坚硬,呈菜花样增生,触之易出血,呈浸润性生长。初发症状类似尖锐湿疣。如诊断有困难时,可行病理组织活检,以资区别。

3. 治疗　收治 40 例尖锐湿疣患者,都获得良好的疗效,其治疗方法可分为以下几种。

(1)全身治疗：加强机体免疫力,提高身体素质。选用聚肌胞苷 2mg,隔日 1 次,肌内注射(也可局部注射)或利巴韦林 100mg,每日 1 次,肌内注射;口服吗啉胍 0.5g,左旋咪唑 100mg,每日 3 次,饭后服。7～10d 为 1 个疗程。

(2)局部治疗：由于(HPV)病毒具有耐冷不耐热的特点,采用微波多功能电离子治疗机,一次性将疣体炭化至表面皮肤或黏膜。如病灶较多者采用激光小针刀治疗,二氧化碳激光器聚焦,功率 2～4W。单个尖锐湿疣,可直接由内向外圆心式汽化;成片者由下而上、由左向右有规律地进行扫描式汽化分片治疗。根部蒂状者,可用止血钳夹住基底部,加大激光功率,形成激光刀,进行切割,切下疣组织。残端以小功率激光封闭,不宜过深,使之形成一层浅黄色痂。局部用无菌纱布包扎。

(3)辨证论治湿毒下注型可口服龙胆泻肝汤加马齿苋、大青叶、板蓝根、紫草、生芪、槐角每日 1 剂,水煎服,7 剂为 1 个疗程。火毒蕴积型可选用黄连解毒汤加化毒汤加紫草、生芪、槐花。每日 1 剂,水煎服,7 剂为 1 个疗程。

(4)外治疗法：选用红花、败酱草、苏叶、大青叶、板蓝根、苦参、蛇床子、地肤子、槐角、槐花水煎洗浴患处,再用鸦胆子仁油(鸦胆子仁 1 份、花生油 2 份,浸半个月)点涂患处。

肛门会阴坏死性筋膜炎配合小针刀治疗

1. 病因　坏死性筋膜炎是因侵犯软组织而发生的坏死性感染。虽然少见,但延误诊治往往引起败血症而致患者死亡。致病菌大多为溶血性链球菌、葡萄球菌及大肠埃希菌等厌氧菌。

2. 表现　发病初期肛周皮肤只是红肿如同肛门脓肿。类似疏松结缔组织或丹毒表现,而皮肤呈青紫广泛坏死,并伴高热、寒战、败血症、休克。炎症迅速发展累及筋膜发生广泛坏死但不累及肌肉。

3. 治疗　早期手术配合小针刀彻底清创是治愈和影响存活率的重要因素。患者诊断明确后,立即进行彻底清创及系统治疗。对肛门会阴部的坏死组织要彻底清除,同时对肿胀组织给予多次多处广泛用斜面小针刀切开达深筋膜并充分引流,病变扩展到腹部时,可在腹部两侧用小针刀做多处切口,进行充分引流。创面用过氧化氢溶液及抗生素纱布湿敷或中药外痔贴、拔毒膏外贴。

术后应用针对需氧菌和厌氧菌的药物,并根据细菌培养和药敏结果调整抗生素。同时给予全身支持治疗及对症处理。

4. **结果** 经治疗后,全部痊愈出院。无1例死亡及后遗症。

5. **讨论** 坏死性筋膜炎系一种少见的急性坏死性软组织感染,病死率高。正确诊断、及时手术引流及抗生素的合理应用是治愈该病的重要环节。

(1)诊断与鉴别诊断:会阴坏死性筋膜炎的临床特点如下。①发病急骤,病情进展迅速;②全身中毒反应严重,恶寒发热;③广泛的皮肤及筋膜组织发生坏死;④X线检查及病理诊断有重要诊断价值。

在鉴别诊断方面,要与坏死性丹毒、坏死性蜂窝织炎和气性坏疽相鉴别。早期要与肛周脓肿相鉴别。早期误诊为肛周脓肿进行治疗,结果使治疗期间病变部位进一步蔓延和扩展,并多次进行手术治疗,反而加重病情。详细地询问病史和认真地查体,根据病变部位及发展可使该病得到早期诊断。

(2)手术治疗原则:一旦诊断明确,要及早实施小针刀微创手术治疗,进行彻底清创。用刮匙小针刀清创的目的是切除全部无活力的组织,减轻毒血症,要切到皮肤和皮下组织,切开并引流深筋膜部分。同时术式的选择要考虑到术后后遗症的发生,避免和减少组织的过度损伤和器官的功能障碍。如扩展到腹部,可在腹部两侧用小针刀做多个切口引流,是微创手术又可以保证引流通畅。

(3)抗生素的应用:抗生素的治疗虽然不能替代坏死组织清创术,但在整个治疗中作用十分重要。应用大剂量的特效抗生素可抑制和杀灭病原体,减少病变的扩展,并能保证肉芽组织的良好生长。在未得到细菌培养和药敏结果前,可联合应用针对需氧菌和厌氧菌的抗生素,如青霉素类、氨基糖苷类药和甲硝唑等,之后根据细菌培养和药敏结果,调整抗生素。在应用抗生素时要做到剂量大,并且需氧菌、厌氧菌抗生素联合应用,才能达到治疗效果。

(4)配合中药口服清热解毒,外用中药外痔贴,拔毒膏外贴疗效更好。

肛门旁子宫内膜异位症小针刀治疗

在肛肠科临床中,肛旁子宫内膜异位症较少见。配合小针刀治疗现报道2例如下。

1. **病例介绍**

例1 因月经期间肛旁肿胀1年半,伴疼痛4个月,患者结婚,分娩时曾行会阴侧切,伤口愈合良好。于月经期出现肛旁坠胀,并可触及一鸽蛋大小肿块,月经过后坠胀缓解,肿块缩小。每逢月经来潮时肿块增大,伴剧烈疼痛,行走、坐位时更加明显。月经后肿块缩小，疼痛减轻。肛门检查：膝胸位肛门旁开处见 4cm×4cm 大小肿块，位于会阴切口处，拉之硬，有压痛。小针刀手术中见肿物呈灰褐色，与皮下组织粘连，加入刮匙小针刀切开，有多个囊腔，腔内有陈旧积血。病理检查示纤维组织中见子宫内膜组织、腺体及间质细胞，部分囊腔内见片状红细胞。诊断为子宫内膜异位症。

例 2　因月经期间肛旁肿痛 1 年多，近 2 个月加重。患者结婚，分娩时曾行会阴侧切，伤口愈合良好。3 年前发现肛门右前方有一肿块，月经来潮时增大，伴疼痛，月经过后肿块缩小，疼痛减轻，近 4 个月来症状加剧。肛门检查膝胸位旁开见 3cm×3cm 大小隆起肿物，位于原会阴侧切口上，扪之硬，轻压痛。小针刀手术中见肿块呈灰褐色，与周围组织粘连改用刮匙小针刀切除。病理检查报告：见子宫内膜组织，诊断子宫内膜异位症。

2. 讨论　上述 2 例均于分娩时行会阴侧切，且病位与侧切伤口一致，证实发病系分娩时脱落的子宫内膜组织移植于会阴伤口，并在卵巢激素的影响下逐渐生长，从而出现了与月经周期一致的症状表现。因此分娩时认真保护创面，彻底冲洗伤口，仔细缝合，能有效地预防本病的发生。因本病容易误诊，故要认真对待与月经周期一致的肿痛症状。由于此 2 例病位浅，病灶容易切除，因此配合小针刀手术为首选的治疗手段。此为微创手术，故手术后症状消失而痊愈。

直肠子宫内膜异位症配合小针刀治疗

1. 病例　直肠子宫内膜异位症的病人其病灶部位按肛缘齿线为限，最低 3～4cm，最高 9～10cm，一般为 6～8cm。直肠前壁 5 例，直肠前侧壁 2 例；单发于直肠子宫位有 1 例，伴发有直肠膀胱位 1 例，直肠阴道后壁位 2 例；直肠盆腔位 2 例；伴有子宫肌瘤、卵巢巧克力囊肿 6 例；直肠子宫内膜异位症症状中，便秘 4 例，肛门胀痛 6 例，便血 3 例，大便变细 5 例，痛经 10 例，腹泻 3 例，月经量多 9 例。主要症状与相关因素：人工流产史 10 例，宫内上环 9 例，月经周期影响 10 例，子宫前倾 10 例，子宫后屈 1 例，子宫居中 1 例，不孕 1 例，剖宫产 3 例。

病人中有 3 例曾做钡灌肠检查，显示直肠充盈缺损，其前壁见大小不等结节影像，管壁周围僵硬，4 例做纤维结肠镜检查，见直肠前壁病灶高出黏膜面，呈结节状，无糜烂充血。病理检查皆为黏膜慢性炎症。病人皆做肛门指检，一般在直肠前壁病灶处可明显触及包块，质地硬，直肠黏膜光滑，与子宫后壁或阴道后壁粘连，并有不同程度压痛。宫颈涂片未见癌细胞，AFP、CEA 正常。其中 4 例抗子宫内膜抗体（EMAb）阳性。

2. 方法

(1)手术治疗采取小针刀手术治疗，其中第 1 次手术者 3 例，2 次手术者 2 例，对单纯直肠子宫异位或直肠阴道异位的 3 例患者行直肠前壁部分病灶楔式小针刀切除术,对并发子宫肌瘤、附件囊肿及盆腔异位的 2 例患者行子宫切除、附件切除、盆腔异位组织摘除术。对 2 例直肠内膜巨大的增生引起便秘患者行直肠前切除术。

(2)非手术治疗对 4 例 RE 患者并发子宫后穹巨大异位包块和盆腔包块伴盆腔固定粘连者未做手术切除,给予中药血府逐瘀汤,以阻止异位子宫内膜生长,也可以待病灶缩小后再行手术。

3. **结果** 全部治愈出院,术后未发生肠瘘和盆腔感染。

4. **讨论**

(1)手术适应证及小针刀术式技巧:目前国内外认识比较统一,在服药等非手术治疗无效的情况下,手术治疗还是十分必要的。因为子宫内膜异位于直肠往往可侵及肠道肌层及浆膜层故配合小针刀,治疗随着每次月经周期,异位内膜可以不断增大,一些压迫症状、痛经、便秘、月经过量等症状可以渐进性加重,故在手术适应证上主要选择非手术治疗无效,且症状明显,影响生活的患者。一般单纯发生在直肠与阴道后壁或子宫后的病人,小针刀采取先分离肠壁与周围粘连部位,而后根据病灶大小、位置做直肠前壁楔式切除病灶。如果阴道壁与子宫有病灶浸润的话,亦可用刮匙小针刀缓慢剥离其病灶,然后用 0 号丝线将黏膜与黏膜下层间断缝合,继后再缝合浆层。如果 RE 累及盆腔、卵巢,并发子宫肌瘤、输卵管巧克力样囊肿等症时,可以根据病灶大小、粘连程度,一并将以上病灶器官摘除。有些病灶较深,恐切除损伤过大时,可以用微波或激光小针刀点状烧灼病灶部位,使其形成凝固,起到根治效果。在直肠低位发生子宫内膜异位的病灶巨大时,由于分离、缝合困难,采取吻合器做直肠前切除术,效果也较理想。另外,在楔式部分切除直肠病灶时,为防止术后瘢痕狭窄,采取丁字形纵切横缝的方法,避免了后遗症。除此之外,还可在手术中应用微波或激光小针刀灼热凝固散在的异位病灶,作用良好。

(2)诊断与鉴别诊断要点:根据诊治体会,RE 鉴别与其他相近病症时,一定要详细询问患者病史,尤其在不能明确诊断时,肛肠科医师要请教妇产科医师。对患者在月经周期的病情变化不能忽视。尤其对不明原因的痛经要重视。近年来放免检测抗子宫内膜抗体(EMAb),CA125 测定都给 RE 提供了新的手段。

直肠子宫凹滑动性内疝便秘的诊断配合小针刀治疗

直肠子宫凹滑动性内疝是引起女性顽固性便秘的原因之一。由于滑动疝不能突出肛门而脱至肛管以外,临床仅以顽固性便秘为突出症状,常规的 X 线影像检查难以提供客观诊断依据,因此过去此病的临床诊断较困难。近年来由于排粪造影检查的问世,为此病提供了影像学的客观诊断依据。但在基层医院尚不具备开展排粪造影的条件。在无排粪造影时,如何及时对此类患者做出正确诊断,现介绍如下。

1. 诊断

(1)详问病史,当患者自诉排便困难时,要了解是否有以下情况。

①排粪困难:渐进性加重的病史,大多较长。患者不仅在粪便干燥时排出困难,软便甚至不成形排便亦困难,使用泻药常不能缓解症状。

②排粪中断:患者在排便时往往仅排出很少量即中止,有明显的便意或便不尽感,虽然患者努挣却不能将粪便排出,改变体位后(如平卧或膝胸位)又可排出少量粪便即中止。

③便不尽感:直肠肛门坠胀,总觉有粪便未排完。这是由于内疝压迫直肠前壁、刺激肛管上口所致。

④腹胀:严重者常有嗳气、胃部不适感。

⑤疼痛:下腹或左下腹隐痛、胀痛。部分病人一侧或双侧髂部疼痛,并可放射至小腿,亦有感觉后骶部坠痛、牵拉痛者。

⑥有无其他内脏下垂病史。

(2)细致体检

①肛管直肠指检:除了一般和常规体检外,对每一个主诉便秘的患者都应做此检查。直肠子宫凹滑动性内疝者指检可发现:a. 直肠前壁饱满感。b. 直肠空虚感,多数患者主诉数天才排便并服用泻药,但在指检时,直肠内并无粪便。c. 在直肠前壁外子宫直肠凹部位扪及长柱或腊肠样块物,可向上移动。经推挤可扪及肿物,分散为数个颗粒状小块,向上推挤压后块物可缩小,有粪便进入直肠。亦有未扪及明显腊肠样块,而在直肠壁外扪及一柔韧的囊状块状物。d. 滑动性内疝试验阳性:用手指按压直肠前壁,嘱患者做排便动作,同时令其咳嗽,此时指尖在直肠前壁可扪及冲击感。然后让患者改侧卧为膝胸位,并做提肛动作数次,使内疝内容物还纳回腹腔,再嘱患者咳嗽,直肠前壁冲击感消失。此试验阳性是诊断直肠子宫凹滑动性内疝重要的阳性体征。

肛管直肠指检除了重点了解以上情况外,还须了解肛管张力的大小、直肠黏膜是否松弛、直肠前壁组织是否松弛并向前膨突阴道内、耻骨直肠肌活动情况。以便与其他原因引起的便秘相鉴别。

②直肠、乙状结肠镜检:通过此项检查,部分患者可发现直肠端远端黏膜水肿、充血、增厚、松弛,甚至可发现溃疡面。还可排除直肠指检不能触及部位的肿块、息肉等病变。同时通过此检查可使疝入直肠子宫凹的肠管复位,缓解临床症状达到一定的治疗作用。

③其他检查:上消化道造影可发现有否胃下垂,钡灌肠可发现结肠冗长或下

垂,以及其他结肠占位性器质性病变。B超可排除肾下垂以泌尿、生殖系、盆腔占位性病变。根据临床需要,适当选择上述有关检查。有利于与其他原因引起的便秘相鉴别。

2. 治疗方法 除一般非手术治疗外,尚可采用以下方法。

(1)体位复位法:每天早晚排空膀胱做膝胸卧位并做收腹提肛动作。膝胸位可使内疝还纳,并使陷凹反抬高;收腹及提肛动作可使盆底的血液循环得到改善,逐渐增加直肠周围组织张力。

(2)揉腹:每晚睡前与晨起之前排空膀胱,平卧,四肢及躯干均放松,以掌面绕脐轻揉腹部,顺时针、逆时针方向各揉摩,达到调整肠蠕动功能,使肠管平滑肌维持正常张力,促进粪便及时运行到结肠下段,顺利进入直肠,避免在结肠停留过久,水分过度吸收致粪便干结,导致结肠传输障碍,使结肠蠕动异常增强,而容易疝入直肠子宫陷凹。此法与体位复位法结合长期坚持,可获久远疗效。

(3)中医辨证施治:此病多属虚证,治以升举固摄益气为原则,可用补中益气汤加减;配合小针刀,经阴道进行修补,悬吊封闭术。

配合小针刀治疗会阴Ⅲ度撕裂和肛门括约肌损伤病

1. 手术方法

(1)术前准备:①术前3d开始进流质饮食,术前禁食水。②术前3d做肠道及阴道准备,口服甲硝唑3d。1%苯扎溴铵溶液冲洗阴道,早晚各1次。③术前晚口服泻药20%甘露醇250ml加开水1000ml顿服,术日晨,清洁灌肠。④术前放置导尿管,以利于手术及手术后护理。

(2)手术步骤:骶管阻滞麻醉。消毒阴道及直肠,直肠阴道隔内注混入1%普鲁卡因和生理盐水,以利于直肠、阴道壁之分离。用小针刀切除直肠阴道隔的瘢痕,修正创缘,分离直肠阴道隔,向外达会阴部,用00号肠线在直肠内单纯缝合肠壁,线结打在直肠内,自内向外达肛管皮肤。用碘伏消毒阴道,单纯缝合阴道后壁,深达直肠肌层也缝合,切勿穿透直肠黏膜层。线结打在阴道内,自内向外达阴道口均缝合。用小针刀于肛门后正中闭合性松解,以减轻直肠角压力。如内括约肌也损伤则切断内括约肌,示指伸入肛管用肠线缝合会阴皮肤,术毕肛管内放置凡士林纱条,放置肛门橡皮胶管的排气管。术后控制排便6d,可口服复方地芬诺酯,每次3片,每日3次,预防感染,口服抗生素。排便后用1%苯扎溴铵液清洁会阴,更换敷料,不需拆线。

2. 结果 本组术后14d检查,阴道后壁直肠及会阴部伤口均全部愈合,无1例直肠阴道瘘发生。排便功能正常。无1例肛门失禁。

3. 讨论 陈旧性会阴撕裂,由于病程长,肛门括约肌长时间废弃,使肛门纤维挛缩,收缩功能差,单纯行阴道直肠及会阴修补,肛门必然狭窄。加上括约肌舒张力下降,使直肠管静脉压明显增高,可达(12.8±4.2)kPa(正常人约为 8.3±3.3kPa)。直肠肛门反射阈值增大,其敏感性降低,易患习惯性便秘。直肠静脉压增高致直肠阴道隔张力加大,影响伤口愈合,早期可发生直肠阴道瘘,晚期可患直肠前凸,故需定期扩肛,解除肛门狭窄,经阴道直肠前凸修补治疗,会阴修补加肛门括约肌部分小针刀剥离术,缓解了肛门括约肌挛缩,使肛门在术后处于相对松弛状态,直肠及肛门管静息压下降,利于直肠阴道隔伤口愈合,避免了术后直肠阴道瘘的发生。此后再于肛门侧方用闭合小针刀切开内括约肌,减少了肛门狭窄发病率。总之,会阴修补加闭合小针刀肛门内括约肌部分切断术,提高了手术一次成功率,降低了手术并发症。手术方法简便,创伤小,疗效佳。

配合小针刀治疗幼儿先天肛门畸形

1. **资料** 先天性肛门畸形患儿 8 例,先天性肛门低位闭锁合并瘘管 6 例,先天性肛门狭窄 6 例。其中全周狭窄 4 例,半周狭窄 8 例,狭窄长度在 0.5～1.5cm,另外,8 例患儿中伴有先天性心脏病 2 例。

2. **方法**

(1)手术方法:肛门低位闭锁合并瘘管,采用小针刀经会阴肛门成形术,肛管狭窄术均采用小针刀纵切横缝术及 Y-V 肛管成形术,合并瘘管者同时用探针小弯刀切开瘘管。

(2)扩肛治疗:术后每天用小指扩肛 1 次,扩肛 6 个月。

(3)微波小针刀治疗:切口拆线后每日 2 次,每次 15～30min,可促进血液循环,加快切口愈合,减少瘢痕形成。

3. **结果** 6 例患儿经会阴肛门成形术和瘘管切开术,术后肛门功能正常,发育良好,1 例术后直肠回缩,形成瘢痕性狭窄,经 3 个月扩肛治疗好转。6 例经纵切横缝术和 Y-V 肛管成形术,疗效优良。对 8 例患儿进行了半年至 1 年的随访,痊愈。

4. **讨论**

(1)手术操作体会:先天性直肠肛门畸形国内分类法中,第三型肛门闭锁最多见,此型还常合并直肠与泌尿、生殖系统之间的瘘管。6 例肛门低位闭锁合并瘘管,患儿均采用经会阴肛门成形术、瘘管切开术。选择会阴部以皮肤凹陷处小针刀做正中的十字形切口,长约 1.5cm,交点在肛门括约肌中心,切去凸出皮棘。分离时要仔细、轻柔,以防止损伤括约肌及周围组织。沿直肠盲端稍向后游离,层次要清楚,游离要充分,长度取决于盲端闭锁的高度,要保证肠管拉出缝合后无张力。将拉出肠管的直肠肌层与周围括约肌或皮下组织缝合 4～5 针,防止术后直肠回缩。与皮肤缝合时不应在同一平面上,应呈齿形曲线,防止术后肛门环形瘢痕狭窄。一旦形成,小针刀治疗。

对肛门闭锁合并瘘管者,术中游离直肠盲端时,用小血管钳放入瘘管作为标记,沿此标记分离直肠前壁及瘘管,防止损伤肠壁,造成切口感染。如低位瘘管可用探针小弯刀切开,与肠管同时缝合于皮肤的同一平面上。如瘘管较高配合小针刀挂丝线。分离切开后,将阴道侧壁缝合修补,或不修补,待其自行愈合。

(2)经会阴肛门成形术的优缺点:此种手术操作简单,手术时间短,损伤小,对患儿身体无大影响,比较安全。但对于高位闭锁的患儿则很难将直肠充分游离,即使勉强拉下缝合,也容易出现术后直肠回缩,缝合口崩裂,形成瘢痕性狭窄。所以高位闭锁应采用腹会阴或配合小针刀会阴肛门成形术治疗。

配合小针刀治疗肛门术后条状缺损溢液病

条式愈合是肛门病术后切口畸形愈合的常见形式。该病是切口瘢痕愈合后,肛管部呈条状样缺损,肛管封闭欠佳,主诉肛门部时有溢液、潮湿、瘙痒。

1. 成因

(1)切口太深:开放切口愈合时,肉芽生长快,而上皮生长迟而慢。对于过深的肉内切口,肉芽生长快,但从基底部向上生长所经距离长,上皮平行生长与肉芽向上生长呈曲线,切口上皮,即形成凹陷。

(2)切口两边不对称,由于手术时切口,两侧不对称,致使一侧陡峭,甚或成突凸状。而另一侧平坡,切口呈 V 形坡的一侧肉芽及上皮生长均要比陡峭一侧快,故切口愈合后成 V 形缺损。

(3)切口与基底粘连是由于陡峭突出的切缘或水肿较剧的一侧切面经肛管收缩挤压后,对边缘与切口底部粘连愈合,粘连则呈内卷样,而另一侧仍需较长时间才愈合,愈合后切口呈 V 形缺损。

(4)边侧黏膜组织嵌入切口,压迫肉芽,肉芽生长缓慢,待上皮生长后,出现凹陷性缺损。缺损部有边侧组织嵌入,日久可见黏膜外脱、出血。

2. 防治

(1)术时切口不要过深,应用小针刀微创治疗肛管部组织。在充分引流的情况下给予较多的保留,肛外皮肤一律不切除。如发现该部组织缺损较多,宜于切口上端全层缝合两针,切口两侧通畅,修剪对称,呈 V 形切口。肛瘘不要切除,只行切开术。

(2)换药时注意切口生长情况,如肉芽组织未平,则可用刮匙小针刀刮掉两侧上皮组织的肉芽,抑制上皮的过快生长,创面上使用生皮膏换药,促进肉芽生长。应用小针刀切开边缘与基底粘连。应及时游离,并以生皮膏纱条加入充垫,修剪粘连侧面。如对侧黏膜嵌入切口,则于切口上方用痔瘘粉纱布条搭桥式平底敷上,防止黏膜嵌入,或于局麻下清创后,切口上端全层缝合。

(3)全身营养:在治疗慢性病的同时,加强营养,局部用外痔贴、拔毒膏换药,促进肉芽生长。

配合小针刀治疗肛门失禁

1. 肛门括约肌损伤治疗　肛门缺损多继发于肛瘘、混合痔、肛裂等肛疾病术后。不少患者因控制不住排便和气而深感苦恼。采用小针刀松解修补缺损,治疗肛门失禁,疗效好。

(1)资料:本组 30 例,男 20 例,女 10 例,30 例均为肛瘘、肛裂、混合痔等术后伴发有肛门进路手术史,自觉控制排便和排气失控。但又合并排便困难狭窄,但肛门畸形,收缩时可见明显的缺损,肛门潮湿,排便时其粪便变形。

(2)手术方法:术前常规备皮,30 例均采用腰俞麻醉,选截石位,局部碘伏消毒铺巾,右手持小针刀,在缺损的一侧或两侧,距损伤瘢痕边缘 1.5～2cm 处肛门括约肌的外缘刺入皮下,左手示指在肛内引导(以免误穿肛门直肠),由内向外分离部分内括约肌的下缘和部分外括约肌,已断的创面扩肛达肛门充分松弛,然后在缺损瘢痕的外侧(稍远)做半圆切口。在切口正中缝合缺损的中间,再切开皮肤及皮下组织,用血管钳提起皮瓣,向内向上分离显露皮下缺损区和括约肌断端再用小针刀,分离已断的括约肌同时切除部分瘢痕组织。用零号铬制肠线间断缝合远端,括约肌断端重叠做褥式缝合,消除缺损区凹陷,然后缝合皮肤切口,最后在游离皮瓣的中缝用丝线缝合一至两针,一方面加强皮下缝合的稳定性,另一方面防止游离其皮块滑动。术毕使外观肛门成形,指诊检查缺损凹陷消失,消毒切口包扎固定。

术后 1 周给予半流质饮食,口服甲硝唑或肌内注射抗生素,同时服中药,保持排便通畅(切忌便秘),5～9d 酌情拆除皮肤缝线。

(3)治疗标准

①疗效标准:治愈,缺损畸形消失,排气时不外漏分泌物,排便时粪块无异常变形,伤口Ⅰ期愈合。好转,缺损畸形明显改善,排粪情况好转,但有肛门潮湿。失败,症状、体征无改善,修补无效或术后感染。

②结果:30 例中,一次治愈 28 例,好转 2 例,无并发症,伤口愈合,无复发。

(4)讨论:从 30 例疗效观察,用小针刀进行括约肌松解,修补其缺损,治疗肛门失禁。显著的特点是手术操作微创易行,成功率高,痛苦小,愈合快。该疗法吸取了肛门括约肌修补术之长,辅以缺损两边部分括约肌松解后缝合,弥补了单纯修补过程中括约肌张力大的弱点,一方面为修补缺损提供了条件,另一方面又克服麻醉过后修补处括约肌痉挛收缩而产生的疼痛,同时又避免了因两侧括约肌痉挛而扩大拉伤缺损修补缝合裂开的情况。收到以小的针眼小针刀手术修补大的缺损的病灶,达到治疗肛门失禁的目的。

2. 肛门括约肌和会阴撕裂治疗 会阴及肛门括约肌的撕裂伤,发于产妇,引起大便失禁或部分失禁,故施行了肛门括约肌及会阴修补成形术,疗效满意。

(1)准备:术前患者禁食,清洁灌肠,清除肠内粪便。有会阴及肛周湿疹者,应先治愈湿疹再行手术。

(2)操作:手术时,取截石位,阴道先冲洗并行阴道、会阴及大腿内侧消毒。肛内使用碘伏消毒。肛门周围9点、12点、3点钟位处及阴道下口两侧行1%利多卡因肾上腺素亚甲蓝长效麻醉。手术剪除阴道下口两侧与肛前皮肤及不规则皮赘。小针刀切开皮肤以肛门12点钟位处裂口最低处并为中点分出肛门括约肌断端呈V形低点处做前后切开术面,先于阴道下口用4号丝线缝合阴道内黏膜及皮肤,再取左侧卧位,先缝括约肌,再缝合肛内黏膜皮肤,包裹对边缝合用肠线,使皮肤、黏膜对合良好。缝合后,使用痔瘘粉纱条分别压迫阴道内及肛内术面,固定。

术后每日抗生素及甲硝唑静脉滴注。术面使用过氧化氢溶液消毒,氯霉素注射液肛内及阴道内术面湿敷,生皮膏纱条每日换药,进流质饮食。术后9d拆除缝合丝线。皆获成功,无论从外观及肛门括约肌功能方面,恢复正常状态。

配合小针刀治疗先天性肛门直肠狭窄

先天性肛门直肠狭窄2例,配合小针刀应用肛门直肠纵切横缝术治疗先天性肛门直肠狭窄,其效果好。

1. 资料

例1 男,4岁,因排便困难3年,并有不同程度的大便呈细条状及排时肛门疼痛。局部检查可见肛门狭窄,小指不能伸入肛门及直肠做检查。局部浸润麻醉下(辅助麻醉配合小针刀)行肛门纵切横缝术,术后清洁换药,排便恢复正常,创面愈合。

例2 女,10岁,该患者出生后出现排便时肛门外形不正常,排便困难,排便费力,粪便呈细条状,肛门有下坠感5年多。近3年来自觉肛门皮肤瘙痒、潮湿。局部检查可见肛管齿线下移,肛管上皮部分缺损,肛管、直肠下段狭窄,小指勉强通过。腰俞麻醉下辅助麻醉,配合小针刀行肛门直肠纵切横缝术,术后每日局部换药,自觉症状消失,肛门排便功能正常。

2. 讨论 先天性肛门直肠狭窄大多数发生在胚胎期第7或第8周,由于尾部、原始肛门、肛膜及间质的分隔等胚胎发育紊乱所致。原始肛门与直肠末端间的肛门膜吸收异常,导致肛门狭窄或肛门直肠交界处狭窄。由于先天性肛门直肠狭窄的类型和程度不同,选择合适的手术年龄和手术方法,尤为小针刀适用。先天性肛门直肠狭窄手术治疗的目的在于,通过肛门直肠纵切横缝术配合探针小弯刀切开挂线,建成一个具有正常排便功能的肛门。临床证明,肛门直肠纵切横缝术的术式合理,组织损伤小,疗程短,预后效果好。

手术要点是患者取截石位,常规消毒肛门、会阴部。首先探查肛门直肠狭窄的程度和范围,根据狭窄的程度及范围来设计切口的长度。纵行切口向两侧牵拉,使纵行切口变成横行切口,然后缝合。注意缝合的张力不宜过紧,也可酌情采用小针刀挂线疗法。

肛肠病手术中用小针刀治疗括约肌和保护肛管

维持肛门直肠功能完整的主要组织结构有:①肛门内括约肌;②联合纵肌;③耻骨直肠肌和肛门外括约肌群;④齿线上下区域的肛管皮肤和直肠黏膜;⑤直肠瓣、盆底及会阴神经。上述组织结构在支撑盆底、固定肛管、肛门舒缩节制功能方面具综合和统一作用。在肛肠疾病手术治疗中,恰当治疗好这些组织结构,对减少乃至避免并发症、后遗症,提高疗效,力求术后肛门功能完整方面至关重要。在肛肠病手术治疗中,如何纠正治疗肛门括约肌和维护肛管直肠上皮,现介绍如下。

1. **肛裂** 手术目的是解除肛门内括约肌痉挛,同时处理并发症,依其病情轻重,通常采取肛指撕裂或侧切、后方切断 3 种术式:①对 1 度肛裂若经多次非手术治疗无效者,则以指法扩肛为宜,以四指纳入肛内持续 3min 扩张肛管,至内括约肌有部分钝性撕裂感为度。目前已弃。②对 1 度肛裂以小针刀闭合侧切为佳,同时用刮匙小针刀搔刮裂创,不留肛管创口,有利于愈合等优点。③1 度肛裂做肛缘左后或右后方小针刀切开内括约肌,闭合术以便再切除肛裂溃疡创面、裂痔、染肛突或肛瘘、肥大肛乳头病。作为切断内括约肌,取侧切或后方切断无差别,临床选择是以有无并发症为前提。

2. **痔** 手术治疗的适应证主要是 1 期内痔和混合痔。环状混合痔的手术治疗难度较大,既要彻底清除痔核,又要尽可能保留肛管上皮。笔者主张必须保留肛门上皮不少于 1/2 的前提下,设计多个小型放射状等距离切口,通常以 4～6 个为妥。至于结缔组织型混合痔,其皮桥部分可做横行切开,剪除皮下结缔组织和多余的皮瓣后全层缝合。环状混合痔常见有肛管紧缩者,须同时用小针刀闭合切断内括约肌,以减轻并避免术后痉挛性疼痛、水肿、尿潴留、创口引流不畅。防治并发症。因内括约肌在肛门左右侧增厚明显,切断部位应以与外痔切口同位,在肛门左或右侧为好。又因肛门前、后的创口生长修复较慢,故选择肛门左或右侧创口切断内括约肌有利于创口愈合。痔手术治疗中,切断内括约肌是以解除其痉挛以松弛肛管"痔带"部分的紧缩为目的。

3. **肛周脓肿与肛瘘** 手术治疗主要是要防止肛门失禁。着眼于疗效应用探针小弯刀切断或挂线慢性割断括约肌,以彻底清除病灶,保持引流通畅,既使术后肛门功能完整,又必须尽可能减少对括约肌的损伤,因而在这两种病的治疗中,如何正确处理括约肌十分重要。①原则上,外括约肌浅部一次只能切断一侧。对于外括约肌浅部以上的多发性肛瘘或全马蹄形肛周脓肿需多处切断外括约肌浅部时可用探针小弯刀,但在切断一处的同时,将其余需切断处需作挂线处理。因波及深部括约肌,挂线不予当即紧扎,须待切断处创口基本愈合再按步勒紧以慢性勒割,以防同时割断,而致肛门失禁。②高位脓肿和肛瘘的病灶均行由外括约肌深部和耻骨直肠肌组成的肛肠环上方,不切断此环必然要挂线以防造成肛门失禁,故处理原则是挂线勒割。脓肿绝大多数为急性期,肛肠肌肉尚没有形成纤维变,应视其纤维变程度慎重处理。指检肛肠环 1/2 周明显僵硬,弹性完全丧失者说明肛门直肠环肌肉尚不健全。为防止术中出血较多,用挂线法慢性割断此环既无失禁之弊,又可减少术中出血,如一次切断肛肠环,盲目性较大有失禁危险。故无论是高位脓肿或肛瘘,对肛肠环的处理仍主张以挂线为宜。至于挂线慢性割断肛肠环的时间,在术后 2 周左右为好,高位肛瘘常伴有高位脓腔,因而尽早割断肛肠环并不能缩短疗程。挂线既有慢性割断作用,又有引流作用,在这双重作用下对脓腔引流,减少因过于紧扎而导致的局部疼痛,又可避免术中多量出血,疗程也不因此而延长。然而若挂线紧扎过松,超过 3 周以上未脱线,仅剩直肠环层尚未完全割断者,才应予以切断,不发生出血,也不会导致肛门失禁。③对坐骨直肠窝深部的全马蹄形肛瘘,可用探针小弯刀做弧形切口,留肛门左后或右后方为主切口(内口)引流。对所留引流口处被切断的肛尾韧带须及时修补缝合,可使创口变浅,减少锁状缺损,避免肛门塌陷。④应用小针刀保留括约肌,术式优点是不损伤括约肌,但伤口小,存在术野显露差的缺点,如技术欠佳,病灶难以彻底清除和引流欠畅。

4. 肛管直肠狭窄、损伤、失禁的防治 该类病种涉及处理括约肌的手术操作复杂,但处理原则有切断、修复 2 种:①肛管直肠狭窄者必须切断内括约肌和外括约肌皮下部,切口选择以肛后正中齿线至肛缘为宜,切断齿线下方内括约肌时做肛指配合指引创口横行缝合,以扩大肛门口。采用小针刀则可以闭合性切断内括约肌全部。②齿线上直肠损伤与肛门失禁须做括约肌修补术。配合小针刀单纯分离断端肌肉肛肠环直接修补缝合即可。若损失过长或过多而不能直接修补缝合的,可据损伤部位选会阴浅横臀大肌做移植修补。肛肠环裂开者肛管后下移位,修复时为防治张力过大,常须加做 W-Z 形减张矫形术,以使肛管向前推移。肛尾韧带断裂者肛门向前下移位,修复后应于肛后方做 V-Y 成形术,以便肛门向后上推移。肛尾韧带断裂者肛管向前下移位,修复术中必须将原断裂端瘢痕切除,使肌环的两断端面呈对立斜形,以增大缝合后的两对合面,防止因缝合后的张力关系撕裂或断脱。缝线的方向与肌纤维纵轴方向平行,避免横行缝合后造成的吻合处血供不足甚至坏死。

5. 肛管松弛　肛管松弛多为先天性括约肌发育差,老年性肌肉营养不良。其表现为不同程度的肛门失禁和直肠脱垂。并有直肠脱垂,须同时做双层注射配合弯头套扎枪治疗,手术治疗肛管松弛的主要方法是做肛门括约肌折叠。其原则是在非麻醉状态下,肛管松弛三横指或其松弛口径在 4cm 者,做成紧缩 1/3。其方法是于肛缘线外 1.5cm,3 点、6 点、9 点钟位处做等边三角形切开皮肤,分离出外括约肌皮下部与浅部用刮匙小针刀刮剥肌筋膜,皮下做 8 字形纵行缝合折叠,继而将折叠肌环纳入外括约肌浅部 Y 形间隙内,一同全层缝合,游离皮瓣向齿线处做倒 V 形切除,纵行全层缝合创口,指检以顺利通过一指为度。也可斜行切除一段外括约肌皮下部并对端吻合,再与外括约肌浅部的 Y 形肌囊一同做 8 字形缝合。

6. 先天性肛门直肠畸形　手术指征绝大多数为合并有各种会阴瘘或排粪不通畅而不顺利之婴幼儿。手术治疗原则为:①对低位无肛门又合并会阴瘘者用小针刀,分离出瘘管与直肠盲端并切除一部分,同时做 X 形切开原肛门皮肤,并分离出原肛门。再将瘘管或直肠盲端与肛门皮肤做相嵌齿状缝合,可减少肛门内外括约肌的损伤。②对中位或高位畸形,无论合并瘘管与否,以经骶尾后路正中矢状切口为宜。其优点是手术在直视下进行,不易损伤尿道或阴道,拉下的直肠通过了有括约功能的肛门括约肌和肛提肌之中,因而减少了肛门括约肌的损伤和肛门失禁的发生率。

7. 大肠肛门癌　直肠壶腹内上、中、下三瓣(亦称第三括约肌)具有括约与储存粪便功能,齿线上下约 2cm 高度区的皮肤黏膜(即排粪感受器)和盆腔、会阴神经的应激排粪反应,协同排粪动作在维护肛门功能完整方面也起重要作用,大肠肛管癌手术治疗中的大多术式会不同程度地损伤上述组织结构,因而会给肛门功能带来不同程度的影响。例如:①对肛门直肠恶性黑色素瘤,为减少损伤和免于造口之苦,多主张作扩大切除。但考虑到治疗效果,又必须切除大部分括约肌,这必然会给肛门功能带来很大影响。为避免后遗肛门完全性失禁,应尽可能保留第三括约肌,并尽可能减少对非病灶部位括约肌及肛管上皮的损伤,对必须切断的主要括约肌,应及时缝合或移植修复。②配合双面小针刀在做直肠中段癌的 Bacon 术式中,剥离肛管皮肤和直肠下端黏膜,如果不按正规手术使排粪应激功能丧失,再加之内括约肌及深部括约肌被拉伤,术后易致肛门不完全失禁。故我们主张做改良 Bacon 术,即保留齿线附近的皮肤黏膜,将近端结肠拉出肛外,与肛门皮肤吻合后送回直肠腔内,可克服 Bacon 术式的缺点。同样,全结肠息肉病、原发癌等做次全结肠切除时,也应注意上述问题。③在直肠上段癌 Dixon 术式(尤其是低前切除)中,考虑根治效果,往往下切缘切除较多,这必然不同程度地损伤括约肌与齿线附近的皮肤黏膜。笔者认为,就根据癌肿的形态学、类型和性质尽可能进行小针刀微创手术,保留肛管直肠上皮,并作恰当处理,可防治并发症。

配合小针刀治疗肛肠术后感染

尽管有许多强有力的新型抗生素问世,且声、光、磁、电等先进治疗手段应用于肛肠领域,但由于肛肠解剖生理的特殊性,感染依然是肛肠外科面临的重大难题,手术后感染存在复杂性、长期性、难治性等问题,但还是要进行防治。尤其配合小针刀治疗效果好。

1. 感染主要致病菌　20 世纪 60 年代外科感染以金黄色葡萄球菌和链球菌等革兰阳性球菌为主要致病菌。70 年代,逐步被革兰阴性杆菌如大肠埃希菌、肺炎杆菌等取代。80－90 年代以后,以混合感染的条件致病菌为外科感染的主要原因,包括需氧菌、厌氧菌和真菌。

(1)需氧条件致病菌日趋增加:正常菌群在人体的皮肤和黏膜至少存活 6d,皮肤、口腔、呼吸道、消化道、尿道和阴道均存在正常菌群。在病理条件下,它们成为可能引起感染的贮菌库,故需小针刀开放引流而治疗。

(2)厌氧菌及其混合感染引人注目:现已查明,厌氧菌感染几乎遍及临床各科,少见无芽胞厌氧菌不断从外科标本中分离出来。可配合小针刀做小孔引流术和过氧化氢溶液注入治疗。

(3)真菌感染威胁:在种种因素形成的适宜环境下,原来寄生于宿主体内的真菌大量繁殖,造成感染。外科领域真菌感染分两大类,一类为创面或创口浅部真菌感染,可配合微波小针刀治疗;另一类为浸润性真菌感染或全身播散性真菌感染。

应注意下述几点:①在大量存在的混合感染中,治疗时必须兼顾两类细菌,选择合理的药物配伍。②这些条件致病菌、肠道菌群对外科感染有特别重要的意义。③条件致病菌致病,相当一部分是引起院内感染的主要感染源。术后引流的关键是通畅。

2. 对感染的治疗

(1)肛肠科医生要树立整体观念,了解生态菌群对机体的保护意义和免疫功能低下对人体的严重危害,应全面调整机体的防御能力以控制、消除感染。

(2)重视消毒控制感染源,切断传播途径,可配合中药治疗。

(3)重视并发疾病的治疗,未能得到控制的糖尿病会明显增加感染的风险及血液病其他许多基础疾病也是如此。

(4)细致观察其不良反应,减少感染机会。

(5)少用免疫抑制药(如皮质激素)。

(6)减少手术创伤,减少失血,缩短手术和麻醉时间。可选用微创小针刀手术。

(7)改善营养和全身情况,提高免疫功能。

(8)预防切口感染。外科操作应轻柔,避免局部损伤加重。细胞损伤多、出血渗血多,均对切口愈合不利。

美国 Halsttred 提出了 6 项手术操作原则:①对组织轻柔操作;②正确止血;③锐性解剖分离;④手术野清晰、干净;⑤避免大块结扎;⑥良好的缝合材料。注意肠道细菌对伤口感染的作用。注意疾病和药物对切口的影响。

降低污染性手术切口感染率的方法:①术前应用抗生素;②切口加垫;③橡皮双片引流;④细菌培养和药敏试验后应用抗生素是最好的方法;⑤对污染性手术切口行有目的的冲洗,能降低切口感染率。处理好有关切口感染的基本问题及术后的感染因素。

积极的局部处理能加速感染切口的愈合:①切口表浅感染的处理加深筋膜以外的皮肤感染或蜂窝织炎,应及早清创、搔刮;②对深筋膜以下的严重切口感染,应及早扩创,目前可采用小针刀及时行切口引流减压,再应用刮匙小针刀清除坏死组织,引流通畅,过氧化氢溶液冲洗;③对大而浅的创面(如汗腺炎切除术后),严格无菌操作,器械的消毒,防止铜绿假单胞菌的术后再感染,及时清除创面坏死组织;④对有窦道形成的应用斜面小针刀利于引流,同时清除管壁腐肉或增生的肉芽组织;⑤对少见的特异性感染,切口处理应针对病因,扩创、清创应彻底。重视伤口的观察及处理。由于致病细菌和感染情况不同,所以脓液的性质也不一致。一般根据脓液的颜色、气味和稠度可以鉴别细菌的种类,有利于对伤口的处理和治疗,尤其配合中药熏洗,拔毒膏、外痔贴的应用,可减轻感染,提高愈合效果。

直肠上中段癌配合双面小针刀切除术

术前要先做病检,臀部垫高,导尿,氟尿嘧啶抗癌药备用。

适用于未转移,淋巴结不大,癌症直径 3cm 以内,未波及浆膜层的直肠上中段癌患者。①腹会阴手术:即直肠切除腹部造口术。②腹骶手术:低位前切除,距肛门 7~8cm 内;B 超低位前切除,洛卡里手术,距肛门 7~8cm 内。术前 2d 应用抗生素,术中给药。氟尿嘧啶手术后盆腔周围封闭。

降结肠与肛管套式吻合术:女性从阴道壁拉出吻合,阴道因手术造成的缺损,用肠线连续缝合封闭。男性从肛门拉出吻合,再送回。

癌灶侵犯侧韧带疼痛剧烈,后果不好,多不切除。放疗后,肛管保留。可的松灌肠或灌洗。直肠后的骶前间隙一般是疏松灰白色网织结构。拉提直肠后,对准分离,达尾骨尖。边分离后再上拉,并用拉钩拉挤直肠后间隙,直视下,边分边剪直肠后间隙。配合双面小针刀并顺之往左再往右,边分离边给予再切开。对于直肠两侧韧带,看清尿管走行,用拉钩拉挤直肠侧暴露侧韧带,边分边剪,也可用手指顺着间隙内抠,再用钳子钳住后结扎。直肠前壁与阴道宫颈口或前列腺的间隙要找准,剪开腹膜反折(与之完成 U 形切开),手指钝性分离完成手术。

直肠下段癌配合小针刀经会阴造口术

患者半年前曾因该病住院,因害怕手术而自动出院,但仍频排暗红色便。肛指6点钟位肛管内深5～6cm,触及硬结、质硬、活动性差、表面不平、底不宽,肿物直径约2cm。继乙状结肠镜检查,于齿线上"肿物呈暗红色菜花样"。曾常规病检证实为腺癌。手术于后下腹,腹直肌旁切口。呈斜行,上于脐上3cm,下于左(斜之切口)耻骨联合(便于显露,也利于左下经腹造口不致污染伤口),将腹直肌往外推开,以利于内侧显露。往下剪开腹膜与膀胱反折。应注意,此时剪开应往外侧剪开,以防伤及膀胱。麻醉多选连续、硬膜外麻醉,之后再置保留导尿,与阴茎(阴蒂)缝合,于股内侧皮肤固定一针。手术完毕则拆线,改用蝶形黏膏固定。术中首先探查肝脏有否转移,继查肠系膜及乙状结肠部分。有无肿瘤将决定术式的选择。首先将小肠推向右上,纱布垫扩之,再加两叶自动拉钩拉开至腹后壁,完整显露。顺着乙状结肠系膜右叶上方提起,边剪系膜,逐一剪开,看清血管在直视下,上下两端的血管先结扎后剪断,并注意脊柱旁与直肠血管相邻近的输尿管。于此处用手指自系膜穿孔,以利提起乙状结肠,先于乙状结肠的先天粘连处与后腹膜粘连,提起剪开该系膜。该系膜下内左侧紧贴输尿管。继沿左侧系膜内侧,逐一剪开,但由于近盆腔缘(即髂骨缘)故要注意输尿管的走行。于乙状结肠与直肠的交界的腹膜的两侧剪开,前面要边剪开但勿伤及精囊(与前列腺),于其后剪开骶前筋膜(呈脂肪的),轻轻分开间隙,其手指"力点"应作用于直肠前壁,勿在其后用力以防骶前静脉损伤引起出血。配合小针刀将其纤维带剪断(勿用力钝性分离,以防撕破骶前静脉),继剪开侧韧带勿伤及输尿管。手指于骶前直肠后间隙,分离直达尾骨尖,往内推。边剪开,边用手指分离侧韧带,并用直角钳钳夹切断结扎,以防出血。保留乙状结肠系膜的内侧,以保证残留肠管血供,以保证"造口"肠管的血供。

肛门消毒,5号线包缝合肛门给予闭合。距肛门3cm,呈梭形切开皮肤、皮下及肛门括约肌浅部,然后,用直钳向尾部,直插入肛门直肠后间隙,继用手指插入,并往左右分别以血管钳一一钳夹,并切断两侧的直肠侧韧带及肛提肌,切开结扎逐一深入,直达尾骨尖并拉下腹部手术时置于骶前肠管的纱布。将乙状结肠(因会阴造口故未切断)肠管由后侧理顺,骶骨推下至肛门会阴部,使之外脱于肛门外,此时再边分边切肛门直肠前侧的筋膜,注意勿伤尿道和前列腺(手摸尿管)。以上手术操作后,将乙状结肠切断(因直肠癌位于齿线附近),用1∶1000升汞液往下冲洗,然后用氟尿嘧啶(1∶1加入生理盐水稀释)于肛门直肠周围间隙及腹部、盆腔间隙,封闭注射,并注入结肠近端肠腔以杀死癌细胞,然后将下拉的乙状结肠"系膜缘"对之尾部直肠间隙,缝于肠壁12点钟位(会阴),再与3点、9点钟位缝合,呈四角状。首先看清肠管血供及有无可能继续将直肠周围间隙、肛门间隙一一与乙状结肠浆肌层缝合。最后将肛门缘皮肤与乙状结肠的肠壁层行全层间隙缝合，以完成会阴部的乙状结肠造口术。继将橡皮管引流于尾骨处，直肠后间隙的组织插入盆腔达骶前，以便引流，但勿贴在直肠后壁，以防压迫橡皮管，造成坏死。应先将直肠后间隙组织间断缝合后，再于该层后再置管。最后关腹，先间断缝合腹膜后，乙状结肠四周围缝合，勿伤及输尿管和膀胱，并继续封闭固定，膀胱与后腹膜间断缝合。

应用小针刀手术治疗直肠下段癌与前列腺粘连

直肠下段癌，距肛门 4～6cm，硬膜外连续麻醉。右脐旁探查切口。肝肠未见转移。因直肠癌前壁与前列腺粘连，因其不能切除直肠癌，故先行下部分离手术。暂不切断乙状结肠与降结肠交界的肠管，以便不能切除时，转行"双腔造瘘术"关腹。伸入手触及直肠癌周围，以此为中心，了解能否切除。首先提起乙状结肠，于左外侧肠系膜分层剪开，即于"先天"粘连处入手，勿伤及其下的左侧尿管，直达左侧盆腔缘。继再分层剪开右侧系膜，勿伤及右侧尿管，边分开边直达右侧盆腔缘与前者会通。完成乙状结肠系膜的游离切断，实为系膜与后腹膜的连接，故仍属后腹膜。自此分离、剪开、结扎直肠后间隙的骶前筋膜，配合小针刀分离直达尾骨尖。然后剪开直肠膀胱腹膜反折的前列腺精囊及其"包膜"，用手钝性与剪开相结合的分离，因其肿瘤粘连于前列腺精囊（已直视下），与直肠前壁间隙分离时注意勿伤及分破直肠、前列腺精囊及膀胱（拉钩拉起），前面分离困难，也可于直肠侧游离，然后将直肠后壁上拉，促进前壁游离。故用手指于直肠左右两侧韧带以手指钝性分离（最好示指于后往前戳孔），直血管钳夹。以手摸之，边分边剪，以防伤及粘连的尿管。边分边结扎（也可用肾蒂直角钳），继可在直视下切分两侧肛提肌，至后侧游离分开，故前壁与前列腺粘连处，应两侧往其两边分开。切扎肠系膜下动脉的乙状结肠动脉，切断肠管再做腹造口术。其"肛门"于台下另行切除。

配合小针刀手术治疗直肠下段癌合并子宫颈癌

1. **术式第一级**　右脐旁切开腹直肌推向外缘，脐上 3cm，脐下 3cm，切口，剪开腹膜。往下（腹腔内观察）看内侧膀胱反折处，勿剪破。故往外侧剪开，进入腹腔探查肝、胃、系膜、大小肠有无转移（最后探触直肠癌灶）。将乙状结肠上提于脊柱左侧肠系膜根部，首先逐层逐步剪开系膜。往上达肠系膜下动脉静脉部，逐一分出肠系膜上动静脉再分别先结扎，再剪断，再缝合。因提起系膜及逐层分剪系膜，故注意勿伤及脊柱左侧的腰段尿管，继剪开（顺之）腹膜与直肠的 U 形敷盖盆膜，近髂总右动脉及左髂内、外动脉交叉外，勿伤及右侧及左侧输尿管的近骨盆腔段进口处。小针刀分离乙状结肠系膜左叶（后外）及右叶（前外），使乙状结肠充分游离，继剪开子宫膀胱腹膜反折,于直肠后骶前筋膜完成 U 形分离。

提起左右阔筋膜韧带,给予近两侧骨盆缘切扎,并缝合(留下盆缘少许,以便封盆底用)。继切扎两侧输卵管但卵巢保留(保持内分泌功能),剪开直肠、子宫、膀胱及子宫的腹膜反折,游离子宫。于子宫与膀胱反折底用手摸子宫颈口(内陷,为切除子宫与阴道交界口的标界),继紧贴子宫肌层的两侧分别钳夹子宫主韧带(其下方有输尿管及子宫动脉,故要紧靠子宫壁钳夹),继 8 字缝合(约为 3 次切扎,才完成子宫主韧带的完全离断)。至此,子宫完全游离,于宫颈处切断并使切断的阴道口完全暴露。用乙醇纱布条填入阴道。因直肠前壁癌与阴道壁粘连,故将其阴道口处的阴道后壁给予完全切除,然后用细羊肠线连续锁边,缝合阴道上口,完成阴道口封闭。

继提起直肠于骶后应用小针刀分离达尾骨尖,继用弯钳钳夹直肠两侧韧带并予以切扎,以完成直肠的游离,准备行经腹造口术(因癌灶已侵及子宫附件)。于乙状结肠与降结肠交界处切断,完成腹部手术。

2. 术式第二级 会阴肛门,切扎肛门及直肠两侧韧带与腹部手术沟通,将其直肠及子宫一同拉向肛门外。置橡皮管于骶前引流,缝闭肛门部。

3. 术式第三级 缝合盆底,勿伤及输尿管、膀胱,完成手术。

子宫阴道全切除配合双面小针刀行直肠癌清盆术(后盆)

患者,女性,50 岁,以阴道反复大出血,由中心妇产科转入。肛指于直肠前壁子宫颈有鸡蛋大小肿物,乙状结肠镜检查肠腔光滑无异常。妇科阴道检查,子宫肿物压迫直肠引起,但要切除直肠。

硬膜外麻醉。臀部垫高,保留尿管。于右脐旁切口,上脐过 3cm,下达耻骨联合,剪开腹膜剥离膀胱反折。探查腹腔肠管内有大小数个结节,先用氟尿嘧啶封闭,可酌情切除或与横结肠吻合,以防日后肠梗阻,其他无异常,子宫体下端癌肿约拳头大小并与直肠前壁粘贴,但可游离(不是冰冻骨盆)。先提起乙状结肠,剪开右叶乙状结肠系膜,勿伤及右侧尿管。用小针刀分开直肠后间隙(以寻找间隙),继剪开乙状结肠、左叶系膜,勿伤及左侧尿管(即先天粘连孔),然后手摸宫颈为阴道口的间隙,剪开该侧腹膜反折,手指钝性分离,以便使子宫与膀胱反折分开(将子宫与直肠作为一个整体切除),使子宫前壁与膀胱分开,又因怕伤及子宫主韧带下经过的尿管,故紧贴子宫切除,将其阴道口处剪开,因与其阴道相通,故以乙醇纱布塞入阴道口。手摸整顺子宫壁,分开钳夹子宫主韧带(勿伤及尿管入膀胱口),子宫侧缝扎止血,右侧也用同法。继切扎输卵管及卵巢,侧韧带也一同切除(卵巢左侧积水),至此子宫整体游离完毕。切扎直肠侧韧带,看清勿伤及尿管,为此子宫及直肠整体游离完毕。继切扎肠系膜下动脉的乙状结肠动脉分支,于左侧拉出结肠于腹腔外切断残端,用安全套套入,于左腹造口,近端也用安全套套入,之后由肛门拉出去。

取膀胱截石位,肛门、会阴消毒,于肛门缘 2cm,由尾骨直达阴道后壁,呈移行的大切除。用直钳自尾骨尖部戳孔达直肠后间隙,配合双面小针刀并扩大该间隙,手指伸入并分离导引,切扎肛门直肠侧肌肉。然后切扎阴道后壁并切断阴道壁达子宫颈部,至此将包括直肠子宫肿物一同由肛门部拉出来,完成子宫阴道壁直肠乙状结肠,整块切除,用 1∶1000 升汞及生理盐水由腹部向肛门部冲洗,之后封闭盆底。

将直肠肛门部筋膜韧带 3 号线间断缝合,其内保留一部分阴道,可先将阴道两边侧壁用丝线由肛门直肠侧面间断缝合(如不够也可不缝合),保留阴道约 1.5cm。继再缝合肛门部间隙,并缝合皮肤,为保留伤口创面于原肛门侧方,另戳一孔插入橡皮管另行引流。橡皮管一端拉出于第 3 骶椎高度附近引出肛门外,另一端封闭,水平引流。保留尿管引流。

波及阴道前壁配合小针刀行直肠癌后盆清扫术

患者,排便有紫色血块 4 个月,肛指距肛门缘 4cm,波及阴道前壁,阴道触检波及黏膜下层,已病检癌。全麻,未下胃管,臀垫高。保留导尿,阴道用甲紫涂抹(明确分离时标记)。取右脐旁探查大切口(以利左侧腹造瘘),探查有无转移,子宫萎缩 3cm×4cm,自动拉钩牵开,切口。

1. 上部　①提起乙状结肠于系膜左叶剪开,勿伤及卵巢。继剪开先天粘连孔,勿伤及输尿管并在直视下整顺左侧韧带。剪开右叶筋膜看清尿管,然后由左往右戳穿(勿带上尿管)。自此处人为穿孔以便上提乙状结肠,顺着乙状结肠系膜剪开,包括后腹膜分离肠系膜下动脉静脉,以结肠动脉分支以下结扎乙状结肠第一支为准(乙状结肠与降结肠交替斜对处,即为肠系膜乙状结肠动脉第一支),此后再缝合后腹膜。②因乙状结肠系膜过短(即使游离脾区侧腹膜也不行),故不能做乙状结肠拉出术(如能拉出即以乙状结肠来代替阴道前壁)。③配合小针刀分离剪开骶前间隙,均在直视下进行,分离达尾骨尖,并用手为先导分离切扎两侧韧带。④U形剪开左侧盆筋膜,因贴着尿管,故要看清楚勿伤及尿管,右侧同样。于前面两角更要注意勿伤及尿管,入膀胱缘,并继剪开子宫与膀胱反折,完成游离(直肠与子宫反折勿剪开,应成块切除)。⑤妇科手术提起左侧卵巢,靠其外侧钳夹漏斗韧带的卵巢动脉静脉。剪断阔韧带,切扎子宫主韧带(子宫动脉由外上移入子宫,尿管在其下方通过),要紧贴子宫侧,用有齿钳夹之,两把钳夹贴巾夹,因子宫侧距尿管只有 2～3cm,注意勿因钳夹损伤尿管。寻找子宫主韧带的标记是于子宫颈稍上。至此,完成子宫卵巢管游离,于宫颈切断子宫。⑥于乙状结肠、降结肠交界处,切断肠管,各断面用安全套套之,待用。

2.下部

(1)会阴手术:截石位肛门内乙醇消毒,阴道内消毒(术前,阴道冲洗)。①用丝线荷包缝合,闭锁肛门。②距肛缘外2cm,呈梭形,起自尾尖至会阴后缘包括会阴后缘切开皮肤、皮下、深浅括约肌。自尾骨部切断肛尾韧带,自此伸入手指,下拉直肠肿瘤切断端(包括子宫附件的"成块")托出肛门外,一手指于阴道内为导引,另一手于直肠内导引,将其阴道后壁(因已与直肠壁粘连)整顺至两侧缘,予以切断,至此将直肠癌灶、子宫、卵巢、输尿管成块切除完毕。

(2)修复:①首先用羊肠线连续缝合,阴道两侧缘(代替人造阴道后壁)由上往下缝合,使之重建阴道约3cm直径的管腔。这样包括了盆底的缝合,可以起到承托腹腔的作用。②缝合盆底及直肠深浅筋膜(缝合前放置橡皮管于盆底引流,自伤口引出反肤,外边固托作用)。

(3)关腹:①检查盆腔有无出血,将橡皮管位置摆正,然后将盆腔两侧的盆筋膜对边缝合(勿伤及两侧缘下尿管,要直视下缝合,予以封闭盆底)。②造瘘。提起乙状结肠近端,因其过短,故取原腹部切口的中间造瘘。将其腹内膜缝合,于造瘘口又凸半指而高于腹壁,四周间隙勿过紧,将腹膜、腱膜围绕肠管(即造瘘口的肠管四周)缝合。再关闭创口,完成关腹及造瘘。

(4)引流管:①拆除尿管固定线,用丝线结紧黏膏固定;②接盆底引流管于塑料瓶引流;③加腹带。

(5)注意:造瘘口于脐下平创口皮肤,应给予浆肌层、全层造瘘口及其四周缝合。

直肠癌配合小针刀保留肛门括约肌乙状结肠与肛管吻合术

患者,9个月暗血便,肛指约8cm狭窄,病检为癌。

取硬膜外麻醉,腹与会阴均消毒,保留导尿,并做标记,缝合时仍照样,防止尿潴留。探查未转移,系直肠上段癌,又因年迈怕吻合瘘而未做前切除的腹内吻合术,而采用乙状结肠拉出术与肛管吻合。

首先将子宫两角被膜与腹膜缝线牵引拉出固定(术后再剪去),自动拉钩(用3块血垫)将左侧与右侧分别用纱布垫隔开(自小肠窝起两者之间再用一块血垫托上)提起乙状结肠先看右侧输尿管,然后剪开系膜左叶的先天粘连处,其下即内左输尿管,用手往下分离(拉钩拉开)往前至子宫膀胱腹膜反折(也用手钝性分离)用手触宫颈口处的腹膜也剪开。然后剪开右叶系膜,也剪至子宫颈处,相会合完成U形剪开腹膜。继续提起乙状结肠分离,并看清直肠后间隙(有纤维格疏松组织),手抱握直肠往后钝性分离,有纤维囊则看清剪断,直达尾骨尖部。继分离两侧韧带勿伤及尿管(也可由后间隙往两侧分离,有出血则钳夹,直视下进行,用手由后往前检查,肠管已全部游离,此时癌肿则上提于腹膜反折线以上,虽可做前切除吻合术,但患者年迈怕吻合瘘,故改为拉出术与肛管吻合术。

将乙状结肠拉出测好距肛门距离,于肠系膜上做标记(看清血供,肠系膜纵轴对骶尾)然后剪开后腹膜,由助手由左向后通过与右叶系膜戳穿孔下拉结肠(此时后腹膜剪开,即看到为腰骶尿管,提起乙状结肠系膜时勿将尿管一同握住,以免损伤)顺乙状结肠系膜往上剪开,继达肠系膜血管鞘,看清动脉与乙状结肠动脉分叉处为准,分别切扎肠系膜动脉与静脉并缝扎,然后再缝合后腹膜(勿缝上后面尿管)。

会阴再次消毒用碘酒涂搽肛门(取截石位),先用线荷包缝合肛门(以免粪便溢出),距肛门缘后侧(肛门缘与皮肤交界处)呈弧形切开皮肤(两侧止点为 3 点与 9 点钟处,起自肛门与尾骨尖)。皮下即用直的血管钳(肛肠后间隙专用直的血管钳)垂直刺入,以扩大该切口(此时即与盆腔相通),然后,右手于此切口伸入盆后(下推肠管)拉出乙状结肠与切口(肛门)之外。此时将肛门荷包线拆掉,再用碘伏与乙醇插入肛内消毒。然后用 4 把艾利斯钳于肛门缘钳住 4 角向上拉(保留肛管部皮肤,如合并外痔,也可放射状剪掉)。自肛门内与外缘交界口内起点,呈环形向上剪至齿线上,将其肛门直肠上粘连膜层剪掉(防治术后肠管粘连)。此后将直肠与肛管交界处切断(肛管保留约 3cm)。

肛管断面回缩原来位置,再将乙状结肠标记处切断(包括肿瘤及直肠切除送病检),将其乙状结肠断面向上送入,再由肛门内拉出来(套入后拉出)。将其乙状结肠浆肌层与直肠肛门窝内包括全部括约肌 6 针缝合固定,最后将乙状结肠(内缘外缘)全层再与肛门口处的内侧缘皮肤环绕肛门缘间断缝合(以后要拆线),线头可留长些,检查吻合无张力,系膜对尾骨部血供良好,肛指查无狭窄。

此后于坐骨与肛门之间再另戳孔将橡皮管置盆腔引流。缝合弧形切口内曾切断的部分括约肌深浅筋膜及皮肤。

检查乙状结肠血供良好,无张力、无出血。继乙状结肠腹膜外缝合,盆底腹膜检查。自肛门插入橡皮管引流,留于第 4～5 骶椎间的低位,拆掉子宫牵引线,将子宫被膜与直肠前壁间断缝合(勿减少该间隙距离),并上提乙状结肠防止向下脱出过多造成术后脱垂,但也不要过紧应防止张力。继给予缝两侧腹膜后(勿缝上尿管及后腹膜),最后关腹。

直肠癌配合小针刀保留肛管与结肠吻合术

患者 1 年排便变细,近 8 个月便血。指检距肛门 5cm 左前壁肿块,指套血染,诊及直肠中下段癌。年轻,病史短,直肠中下段癌是保留肛管结肠吻合术的适应证。

连续硬膜外麻醉(最好全麻),臀垫高,固定尿管。右脐上至耻骨联合,腹直肌旁切口。将小肠窝两侧各用一块血垫纱布分别托起,中间再加一块血垫纱布。用自动拉钩拉开。再于中间用拉钩拉起,充分显露盆腔,探查有无转移。直肠中段癌可以切除。提起乙状结肠于左侧系膜处。即"先天孔粘连"处提起筋膜,切开腹膜,首先看清髂动脉旁的输尿管,继往前,边剪边往外分离左侧尿管,使之远离直肠壁。然后用钩拉起膀胱,于直肠与前列腺之间提起腹膜,剪开该间隙看清"精囊"勿剪破,并予以分离。注意此处为输尿管入膀胱转弯处,应钝性分开。继提起乙状结肠,于右叶髂外动脉上的后腹膜起,剪开腹膜,看清右侧输尿管,向上剪至直肠与前列腺之间。完成U形分离,再于乙状系膜处剪孔,用手提起看清直肠后间隙配合小针刀给予剪开并钝性分离达尾骨尖部,继切扎分离,两侧韧带也注意勿伤及尿管,也不要伤及骶前静脉丛,侧方完成直肠癌游离。

肠系膜下动脉结扎:提起降结肠系膜,剪开后腹膜,勿伤及其下输尿管,剪开肠系膜动静脉血管鞘,看清肠系膜下动脉的乙状结肠动脉与降结肠,以免伤及动脉分叉处,于其下切扎乙状结肠动脉,继同法处理静脉。看清降结肠血供及血管搏动后,缝合腹膜数针。

肛管吻合:取截石位,肛门消毒,暂先缝闭肛门,于尾骨与肛门之间,先半弧形切开皮肤、皮下。用直血管钳顺尾骨尖垂直刺入并分开,继切扎括约肌皮下部,扩大该间隙,然后用手伸入,将直肠拉下切口之处,此时用粗丝线分别结扎直肠上、下两端,先于距肛门缘3～4cm处切断直肠两端,继用碘酒消毒直肠上段切端(同样消毒),完成包括癌肿在内的直肠癌切除。

此时拆除荷包缝合的肛门。用艾利斯钳四角夹起肛门内黏膜(如同包皮环切术),保留肛门暗褐色皮肤,将其肛门黏膜环状剥离(大齿线)并切除肛门内黏膜。然后用血管钳自肛门插入再夹住切断的直肠上段,再由肛门拉出来,完成套入法缝合,将肠浆肌层与其肛门筋膜缝合(看清直肠上段系膜),应对准尾骨尖部。助手再上台,由盆腔看清乙状结肠系膜是否朝下,是否扭曲,是否有张力。继分片缝合肛门缘,即肛门内缘与直肠上段全层四周缝合一周(如同包皮缝合),然后于吻合前先用1%升汞及生理盐水由盆腔往下冲洗。于肛门旁另开一孔,插入橡皮管,于尾骨尖部引流盆腔于肛门外,完成手术。

直肠癌配合小针刀超低位前切除,保留肛门括约肌,乙状结肠与肛管套式拉出来缝合术

女性患者,直肠癌距肛门约7cm,病灶为菜花样病变,位于左前侧壁。臀部垫高,为保留导尿管故在大阴唇缝合一针固定。将两侧阔筋膜包括输卵管,两边各缝

针固定上,左脐旁正中切口,上过脐上 3cm,下斜向耻骨联合,剪开膀胱腹膜反折前筋膜。手摸探清膀胱底部勿损伤。探查肝肠未转移,系直肠中下段癌,故腹内直肠上段的淋巴结无异常,以此来确定术式。首先提起乙状结肠与直肠交界处,先看清右侧输尿管走行及蠕动,继提起乙状结肠系膜后叶,将系膜边剪边分离(提起系膜剪开时,勿伤及输尿管)。继剪开右侧盆腔缘侧壁腹膜(顺之乙状系膜右叶延伸),勿伤及尿管,手摸直肠与子宫颈交界处,于间隙前筋膜边剪开(尤其角部,勿伤及尿管入膀胱口处),然后提起乙状结肠左叶找到先天粘连处剪开筋膜,尿管即在其下,继顺之往下剪开筋膜及左侧盆腔缘筋膜与宫颈及直肠前筋膜。注意勿伤及尿管。完成 U 形分离,剪开并与左侧对拢,然后手摸探入直肠与子宫间隙,钝性分离,使之直肠前壁与阴道分开。提起直肠,看清直肠后疏松黄色组织间隙(勿损伤骶前筋膜及其下静脉丛)用手往下压直肠后壁,显露该间隙,在看清该间隙的条件下(直视下)应用小针刀,边剪,边结扎,边用手钝性分离。但以手摸直肠后壁往下分离,直达尾骨尖为准。再用手压直肠右侧壁,也在直视下,紧靠直肠,边分剪,边用手保护侧韧带,因右侧输尿管下垂至看清,用拉钩拉开。也可用肾蒂钳,在手指指引下穿过,在直肠下剪开侧韧带,若有出血,用直钳夹之。左侧韧带也如此,完成直肠四周的游离,手指探之骶后可触及肿瘤位于"中段",故确定肿瘤可切除再进行拉出术。然后再切扎肠系膜下动脉分支及乙状结肠,否则,只能行姑息手术。所以继将肠系膜下动脉结扎为最后的手术步骤。提起乙状结肠,手托上缘乙状结肠系膜,在直视下边分边剪乙状结肠系膜筋膜。边分边剪,可顺之肠系膜血管鞘,纵行分离剪开。也可横向分离剪开,以显露肠系膜下动脉的左结肠动脉(保留)靠下的乙状结肠动脉 2 个分支。先结扎后剪断,再缝扎,再如此切扎静脉,然后观察乙状结肠血供,再切扎游离松解乙状结肠系膜靠近乙状结肠上缘浆肌层缝合一针,固定牵引为"标线"。

　　肛门部手术时,手摸尾骨尖部为准,与肛门缘之间,弧形切开皮肤。切开肛尾韧带用直血管钳捅入肛门后间隙,盆腔即流出血性液。用手探查肛门后间隙,继切开括约肌浅层后部分,深层,结扎止血。由腹部手术组术者将乙状结肠顺之推向肛门缘(系膜靠下),用手抓出乙状结肠,其肛门直肠交界齿线保留括约肌翻向外,用手术刀,距翻出直肠癌 4cm 以上,切开切断。肠肛管齿线切断送回肛门(仍由尾部切口推回)。在乙状结肠标线处切断,完成直肠癌切除,此后用黏膜钳四周环形夹起,剪去肛门黏膜以利做好粘连贴敷创面,然后将乙状结肠切断,由尾部切口送回,再经肛门拉出肛门外,进行乙状结肠肛管套式拉出术。肠系膜靠下缘(尾骨)浆肌层与肛门黏膜四周缝合 6 针,再将全层乙状结肠与肛门皮肤周围缝合。完成保留肛门括约肌内套术,再缝合切断肛门括约肌及组织皮肤,并将橡皮管自尾部引出,以引流盆骶积血(也可从旁侧另戳孔引出橡皮管来引流)。经保留伤口,一期愈合。

缝合前用1:1000升汞溶液自盆腔往肛门冲洗,用压肠板压住直肠肛门以利升汞溶液引流。

检查腹部盆底腹膜,关腹。但有膀胱腹膜反折者,应剪去标线再缝合。以解除膀胱变形,避免日后影响排尿功能。如采用乙状结肠与肛管"吻合术",女性可从阴道切开,拉出肠管吻合后再送回,男性从骶尾部拉出,肠管吻合后再推进去。

腹膜外麦尔手术,即于降结肠下切断,由分开左外侧腹膜戳孔拉出至侧腹外,再由皮肤圆形孔拉出固定,其目的为防止内疝。

配合小针刀会阴造口直肠癌复发再次手术

患者3个月前因直肠癌,于本院行直肠癌切除会阴造口术。术后只是感觉肛门痛,经查(肛指)肛门左侧隆起肿块,即为复发,故行再次手术。硬膜外麻醉,臀垫高,保留导尿。于原右脐旁切口进腹探查(来确定术式),因没有转移,原乙状结肠会阴造口肠管还可松动,故决定采用"麦尔手术"。首先提起乙状结肠检查因粘连而改变走行的两侧尿管(看尿管蠕动为准)。右侧尿管贴附于右侧盆缘支走行,而左侧尿管紧贴侧腹膜下而进入盆缘,两侧尿管于乙状结肠侧缘又紧贴。为防止伤及尿管,剪开上次手术重新建立的盆底,给予一一松解,并紧贴肠管分离(将浆肌层留少许),乙状结肠后间隙也剪开(勿伤及骶前静脉丛),配合小针刀分离达尾骨尖部。前侧剪开膀胱反折的重建盆底(勿剪破膀胱),往下分离要看清精囊,手摸前列腺以免误伤,完成四面游离乙状结肠。

会阴组再次消毒,取膀胱截石位,于原会阴造瘘口(会阴肛门)呈梭形大切口。起于肛尾之间,剪开筋膜韧带并以此为孔伸入手指切扎两侧肌肉(包括在前壁复发癌包块),往前手摸(会阴肠管)前列腺及尿道勿剪破。

此时,会阴组将其乙状结肠远侧断端推入会阴组(由尾骨侧往下向尾侧拉出来),再边分边切乙状结肠前侧壁与尿道,因前列腺粘连,此后将乙状结肠会阴造口,包括癌肿一同切除,会阴组由腹部灌洗升汞及生理盐水,止血缝合一部分筋膜,因创口大难以闭合,故暂放入多块纱布填塞,会阴部伤口,取左下腹外1/3行腹膜后结肠下端造口术。

以后如病变再发直肠肠癌,只行会阴或肛门(包括癌肿)切除,将其肠管闭锁缝合,腹部行横结肠(小中小切口)双腔造口。

配合小针刀经妇科的肛肠手术

1. 直肠前壁脓肿(囊肿肌瘤)经阴道切除术 患者,女性,2个月肠炎史,自觉排便不畅、坠感,性生活不快。肛指直肠前壁,约4cm×3cm肿物,但波动感不明显,阴道检查与此检查相证实,为来自直肠的肿物。因埋在直肠肌层,外界光滑故无法病检,只能术中完整探查,也可酌情穿刺。腰麻,取膀胱截石位。肛门周围碘酒消毒,继阴道内乙醇、碘伏肛门内消毒。应用妇科窥器,扩开阴道。于后壁外观稍隆起,但光滑可触及约 4cm×3cm 肿物质软,首先给予粗针穿刺,未抽出任何脓液,然后纵行逐层切开阴道后壁配合小针刀并转化围绕肿物分离,见到一白色囊肿,分离清楚,勿分破直肠。在肛门直肠置入甲紫棉球为标记。继用手指插入肛门,内托肿物抵于阴道壁;此时肿物隆起分离,可辨清。围绕肿物四周分离(时时注意,勿分破直肠壁),此时有黄色脓液溢出(分破肿物)约 10ml,证实为直肠间隙脓肿,给予切开引流并处理脓壁,放置凡士林引流。继丝线(以肠线为佳)间断缝合阴道前壁肌层,完成手术。再用两叶肛镜检查肛内齿线有内口,证实为脓肿。也可经肛门切开引流,如有脓腔则给予探针小弯刀挂线疗法(用二叶肛门镜),慢慢拉开脓腔壁。该脓肿往往为肛窦炎继发感染引起。

2. 子宫内膜异位症压迫直肠,行子宫全切除　患者,未婚,曾于 1 年前因右侧卵巢巧克力肿物(子宫内膜异位症,即此活性细胞经输卵管进入盆腔引起,腹膜与子宫的细胞分化,因月经周期变化而引起血肿、粘连、包块)破溃,其活性物外溢盆腔而就诊。近 3 个月,排便增多且困难,经肛指于子宫颈中触及肿物,但乙状结肠镜难以通过。该处有压迫。但直肠腔内无异常发现,故以妇科为主,但害怕与直肠粘连,所以行联合手术。取原右脐旁切口切除原瘢痕达耻骨联合,往上剪开腹膜内侧即发现异位症粘连的包块,约 3cm×4cm,予以切除,往下为盆腔,注意膀胱,探查肠管,沿子宫呈肌纤维化变。为巨大、质硬双向性子宫内膜异位。因子宫腔呈豆芽菜样,又侵及浆肌层及盆腔,故决定行子宫全切。用 8 号线缝子宫底上提,发现右侧卵巢输卵管积水扩张,给予分离,切除右侧输卵管,注意阔韧带下右侧输尿管(尿管由髂外动脉上方经过)并缝扎,继扎除右侧卵巢,均结扎外侧(内侧子宫上提),继紧靠子宫体部切扎外侧,子宫主韧带宽约 4.5cm 直达阴道,输尿管位于阔韧带以下,但又于主韧带之上,由髂外动脉横行进入膀胱与子宫间隙之中,在该尿管下方又有子宫主韧带的子宫主动脉,可切扎,但要缝扎,该处的间隙为子宫静脉丛,要先钳夹止血,否则难以控制出血,在其尿管处还有一支由髂外分支的动脉要与尿管区分。一是辨认尿管外动脉分支,二是提起尿管,三是看尿管蠕动。鉴别清楚后继紧靠子宫切扎子宫主韧带达宫颈,继切扎达阴道(达宫颈表现为宫颈因主韧带切扎而膨起)。然后于膀胱子宫耻骨的三角韧带,配合小针刀,切剪分离子宫与膀胱的浆膜间隙,因膀胱顶部也存在异位症病灶,呈蓝色,故也给予切除。用丝线间断缝合膀胱壁。如为膀胱损伤或部分切除,则行膀胱造口术;如为尿管损伤,也可端侧吻合,但要放细塑料管支架,另端由膀胱引出;如尿管损伤重,可将尿管与膀胱壁端侧吻合,除放塑料管支架外,还要进行膀胱造口术,其细塑料管中管腔内引流。导尿保留,留置时间长些。因左侧尿管粘连重没有看清也不必再分出,因子宫已游离起来,但左侧卵巢及主韧带切扎同右侧(右侧尿管由骶总动脉横过),最后分离子宫与直肠的后间隙,配合双面小针刀,用剪刀与手指钝性分离。着力点用在子宫后壁(如一旦分破直肠,缝合即可),为此游离整个子宫,使其彻底将其子宫颈(包括子宫)全部切除。用有齿钳提起阴道壁,用乙醇消毒,然后将阴道口,用肠线荷包缝合,其中间隙放入 T 形管,由阴道引出,因其低位引流积血,故此后缝合盆底腹膜,使 T 形管置于腹膜外,不与盆腹腔相通,即盆底腹膜与耻骨下腹膜反折丝线间断缝合,将 T 形管置于腹膜外,为减少疼痛可切除骶神经丛,位于右侧尿管内侧与乙状结肠之间,位于骶$_3$椎剪开骶前筋膜,手摸盆腔缘条索下端,骶$_{4\sim5}$神经剪断,缝合盆底,关腹。